これなら わかる 要点 生理学

[著者]
札幌医科大学教授
當瀬 規嗣

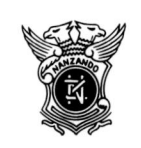

南山堂

序

　医療関係の資格取得を目指す学生さんたちにとって，生理学は大きく立ちはだかる難関です．直接，学生さんたちに感想を聞くと，「全く分からない」「授業を聞いて分かったつもりでも，試験では点数が取れない」「本を読んでいるうちに混乱する」「覚えることが多くて追いつかない」「どこまで勉強するべきなのか見えない」などなど，生理学を教える者としては衝撃の内容です．では，どうすればよいのか．もちろん地道に勉強することなのですが，闇雲にやっても効率は上がりません．生理学が難しく感じる原因の一つは，生理学が機能を扱っているので，解剖学や病理学など形態を扱うものと違って実感を伴わず，頭の中でイメージが作りにくいことだと思います．実験が出来ればいいのですが，専門学校などでは，なかなか難しいのが現状でしょう．そこで，イメージを作るための本を企画したのが本書です．文章だけに頼らず，図や表など視覚に訴えて，事象を勉強するためのイメージをつかんでもらうことを考えたわけです．開いたページに図と要点の文章を並べましたので，図を見ながら要点を確認するように使ってみてください．

　本書は，柔道整復師国家試験の受験を前提として作りましたので，同試験の出題基準にのっとっていますが，他の分野でも十分お使いになれると考えています．

　本書は南山堂の強力なバックアップで，ようやく世に出ることになりました．いつものことながら，辛抱強く遅筆の私を励まし続けてくれた南山堂編集部の齋藤代助氏に御礼を申し上げます．

　生理学好きの医療関係者が少しでも増えることを祈って．

　　2007年　初秋

當瀬規嗣

目 次

CHAPTER 1　生理学の基礎　　1
- 細胞と内部環境 …………………………………………2
- 細胞膜の構造と機能 ……………………………………4
- 体液の区分と組成 ………………………………………6

CHAPTER 2　血液と循環　　9
- 血液の組成と働き ………………………………………10
- 血液凝固 …………………………………………………12
- 輸血と血液型 ……………………………………………14
- 心臓と循環機能 …………………………………………16
- 心筋細胞の性質，種類 …………………………………18
- 心周期に伴う諸現象 ……………………………………20
- 心電図 ……………………………………………………22
- 血管の構造と働き ………………………………………24
- 血　圧 ……………………………………………………26
- リンパ管とリンパ液 ……………………………………28
- 循環系の神経性調節 ……………………………………30
- 循環系の体液性調節 ……………………………………32

CHAPTER 3　呼吸　　35
- 呼吸器系の構造 …………………………………………36
- 換気と胸腔内圧 …………………………………………38
- 換気量と残気量 …………………………………………40
- 肺胞換気量と死腔 ………………………………………42
- 表面張力とコンプライアンス …………………………44
- ガス交換 …………………………………………………46
- 酸素の運搬 ………………………………………………48
- 二酸化炭素の運搬 ………………………………………50
- 呼吸調節 …………………………………………………52

CHAPTER 4　栄養と代謝　　55
- 栄養素の構成 ……………………………………………56
- 糖質の代謝 ………………………………………………58
- タンパク質の代謝 ………………………………………60

v

脂質の代謝	62
無機質，ビタミン，高エネルギー	64
エネルギー代謝，基礎代謝	66

CHAPTER 5　消化と吸収　　69

消化器系の役割と構成	70
神経支配	72
消化管運動	74
消化液の分泌とその調節	76
胃液の分泌機序	78
栄養素の消化	80
栄養素の吸収	82
消化管ホルモン	84
肝臓，胆道系の構造と機能	86
肝臓の働き	88
胆汁の働き	90

CHAPTER 6　体温とその調節　　93

体温とその変動	94
熱産生と熱の放散	96
体温調節	98
うつ熱，発熱，気候馴化	100

CHAPTER 7　尿の生成と排泄　　103

腎臓の構造	104
糸球体ろ過	106
尿細管の再吸収	108
尿細管の分泌	110
体液量の調節	112
体液浸透圧の調節	114
尿の産生と排尿反射	116

CHAPTER 8　内分泌　　119

ホルモンの一般的性質	120
視床下部のホルモン	122
下垂体前葉のホルモン	124
下垂体後葉のホルモン	126

甲状腺ホルモン ……………………………………………128
糖質コルチコイド（副腎皮質ホルモン）………………130
電解質コルチコイドと性ホルモン ………………………132
副腎髄質ホルモン …………………………………………134
性ホルモン …………………………………………………136
膵臓のホルモン ……………………………………………138

CHAPTER 9　生殖　　141

染色体と性の分化 …………………………………………142
男性生殖器 …………………………………………………144
女性生殖器，卵巣の機能 …………………………………146
月経周期 ……………………………………………………148
妊　娠 ………………………………………………………150
分娩，授乳 …………………………………………………152

CHAPTER 10　骨の生理　　155

骨の形成と再吸収 …………………………………………156
ビタミンD …………………………………………………158
上皮小体ホルモン …………………………………………160
カルシトニン ………………………………………………162

CHAPTER 11　神経　　165

ニューロンと膜電位 ………………………………………166
活動電位の成り立ち ………………………………………168
活動電位の特徴 ……………………………………………170
興奮伝導 ……………………………………………………172
興奮伝導の特徴 ……………………………………………174
シナプス伝達 ………………………………………………176
シナプス伝達の特徴 ………………………………………178
神経系の成り立ちと末梢神経 ……………………………180
反射と反射弓 ………………………………………………182
脊髄と脊髄神経 ……………………………………………184
脳神経 ………………………………………………………186
体性神経系と自律神経系 …………………………………188
交感神経系 …………………………………………………190
副交感神経系 ………………………………………………192
視床下部の機能 ……………………………………………194

骨格筋の感覚と制御 …………………………………… 196
脊髄反射 ……………………………………………… 198
脳幹反射 ……………………………………………… 200
小脳の機能 …………………………………………… 202
運動における大脳基底核の機能 ……………………… 204
運動野 ………………………………………………… 206
錐体路 ………………………………………………… 208
大脳皮質と高次機能 …………………………………… 210
脳波と意識レベル ……………………………………… 212
睡眠の仕組み ………………………………………… 214
言語，認知，記憶 ……………………………………… 216

CHAPTER 12　筋肉の機能　219

骨格筋の構造 ………………………………………… 220
筋収縮機構 …………………………………………… 222
興奮収縮連関 ………………………………………… 224
骨格筋収縮の特徴 …………………………………… 226
筋収縮のエネルギー源 ………………………………… 228
筋電図，平滑筋，心筋 ………………………………… 230

CHAPTER 13　感覚の生理　233

感覚器の働き，種類 …………………………………… 234
視覚器の構成と機能 …………………………………… 236
屈折，調節，光量調節 ………………………………… 238
網膜の特性 …………………………………………… 240
視覚伝導路 …………………………………………… 242
聴覚器の構成と機能 …………………………………… 244
可聴範囲と聴覚伝導路 ………………………………… 246
平衡感覚 ……………………………………………… 248
味覚，嗅覚 …………………………………………… 250
体性感覚 ……………………………………………… 252
内臓感覚 ……………………………………………… 254

索　引 ………………………………………………… 257

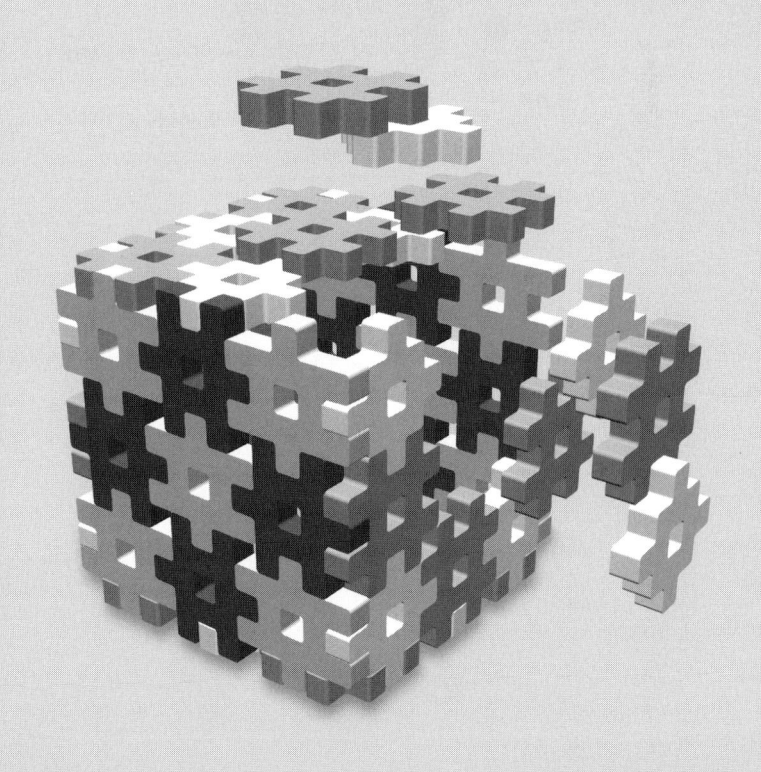

CHAPTER 1
生理学の基礎

細胞と内部環境

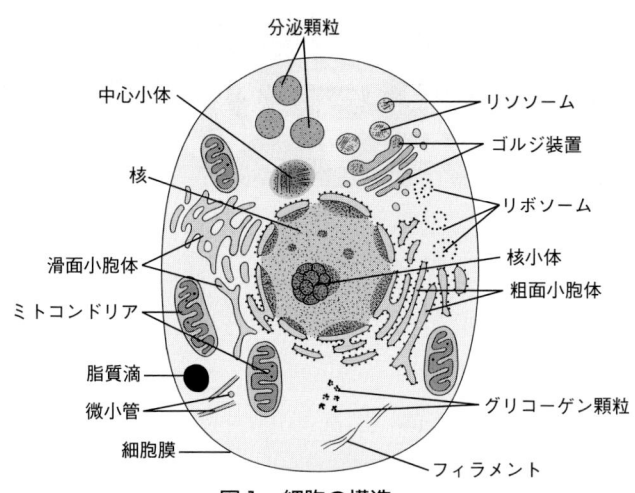

図1 細胞の構造

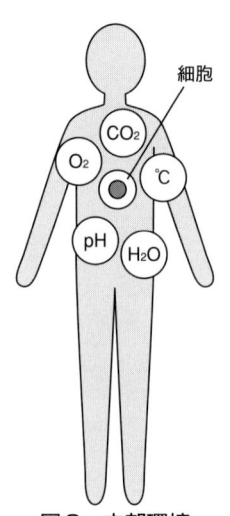

図2 内部環境

ここが要点
This is the main point.

われわれの身体は細胞でできている．細胞の周りには常に細胞外液と称される液体が存在する．細胞は細胞膜により内外を区別し，内部に核やミトコンドリアなどの細胞小器官をもつ．細胞を取り巻く身体の中の環境を内部環境と呼ぶ．内部環境は細胞にとって最適に維持されるが，その仕組みをホメオスターシスという．

◆人体を構成する細胞
- 細胞：人体を構成する最小単位．

細胞は分化によりさまざまな機能をもつ．細胞が組み合わされて，組織，器官，臓器を構成．

◆細胞の構造（図1）
- 細胞膜：脂質二重層でできている．さまざまな機能タンパクを埋め込んでいる（細胞のインターフェイス）．
- ミトコンドリア：酸素を利用して，栄養物質からATPを産生する．
- 核：遺伝子を納めている．遺伝子はDNA（デオキシリボ核酸）で作られる．
- 小胞体：さまざまな物質の合成と貯蔵を行う．
  ① 粗面小胞体：リボソームをもち，遺伝子から伝令RNAに転写された情報に基づきタンパク質を合成し，貯蔵する．
  ② 滑面小胞体：脂質のホルモンなどの合成やカルシウムイオンの貯蔵部位．
- ゴルジ装置：細胞膜への物質の輸送に関与．
- リソソーム：各種分解酵素を含む．食作用した物質の処理を行う．
- 中心小体：細胞分裂の基礎となる．

◆内部環境とホメオスターシス（図2）
人体の中で細胞は細胞外液（組織液）に取り囲まれている．

細胞は細胞外液と物質のやり取りをし，生存する．

細胞を維持する体内の環境を内部環境という．

内部環境は細胞にとって最適に保たれなければならない．これを維持するには，物質の出入り，pH，温度などを一定に維持する必要がある（恒常性，ホメオスターシス）．

ホメオスターシスの破綻が病気につながる．

細胞膜の構造と機能

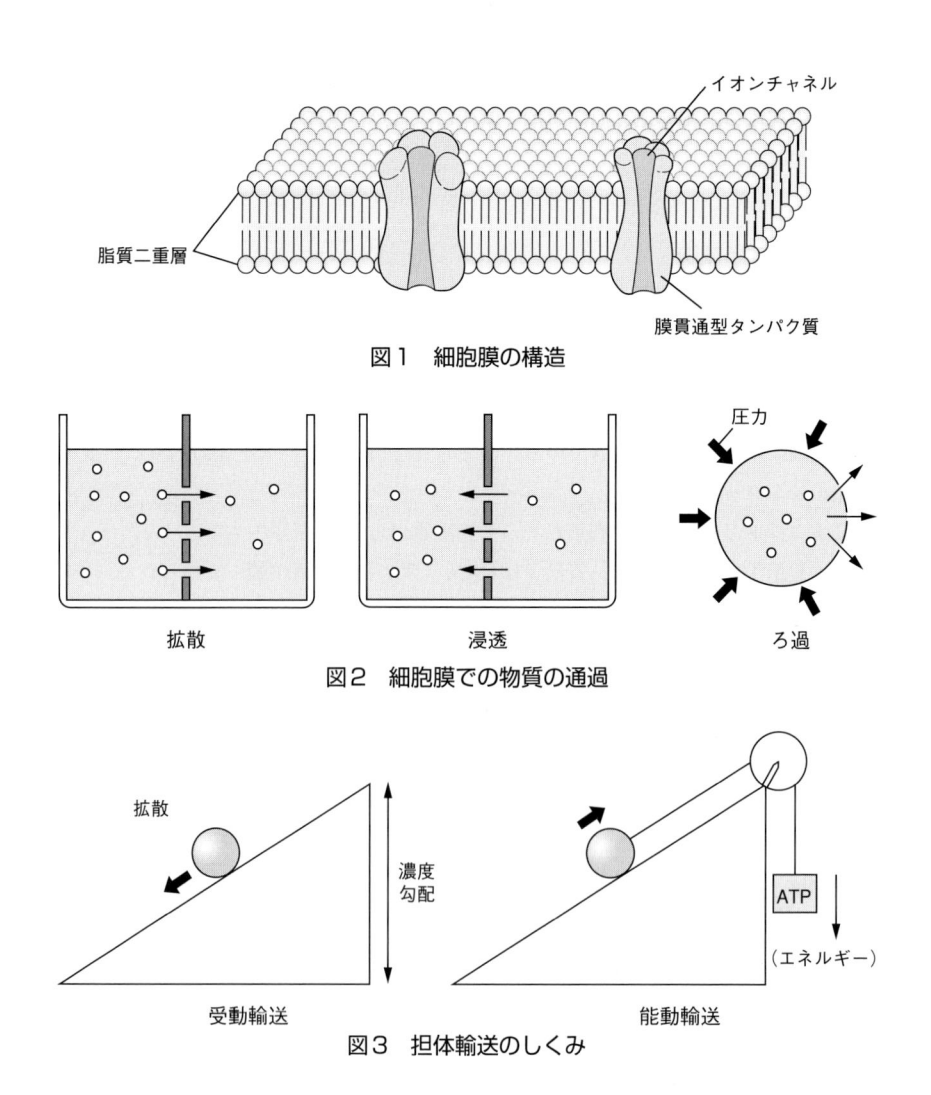

図1　細胞膜の構造

図2　細胞膜での物質の通過

図3　担体輸送のしくみ

CHAPTER **1** 生理学の基礎

ここが要点
This is the main point.

細胞は細胞膜に包まれているが，細胞の代謝や活動のために物質が細胞膜を通じて輸送する必要がある．細胞膜は脂質二重層であり，とくに水溶性物質は通過しにくい．そこでタンパク質を用いて担体輸送を行う．担体輸送には自然の流れで行う受動輸送と自然の動きに逆らって行う能動輸送がある．

◆**細胞膜**（図1）

細胞は細胞膜により包まれている．

細胞膜は細胞内液と細胞外液の2つの溶液を隔てている．また，細胞膜は水に溶けないように脂質で作られる（脂質二重層）．

細胞に必要な物質は，細胞膜を通過しなければならない．

① 脂溶性物質（酸素，二酸化炭素など）：そのまま通過．
② 水溶性物質（栄養素，電解質など）：専用の通路，装置（担体）が必要．

◆**細胞膜を物質が通過する物理的要因**（図2）

・拡散：高濃度から低濃度へ物質が移動する．
・浸透：水分が細胞膜を通過する現象．その原動力が浸透圧である．
・ろ過：圧力により大きな物質を残して小さな物質のみ膜を通過する現象．

◆**細胞膜を物質が担体（タンパク分子）を用いて通過する仕組み**（図3）

受動輸送 細胞内外の濃度差を利用して，濃い濃度からうすい濃度へ移動する（拡散現象）．この力を濃度勾配と表現．

（例）グルコース輸送体，アミノ酸輸送体

電荷をもった物質の場合は，電位差により移動する（電位勾配）．

（例）イオンチャネル

能動輸送 濃度勾配に逆らった方向に物質を移動する仕組み．逆らうためにはエネルギーが必要であり，通常，エネルギー物質であるATPの加水分解によりエネルギーを獲得して逆向き輸送を行う．

（例）ナトリウムポンプ（Na-K ATPアーゼ），カルシウムポンプ，プロトンポンプ

体液の区分と組成

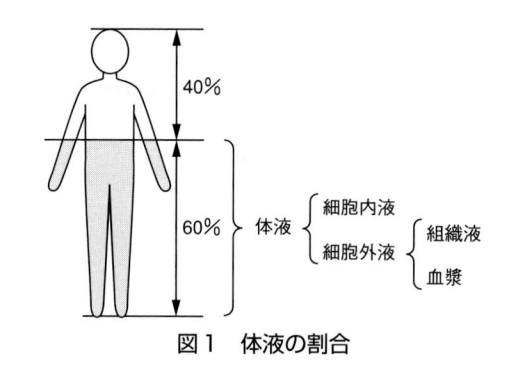

図1 体液の割合

- 40%
- 60%
- 体液
  - 細胞内液
  - 細胞外液
    - 組織液
    - 血漿

細胞内
- Na^+ 10〜20mM
- K^+ 150mM
- Cl^- 10〜20mM
- Ca^{2+} 10^{-7}M
- Mg^{2+} 13mM
- HCO_3^- 10mM
- (pH 7.2〜7.3)

細胞外
- Na^+ 145mM
- K^+ 3.3〜5.3mM
- Cl^- 96〜110mM
- Ca^{2+} 2〜2.7mM
- Mg^{2+} 3mM
- HCO_3^- 22〜28mM
- (pH 7.35〜7.45)

図2 体液のイオン組成

等張液 — 細胞

低張液 — 水 — 膨張する

高張液 — 水 — 縮小、つぶれる

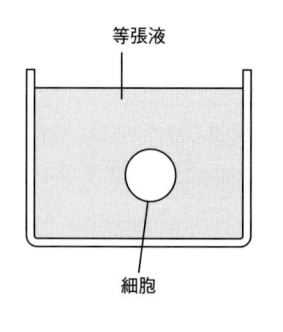

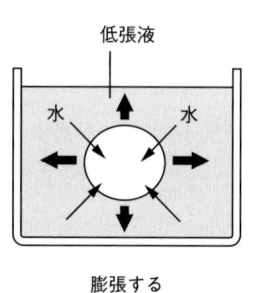

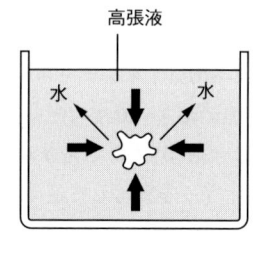

図3 細胞での浸透

CHAPTER 1 生理学の基礎

ここが要点
This is the main point.

体液は，大きく細胞内液と細胞外液に分かれる．細胞外液は血液と組織液（間質液）に大別される．細胞内液と細胞外液は含まれる電解質の成分が大きく異なり，細胞内はカリウムが多く，細胞外はナトリウムが多い．体液の重要な性質は浸透圧とpHであり，それぞれは厳密な調節が行われている．

◆体液の区分（図1）
体液は成人で体重の60％である．その内40％は細胞内液である．
細胞外液と細胞内液に分かれる．
細胞外液は，組織液（間質液）と血漿（血液の液性成分）に分かれる．

◆体液のイオン組成（図2）
・細胞外液：主な陽イオンはナトリウム，主な陰イオンは塩素イオン．
・細胞内液：主な陽イオンはカリウム，主な陰イオンはタンパク分子，リン酸．

◆体液浸透圧
体液は溶液であり，浸透圧を生じる．
　［浸透圧＝溶質の総濃度×ガス定数×絶対温度］
接した2つの溶液に浸透圧差が生じると，双方の浸透圧が同じになるように水や溶質の移動が起こる．
溶液間を水の移動のみ可能なら，浸透現象が起こる（図3）．
　① 細胞外液の浸透圧が細胞内液より高い（高張液）：水が細胞外へ移動→細胞がつぶれる．
　② 細胞外液の浸透圧が細胞内液より低い（低張液）：水が細胞内へ移動→細胞が膨張し，破裂する．
したがって，細胞外液は細胞内液と同じ浸透圧を保つ（等張液）必要がある．視床下部に浸透圧調節中枢がある（飲水，排尿などを調節）．

◆体液の酸塩基平衡
体液のpHは，重炭酸イオンの緩衝系により維持される．
　$[H^+ + HCO_3^- \rightleftarrows H_2CO_3 \rightleftarrows CO_2 + H_2O]$
細胞外液のpHの正常範囲は7.40±0.05であり，この範囲を超えると細胞が傷害される．
　① 酸性に傾く→アシドーシス
　② アルカリ性に傾く→アルカローシス

CHAPTER 2
血液と循環

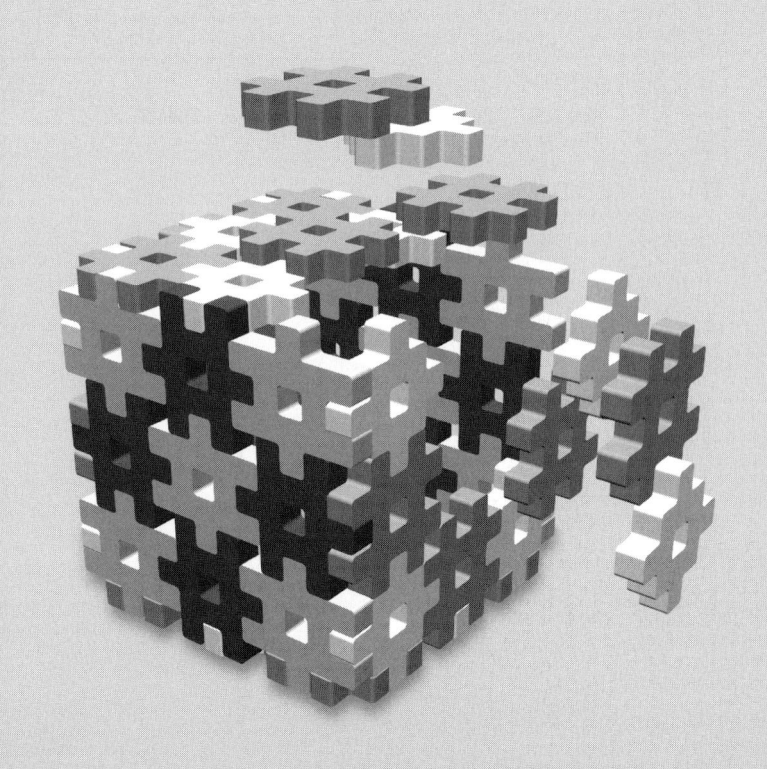

血液の組成と働き

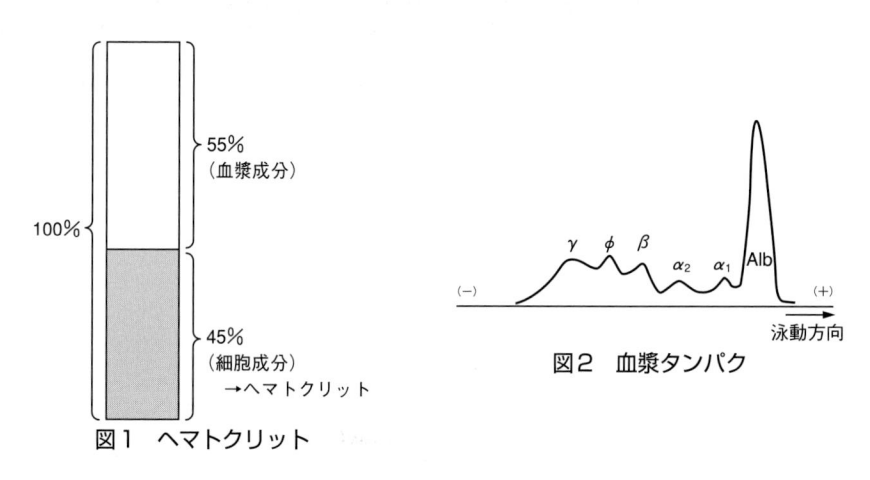

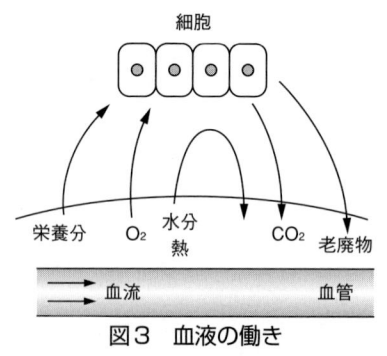

図1 ヘマトクリット

図2 血漿タンパク

図3 血液の働き

CHAPTER 2 血液と循環

ここが要点
This is the main point.

血液は栄養，老廃物，酸素，二酸化炭素を運搬するものである．そのために必要なのは血漿と赤血球である．これらを運搬するため，血液は全身をめぐっている．このため，外敵，異物が血液内に侵入すると全身に回ってしまう恐れがあるので，白血球や免疫グロブリンなどにより防御している．また，血液が血管外へ流失することをいち早く防ぐため，止血機構があり，血小板や線維素原が働いている．

◆**血液の組成**（図1）

細胞成分（男子45%，女子42%　※この数値をヘマトクリットと呼ぶ）
- 赤血球：男子500万/mm^3，女子450万/mm^3
- 白血球：6,000～8,000/mm^3
- 血小板：28～76万/mm^3

血漿成分（約55%）
- 水分
- 電解質：ナトリウム，カリウム，カルシウム，塩素，マグネシウムなど．
- 血漿タンパク（7.5g/dL）（図2）
- 糖質：グルコース→血糖（100mg/dL）
- 脂質：リポタンパクとして存在，キロミクロン，HDL，LDLなど．
- アミノ酸
- 老廃物：尿素，尿酸，乳酸など．
- ホルモンなどの微量な生理活性物質

◆**血液の働き**（図3）
- 栄養分の運搬：血漿にタンパク，糖質，アミノ酸，脂肪が含まれている．
- 老廃物（代謝産物）の運搬：血漿
- 水分，電解質の分配：血漿
- 酸素の運搬：赤血球
- 二酸化炭素の運搬：赤血球，血漿
- 熱の分配，ホルモンなどの運搬
- 生体防御反応（免疫）：白血球，血清グロブリン
- 止血機構：血小板，線維素原，血漿タンパク

血液凝固

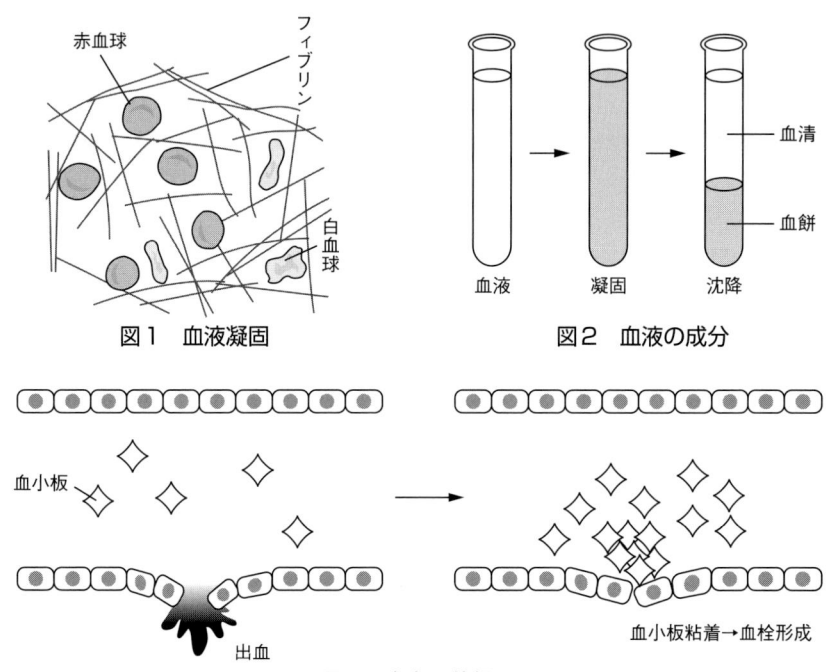

図1 血液凝固

図2 血液の成分

図3 止血の仕組み

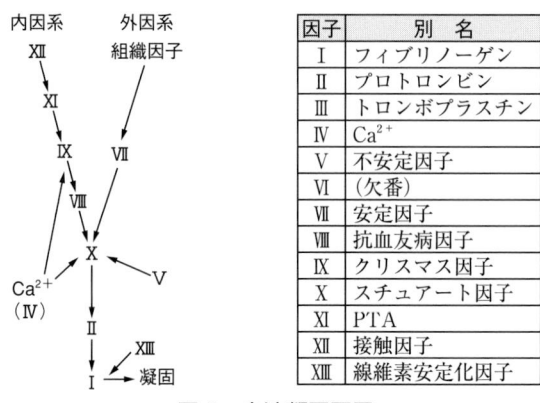

因子	別　名
I	フィブリノーゲン
II	プロトロンビン
III	トロンボプラスチン
IV	Ca^{2+}
V	不安定因子
VI	（欠番）
VII	安定因子
VIII	抗血友病因子
IX	クリスマス因子
X	スチュアート因子
XI	PTA
XII	接触因子
XIII	線維素安定化因子

図4 血液凝固因子

CHAPTER 2 血液と循環

ここが要点
This is the main point.

血管が破綻すると，出血を最小限に食い止めるため，止血機構が働く．止血機構の中心的な仕組みが血液凝固である．また，血管の破綻がないような微小な傷でも，出血を防ぐため血液凝固が部分的に起こっている．これを内因性凝固機序という．

◆**血液凝固**（図1，2）
　血液は血管外の組織や空気にさらされると凝固する（血液凝固）．
　凝固した血液中の細胞などの固形成分は下に沈み，上清（上澄み）が現れる（血清）．
　※凝固はフィブリン（線維素）の析出により起こるので，血清にはフィブリンの元になるフィブリノーゲンが欠けている．

◆**止血の仕組み**（図3）
・血小板粘着：血管損傷部位の組織に血小板が粘着し，集まる．
・血小板血栓形成：粘着した血小板が活性化し，ADPを放出し，血小板の凝集が進み，同時にお互いに強く接着し，血小板血栓となる．
・血液凝固の進行：血小板や組織から第X因子が放出され，これにより血液中のフィブリノーゲンがフィブリンとなり血液が凝固する（モラビッツの血液凝固機序）．こうして形成された血栓により止血が完成する．

◆**血液凝固因子**（図4）
　血液凝固を起こすためには，多数の血液内の因子がかかわっている．内因系と外因系に分けられる．
・内因系：血管内で内皮細胞の損傷により露出するコラーゲンにより引き起こされる．また，血液内の異物により引き起こされる．血管の破綻を防ぐ働き．
・外因系：血管外の組織に血液が接触したり，空気にさらされたりして引き起こされる．出血を止める止血機構の一部となる．

輸血と血液型

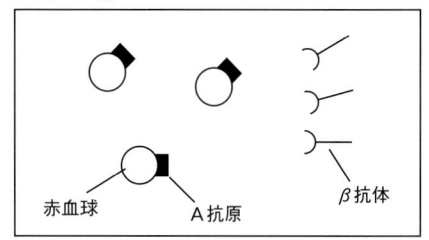

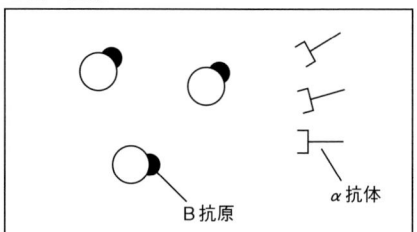

A型の血液
- 赤血球
- A抗原
- β抗体

B型の血液
- B抗原
- α抗体

AB型の血液
- （抗体なし）

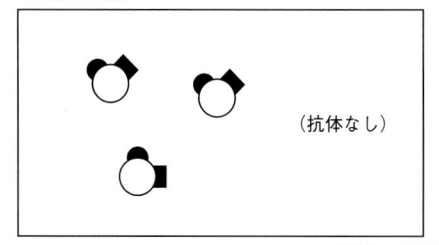

O型の血液

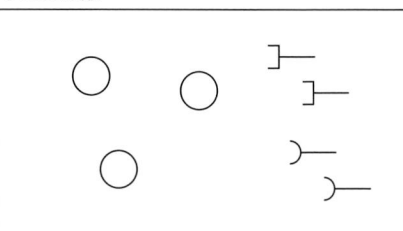

図1　ABO式血液型

表1　遺伝子と表現型（血液型）

母＼父	A	B	O
A	A	AB	A
B	AB	B	B
O	A	B	O

□は遺伝型を示す

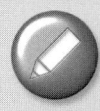

ここが要点
This is the main point.

昔，治療の目的で輸血を行うとき，うまくいく場合と，残念ながら輸血を受けた人が亡くなってしまうことがあり，これに注目して血液には型があり，同一の型同士での輸血はうまくいくことがわかった．これを血液型という．通常，血液型というと赤血球の型をさしている．

◆ABO式血液型（図1）

赤血球膜表面でのA抗原，B抗原の有無により決まる血液型．

A型はA抗原，B型はB抗原，AB型はA抗原とB抗原をそれぞれもつ．O型は元来"ゼロ"の意味で，O型の赤血球はA抗原，B抗原の両方を保持しない．

抗原と抗体 A抗原に対しては抗A抗体（α抗体）のみが結合し，B抗原に対しては抗B抗体（β抗体）のみが結合する．したがって，A型はβ抗体，B型はα抗体のみを持つ．

抗原抗体反応と溶血 これらの抗原に抗体が結合すると，さらに赤血球の破壊（溶血）が起こる（抗原抗体反応）．これにより，異なった血液型の血液を混合することはできない．

遺伝形式（表1） 血液型はメンデルの遺伝法則にしたがって，優性遺伝される．優性遺伝子はAとBであり，Oが劣性となる．例えば，父親からAの遺伝子，母親からOの遺伝子を受け継ぐと，その子どもの遺伝子型はAOとなり血液型はA型となる．

・日本人のABO式血液型の分布：A：O：B：AB＝4：3：2：1

◆そのほかの血液型

Rh式血液型 Rh因子（とくにD抗原）が赤血球にあるかないかで，Rh(+)とRh(−)に分かれる．

抗D抗体は元来人はほとんどもっていないが，Rh(−)の人にRh(+)の血液が入ると感作され，抗D抗体ができて溶血が起こるようになる．とくに，Rh(−)の母親がRh(+)の子どもを妊娠すると，第1子の血液で感作された母親が第2子もRh(+)であると，出産時に溶血反応を引き起こす（新生児溶血性疾患）．

◆輸血での試験

輸血の際，次のいずれかの試験で溶血や凝集が確認されたら輸血は行わない．

・主試験：受血者血清と供血者赤血球との反応
・副試験：受血者赤血球と供血者血清との反応

>>>TITLE
心臓と循環機能

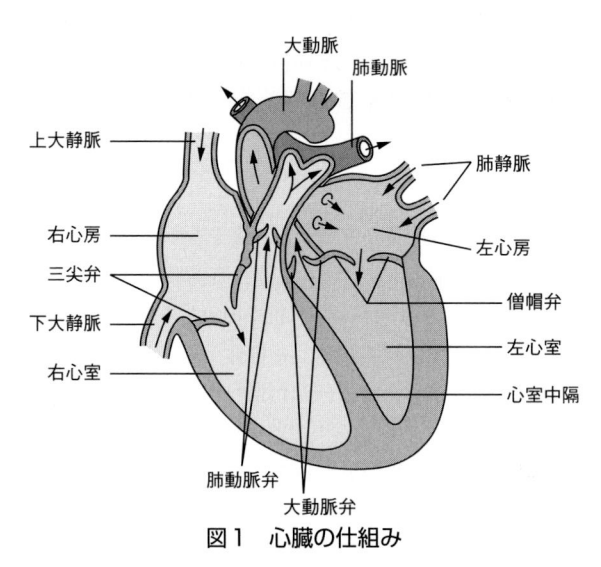

図1 心臓の仕組み

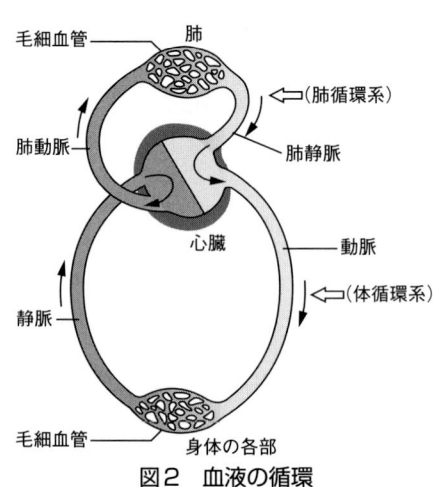

図2 血液の循環

CHAPTER 2 血液と循環

ここが要点
This is the main point.

心臓は循環系唯一の駆動装置である．心臓は袋状の構造で，中に血液をためている．心臓の壁の心筋が収縮し，中の血液を押し出し，その力により血液が血管系を通じて全身をめぐる．これにより身体に必要な酸素や栄養などを運搬する．血液の流れる方向は，心臓内の4つの弁の作用により1方向に決まっている．

◆心臓の働き

ポンプ機能（図1）　心臓は袋状の構造で，中に血液をためている．壁はほとんどが心筋細胞で構成されており，その収縮により，血液を押し出す．この押し出す力が血圧となる．

・心拍数：約70回/分（正常範囲　60〜100回/分）規則正しく収縮を繰り返す．
・心拍出量：1分間に心臓が押し出す血液量を示す．1回の収縮により押し出される血液量を1回心拍出量といい，心拍出量＝1回心拍出量×心拍数　となる．
・4つの部屋：右心房，左心房，右心室，左心室（心房の壁は薄く，心室の壁は厚い）
・4つの弁：三尖弁（右心房と右心室の間），僧帽弁（左心房と左心室の間）
　　　　　　肺動脈弁（右心室と肺動脈の間），大動脈弁（左心室と大動脈の間）

血液の流れ（図2）　右心房→右心室→肺動脈→（肺の毛細血管）→肺静脈→左心房
→左心室→大動脈→（全身の毛細血管）→大静脈→右心房
　このうち，右心房から肺を経て左心房までを肺循環
　　　　　　左心房から全身を経て右心房までを体循環という．

血液循環の役割

① 肺で摂取された酸素を全身に運ぶ．
② 全身で発生する二酸化炭素を運び，排出する．
③ 消化管で吸収された栄養素を全身に運ぶ．
④ 全身で生じた老廃物を腎臓に運び，排出する．
⑤ 内分泌腺から分泌されたホルモンを全身に送る．
⑥ 全身の水分の分布を調節する．
⑦ 体熱を運び，体温調節を行う．

心筋細胞の性質，種類

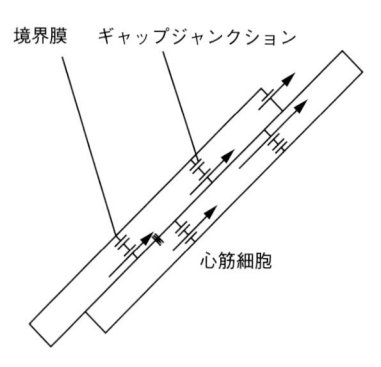

図1　ギャップジャンクション

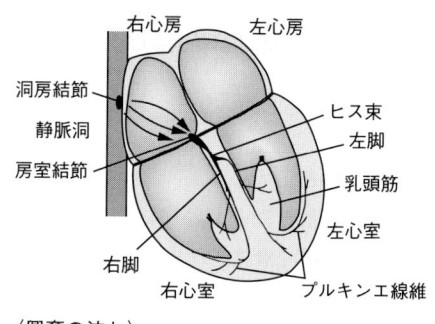

〈興奮の流れ〉
洞房結節→（心房筋）→房室結節→ヒス束→
右脚・左脚→プルキンエ線維→（心室筋）
※（　）は固有心筋，ほかは特殊心筋

図2　刺激伝導系

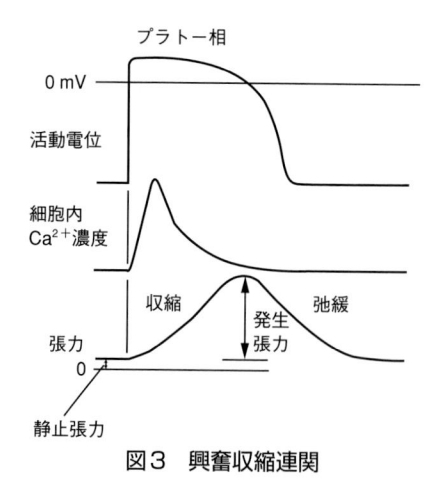

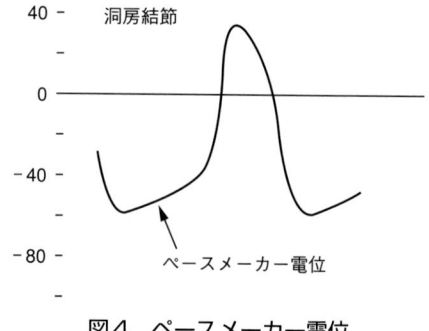

図3　興奮収縮連関

図4　ペースメーカー電位

CHAPTER 2 血液と循環

ここが要点
This is the main point.

心筋は興奮性があり，興奮することで収縮を引き起こす（興奮収縮連関）．興奮を自ら引き起こす能力（自動性）をもち，こうして生じた興奮は興奮伝導系を介して心臓全体に伝わり収縮を引き起こす．これにより心房が先に収縮してから，心室が収縮することでポンプ機能が効果的となる．

◆心筋の分類と興奮伝導（図1）

- 特殊心筋：興奮の生成と伝導を担う．興奮伝導系を構成する（自ら収縮する）．
- 固有心筋：収縮して心臓のポンプ機能を発揮する．

心筋細胞はお互いにギャップジャンクションによりお互いに結合している．これにより細胞から細胞へ興奮伝導が起こる（機能的合胞体）．

興奮伝導系（図2）　興奮は洞房結節ではじめに生じて興奮伝導系を介して心臓全体に伝導する．これにより心房が先に収縮してから，心室が収縮するので，血液が心房から心室へと流れる．

心筋の自動性　心臓は神経と独立して，自ら興奮を発し収縮を繰り返す．
特殊心筋は基本的に自動性を有するが，洞結節の自動性の頻度が一番大きく，心臓全体は洞結節のリズム（洞調律）に従う．

心筋の興奮性　静止時の心筋細胞は細胞外に対して細胞内が$-50～-90$mVを示す（静止膜電位）刺激を受けると，急激に膜電位は正に反転し（脱分極），活動電位となる．活動電位が生じることを興奮するという．

活動電位と収縮（図3）　心筋の活動電位は，比較的長く続く脱分極の期間（プラトー相）を持つ．プラトー相に細胞外から細胞内にカルシウム（Ca）イオンが流入し，これをきっかけとして心筋細胞で収縮が起こる（興奮収縮連関）．膜電位が静止膜電位へ戻る（再分極）と，カルシウムイオンの流入は停止し，心筋細胞の収縮は弛緩へ転じる．

歩調取り電位（図4）　自発的に活動電位を生じている洞結節では，活動電位に先立って，緩やかな脱分極が生じる．この脱分極が活動電位を生じさせるきっかけとなる．これを歩調取り電位（ペースメーカー電位）という．

不応期　心筋細胞は刺激を受けて活動電位が発生し，終了するまでの間は次の刺激を受けても興奮しない．この時期を不応期という．不応期により興奮は逆行せず，心房から心室への興奮伝導がスムーズに起こる．

心周期に伴う諸現象

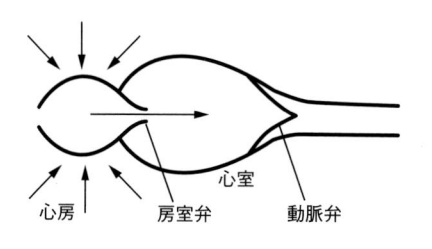

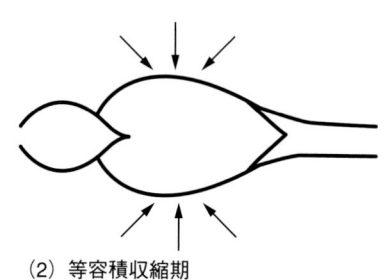

(1) 心房収縮期
心房　房室弁　心室　動脈弁

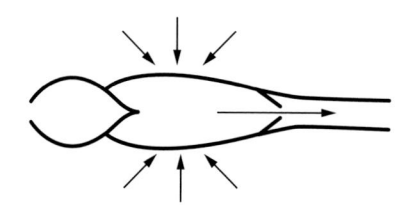

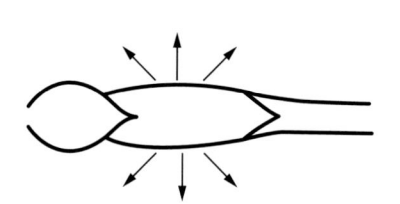

(2) 等容積収縮期

(3) 駆出期

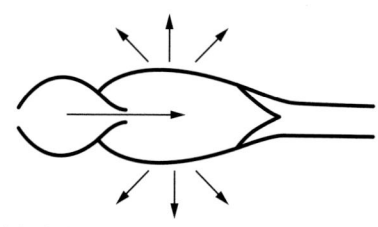

(4) 等容積弛緩期

(5) 充満期

図1　心周期

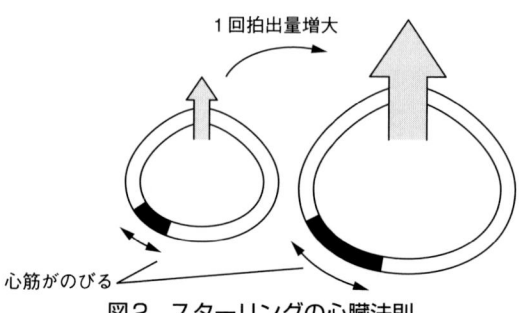

1回拍出量増大

心筋がのびる

図2　スターリングの心臓法則

ここが要点
This is the main point.

心臓は収縮と拡張（弛緩）を規則正しく繰り返し，血液を送り続ける．血液を送り続けるためには，収縮だけではなく，心臓内に血液をためる時期である拡張期の期間が十分に取られなければならない．収縮期と拡張期のバランスが重要である．

◆心周期（図1）

収縮期と拡張期（心筋が弛緩している時期）を合わせて1つの心周期となる．拡張期の間に心室内に流入した血液を収縮期に押し出すので，拡張期が短いと少量の血液しか全身に送れない．したがって，収縮期に見合った拡張期が必要となる．

心周期内での心臓の動き　心周期は以下の時期に分けられる．

- 心房収縮期：洞結節に興奮が生じると，心房に興奮が伝わり心房が収縮する．これにより，まだ拡張期にある心室内に血液が送り込まれる．
- 等容積収縮期：心房の興奮が心室に伝導して心室の収縮が始まる．それにより心室内圧が高まり，三尖弁と僧帽弁が閉じ，心房からの血液の流入は止まり収縮期に転じる．弁が閉じるとき心音を生じⅠ音という．この後，動脈弁が開くまでの間は心筋の収縮により内圧は飛躍的に高まるが，内容積は変化しない．
- 駆出期：心室内圧が動脈圧より高くなると大動脈弁と肺動脈弁が開き，心室内の血液は動脈に押し出される．
- 等容積弛緩期：心室内の血液がほぼ押し出され，心筋が収縮を終了し，弛緩に転じると内圧が急速に低下し，大動脈弁と肺動脈弁が閉じ，Ⅱ音が生じる．この後，弛緩は進むが，内容積は変化しない時期となる．
- 充満期：心室内圧が心房内圧より低くなると，三尖弁と僧帽弁が再び開き，心房内の血液が，心室の拡張により引き込まれる．

◆スターリングの心臓法則（図2）

心筋細胞の収縮する直前の心筋の長さと，その後の収縮力が比例するという性質．心室内に血液が多くたまっても，より強い力で血液を残すことなく送り出せる．

この法則により，拡張期がより長くなると，心室内に流入する血液量が増えて，より大きな力で収縮して，1回心拍出量が増える（収縮期と拡張期のバランスをとっている）．

>>>TITLE

心電図

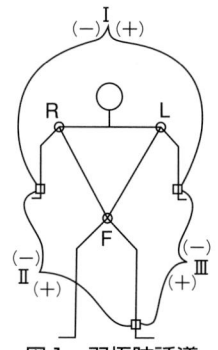

図1　双極肢誘導

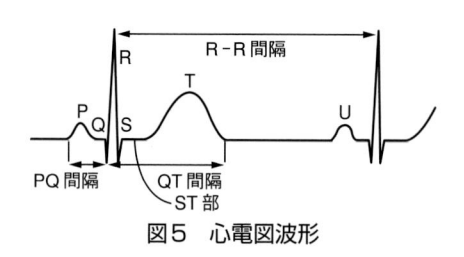

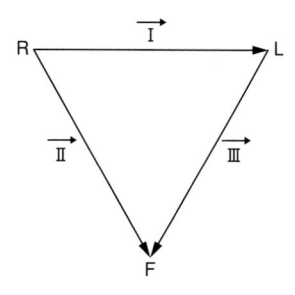

図2　アイントーベンの三角

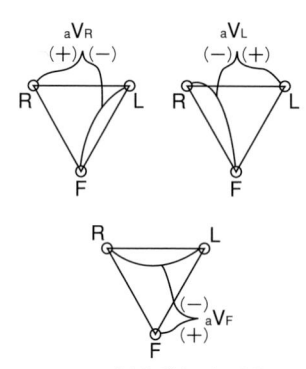

図3　増高単極肢誘導

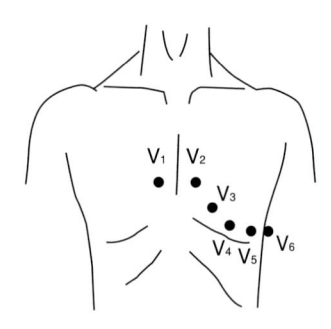

図4　胸部単極誘導

図5　心電図波形

表1　心電図波形の意味

P	心房の興奮
QRS	心室の興奮
T	心室の再分極
PQ間隔	房室伝導時間
QT間隔	心室の興奮時間
ST部	心室のプラトー相
R-R間隔	心拍数の反映

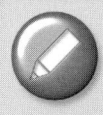

ここが要点
This is the main point.

心臓が収縮する前に興奮が心臓全体に伝導する．つまり興奮の正体である活動電位が心臓全体に伝導する．この電気の広がりを体表面に装着した電極で記録したものを心電図という．心電図は心臓の興奮の様子を観察できるので，心臓の病気の診断に有用である．とくに，心電図で観察される異常調律を不整脈という．

◆心電図の誘導法

標準肢誘導（双極肢誘導）（図1）　右手，左手，左足に電極を装着し，そのいずれか2つを組み合わせて測定する方法．
- 第Ⅰ誘導（Ⅰ）：左手を正極，右手を負極として測定
- 第Ⅱ誘導（Ⅱ）：左足を正極，右手を負極として測定
- 第Ⅲ誘導（Ⅲ）：左足を正極，左手を負極として測定

アイントーベンの三角（図2）　手は肩につながり，脚は股につながっているので，標準肢誘導の配置は三角形に模することができる．これを「アイントーベンの三角」という．

アイントーベンの法則（図2）　アイントーベンの三角を利用すると，3つの誘導による電位測定結果を三角形のそれぞれの辺に沿ったベクトルとみなせる．このベクトルは，Ⅰ＋Ⅲ＝Ⅱの関係が成立する．

増高単極肢誘導（図3）　3つの肢誘導を集めて負極（不関電極）とし，それぞれの肢誘導を正極として測定する方法．標準肢誘導とは異なる方向のベクトルが得られる．
- 右手増高誘導（aVR）：左手と足をつないで，右手との間で測定
- 左手増高誘導（aVL）：右手と足をつないで，左手との間で測定
- 左足増高誘導（aVF）：右手と左手をつないで，足との間で測定

胸部単極誘導（図4）　不関電極を負極とし，胸壁上においた6つの電極をそれぞれ正極とする誘導法．心臓に対する水平面の電気的変化を観察できる（$V_{1〜6}$）．

◆心電図の波形（第Ⅱ誘導を例に）（図5，表1）

1回の心拍に先立って生じる一まとまりの波形は，洞房結節から生じた興奮が心室に広がってゆくために生じる．そこで，それぞれの波は意味を持ち，はじめから順にP，Q，R，S，T，Uの名がつけられている．

血管の構造と働き

表1　血管の種類

血管	弾性血管 （大動脈）	抵抗血管 （細動脈）	交換血管 （毛細血管）	容量血管 （大静脈）
機能	拍動的な血流を連続的な血流に変える	血管抵抗を変える 血流量の調節	物質交換, ガス交換	貯血作用
大きさ	内径 25mm/壁厚 2mm 内皮細胞 弾性組織 平滑筋 線維組織	内径 35μm/壁厚 30μm 内皮細胞 弾性組織 平滑筋 線維組織	内径 8μm/壁厚 1μm 内皮細胞 弾性組織 平滑筋 線維組織	内径 30mm/壁厚 1.5mm 内皮細胞 弾性組織 平滑筋 線維組織

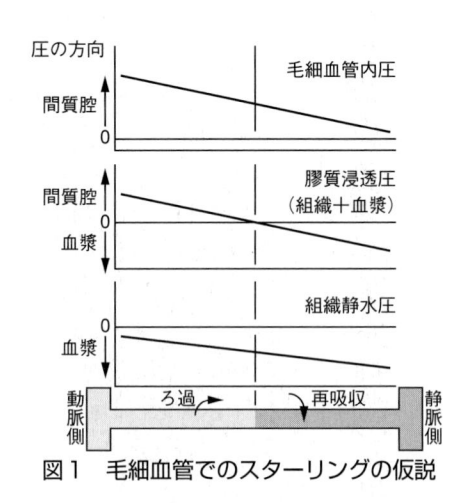

図1　毛細血管でのスターリングの仮説

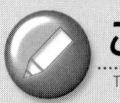

> ## ここが要点
> This is the main point.
>
> 血管は，血液の通路である．循環系の唯一の駆動装置である心臓が発生させた力を，効果的に全身に伝え，血流を確保する．保持された血流により，末梢での物質交換が可能になり，循環系の機能が完成する．この役割を果たすため，血管は太さにより役割を変えている．

◆**血管の構造**（表1）

弾性血管（大動脈などの太い動脈） 心臓による強い，断続的な血液の流れを受け止め，血管壁の弾力性により徐々に平滑化する．そのため，弾性組織と平滑筋が豊富である．

抵抗血管（細動脈） 平滑筋が豊富で，内径を大きく変化させることができ，心臓からの圧力に対する抵抗となる．この血管が血圧の主な部分を形成する．抵抗を変化させることにより，組織への血流量の調節を行う．

交換血管（毛細血管） 平滑筋を欠き，内皮細胞と支持組織のみからなる．内皮細胞間の隙間が大きく，これを通じて水分，栄養素，呼吸ガスなどが流通する．血液と組織の間の物質の交換を行う部分である．毛細血管への血流量は直前の平滑筋を持つ血管であるメタ細動脈や前毛細血管括約筋により調節される．

容量血管（静脈） 平滑筋は少なく，伸展性に富む．血液を受け入れて貯蔵することができる．下半身の静脈には弁があり血液の逆流を防いでいる．

◆**スターリングの仮説による毛細血管での物質交換**（図1）

動脈系の働きにより，拍動性があった血流は，一定の強さによる血流に変化している．この血流が毛細血管を通過すると，動脈側では，血圧により血漿成分が毛細血管壁より浸みだす（ろ過）．この際，血漿タンパク質は通過しない．こうして血液は水分を失い，タンパク質は濃縮され同時に血圧も低下する．毛細血管の静脈側では，血圧が低下し，タンパク質が濃縮されたことにより（膠質浸透圧の発生），逆に水分が組織から血管側に移動する（再吸収）．こうして，血液が流れるだけで，水分は組織を灌流する．この水の流れに乗って酸素と栄養素は組織に供給され，老廃物と二酸化炭素は組織から血管へ排出される．これを「スターリングの仮説」という．

>>>TITLE

血 圧

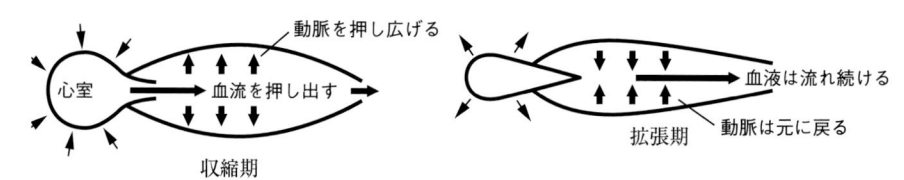

図1 動脈壁の弾力性の効果

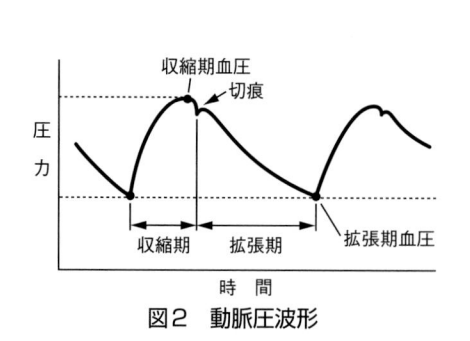

図2 動脈圧波形

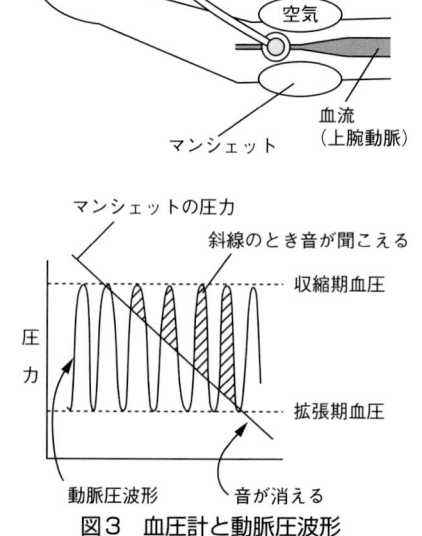

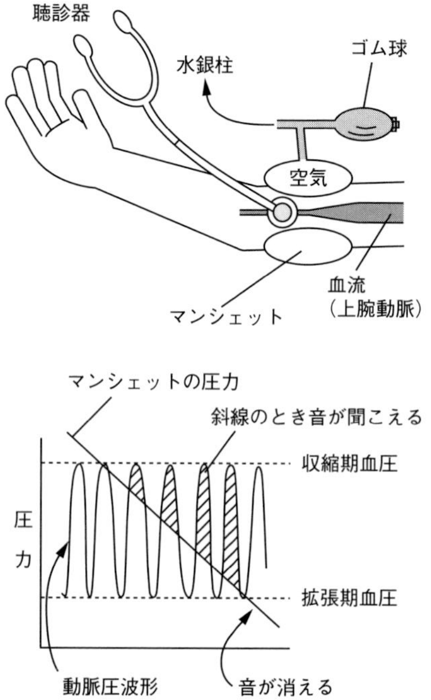

図3 血圧計と動脈圧波形

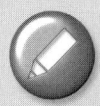

ここが要点
This is the main point.

血圧（動脈圧）は心臓が血液を押し出す力により生じ，動脈において測定される圧力である．血圧は心拍に応じて連続的に増減するので，最高血圧と最低血圧が測定される．最低血圧が生じるためには血管の弾力性が必要である．

◆**血圧のメカニズム**（図1）

心室内圧は断続的 心室内で生じている圧力は心筋の収縮により生じる．拡張期の圧力はほぼ0である．

拡張期に心室内圧は動脈内に及ばない 収縮期には動脈弁が開いているので，動脈内圧は心室内圧と同じである．拡張期には動脈弁が閉じているので，心臓の力は動脈に及ばない．

拡張期には動脈壁が血液を押す（図2） 収縮期に心臓から駆出された血液が血管を押し広げる．拡張期には心臓からの力が届かないので，広がっていた動脈壁が弾性（弾力性）により元に戻ろうとする．そのため動脈内の血液がさらに末梢側に押し出される．

以上の経過による動脈内圧力の変化の時間経過を示したものが動脈圧波という．この波形により，最高血圧（収縮期血圧）と最低血圧（拡張期血圧）があることがわかる．

◆**血圧の測定**

マンシェット法（間接法）（図3）

① 上腕に巻いたマンシェットに空気を入れ，上腕の動脈に圧力をかける．

② 最高血圧よりマンシェットの圧力が高いと，血液が流れないため，肘窩に当てた聴診器に音は聞こえない．

③ マンシェット内の空気を徐々に抜き，最高血圧より圧が下がると，血液が流れるようになり，それにより生じる血管雑音を聴診器で聞き取れる（コロトコフ音）．

　→音が聞こえ始めた時のマンシェットの圧力が最高血圧

④ さらに圧を下げて，最低血圧より下がると再び音が聞こえなくなる．

　→音が聞こえなくなった時のマンシェットの圧力が最低血圧

血圧の基準値 いずれかの値がこれ以上であれば高血圧症とする．

・最高血圧：140mmHg未満

・最低血圧：90mmHg未満

リンパ管とリンパ液

図1　リンパ管の始まり

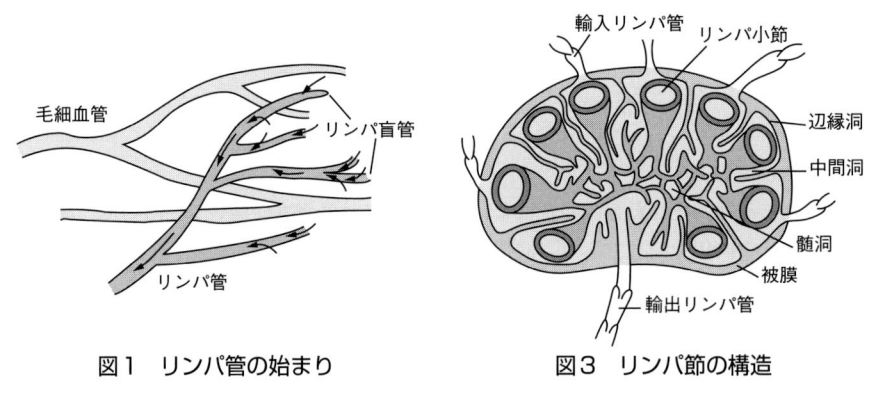

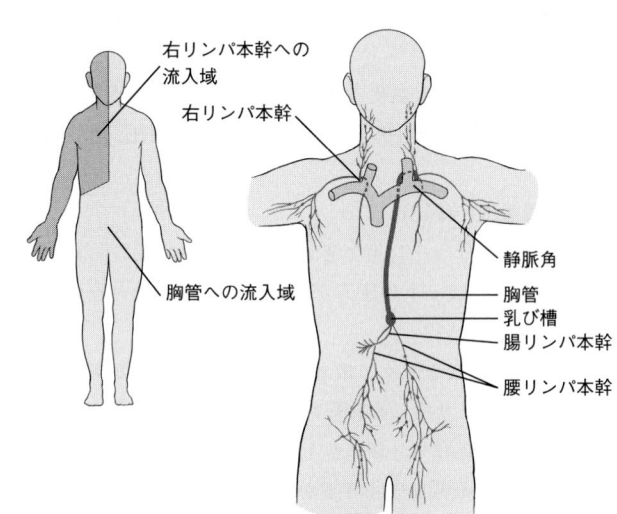

図3　リンパ節の構造

図2　リンパ管の構成

CHAPTER 2 　血液と循環

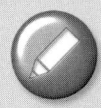

> ✎ **ここが要点**
> This is the main point.
>
> リンパ管は，組織に生じた物質のうち，毛細血管を通過し得ないものを循環系に送り出すための"バイパス"である．組織で生じたタンパク質，タンパク質に結合している脂質，過剰な組織液などがリンパ管を通過する．外敵・異物がリンパ管を通過しないために免疫・防御システムが構築されている．

◆**リンパ管の始まり**（図1）

　リンパ管は全身の組織の組織間腔にあるリンパ盲管に始まる．リンパ盲管は大きく開放しており，組織液はほぼ自由に流入する．これがリンパ液となる．

リンパ管の構成（図2）　組織の微小リンパ管は次第に合流してゆく．

　下半身のリンパ管は合流して，腹腔内で乳び槽を形成する．さらに腹部，胸部のリンパ管が集まり胸管を形成する．胸管はさらに左上肢や左頭部からのリンパ管とも合流して左の静脈角より静脈へ合流する．一方，右頭部と右上肢のリンパ管は合流した上で右静脈角に合流する．

リンパ管により運ばれるもの

・毛細血管壁を通過できないもの：タンパク質分子，リポタンパク（脂肪を運ぶタンパク質），病原体，組織からはがれた細胞（がん細胞）

・水分：余剰の組織液

◆**リンパ管の役割**

　リンパ管は，組織間腔に生じる物質のうち，毛細血管の壁を通過できないものを血液循環に運ぶことである．とくに，タンパク質は毛細血管の壁を通過させると微小循環におけるスターリングの仮説（25頁参照）が成立しなくなるので通常は通らない．そこで，リンパ管系は，微小循環に影響しない大静脈から直接タンパク質を循環血流に流入させる仕組みとなっている．脂肪は循環血流では常にタンパク質と結合しているので，脂肪の輸送にもリンパ管が必須となる．とくに，腸管から脂肪の吸収で重要な役割を演じる．

◆**リンパ節**（図3）

　組織の病原体や異物，がん細胞は，容易にリンパ管に入るので，これらが血管系に入るのを防ぐため，リンパ節の細網構造でからめとり，リンパ球により免疫防御反応を起こす．通常，末梢から静脈まで，数個のリンパ節を通過する．

循環系の神経性調節

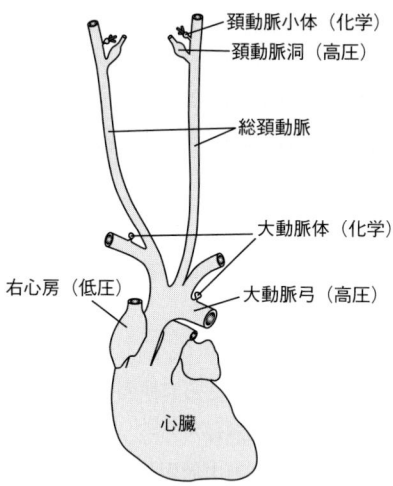

図1　神経性調節の受容器

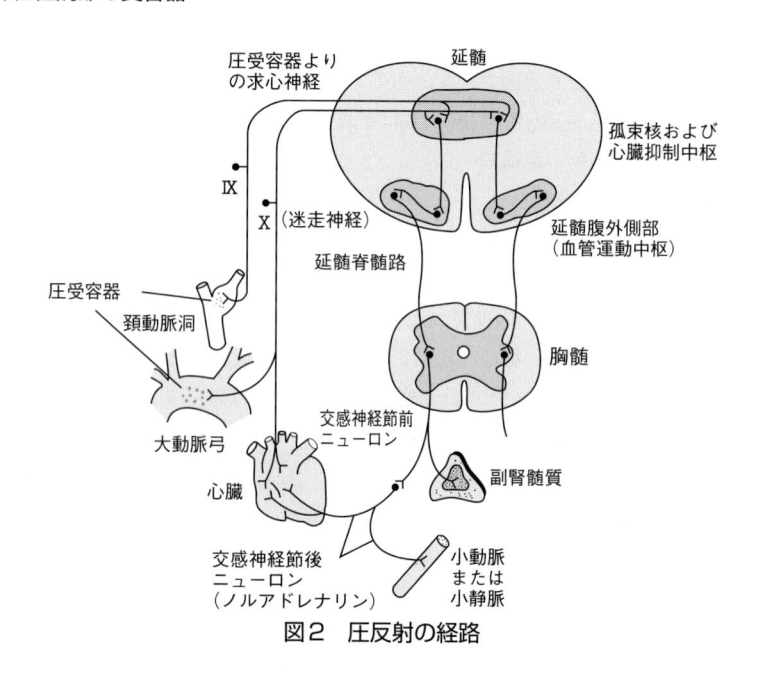

図2　圧反射の経路

ここが要点
This is the main point.

日常の生活において，身体の運動の状況や体位の変化により血液循環量は大きく変化する可能性がある．そこで，組織への血液循環量を安定させるため，その状況を感知する受容器からの情報を察知し，中枢で処理し，神経を介して心臓や血管の機能を調節する仕組みが必要となる．これらの神経性調節は瞬時に反射として行われる．

◆ 循環系の神経性調節

神経性調節の受容器（図1）
- 圧受容器：血管や心臓の壁にあって，圧や伸展を感知する組織．
  ① 高圧受容器：頸動脈洞や大動脈弓にある．主に動脈圧（血圧）を感知する．
  ② 低圧受容器（容量受容器）：心房壁や肺内にある．主に血液量（血管内容量）．
- 化学受容器：頸動脈小体と大動脈体がある．血液中の酸素分圧低下や二酸化炭素分圧の上昇を感知する．

循環中枢　延髄に存在する．
- 孤束核：末梢の圧受容器や化学受容器からの情報を受け取る．
- 心臓抑制中枢（迷走神経背側核，疑核）：心臓の心拍数や収縮力を抑制する．
- 血管運動中枢：降圧中枢と昇圧中枢に分かれる．主に動脈の緊張を調節する．

遠心性神経
- 迷走神経（副交感性）：心臓の洞房結節，房室結節に分布，心拍数を抑制する．
- 交感神経：心臓では心拍数の増加，収縮力の増強．
  血管では収縮を引き起こし，血圧調節にあずかる．

圧反射（図2）
血圧の低下を圧受容器で感知し，心臓抑制中枢の働きを抑制して心拍数を増やし，同時に血管運動中枢（昇圧器）を興奮させ，血圧を上昇させる．

化学受容器反射　動脈酸素分圧低下，あるいは二酸化炭素分圧上昇は化学受容器を介して，心臓抑制中枢を抑制し，血管運動中枢（昇圧野）を興奮させ，心拍数増加，心収縮力増強，血圧増加が起こる．

循環系の体液性調節

図1　カテコールアミンの作用

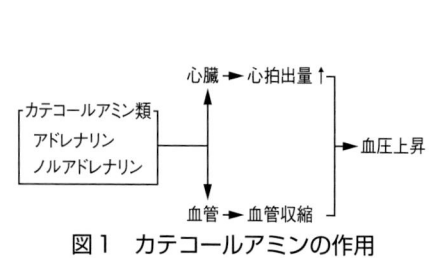

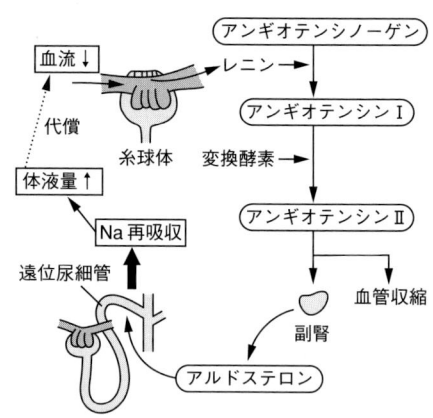

図2　電解質コルチコイドの分泌と作用

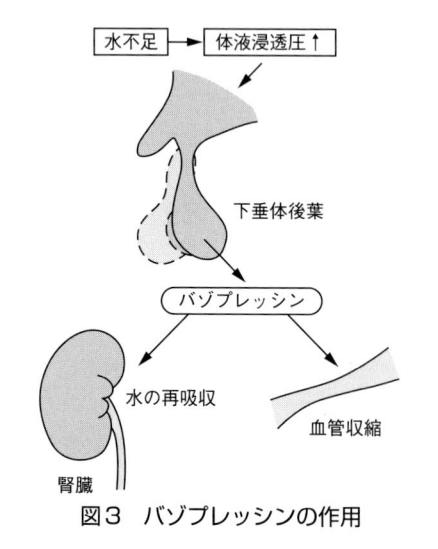

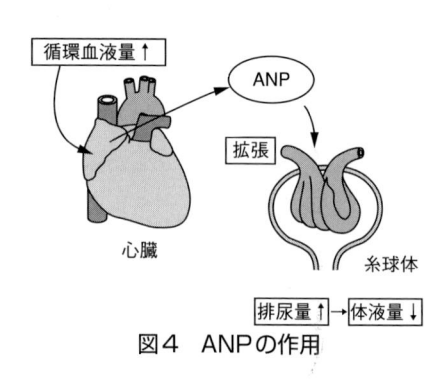

図3　バゾプレッシンの作用

図4　ANPの作用

ここが要点
This is the main point.

循環系はさまざまなホルモンや生理活性物質により調節を受けている．これらの物質は主に血液中に放出され，心臓や血管に作用する．これらの作用は，神経性調節に比べて，時間，日，月など長い時間経過での循環調節を担当する．

◆ 体液性調節のホルモン・物質

カテコールアミン（図1）　副腎髄質から放出されるアドレナリンとノルアドレナリンなどをカテコールアミン類と呼ぶ．

これらの物質は，ストレスが人にかかったときに分泌され，心臓で収縮力を増し，心拍数を増す．これにより心機能亢進となる．また，主要な血管を収縮させる．以上のことより血圧上昇を引き起こす．

レニン-アンギオテンシン系（図2）　血圧が低下すると，腎臓にある糸球体の輸入細動脈から分泌されるレニンの働きで，アンギオテンシノーゲンからアンギオテンシンIがつくられる．アンギオテンシンIは主に肺の変換酵素によりアンギオテンシンIIに変化し活性が強まり，血管を収縮させる．アンギオテンシンIIはさらに，副腎皮質に働き，アルドステロンを分泌させる．アルドステロンは腎のナトリウム（Na）再吸収を促し，これにより体液貯留を促す．両方の仕組みはともに血圧の上昇をもたらす．

バゾプレッシン（図3）　体内の水不足を体液浸透圧の上昇によって感知すると，下垂体後葉からバゾプレッシンが分泌される．バゾプレッシンは腎臓での水の再吸収を促進し，体液量を増加させることにより血圧の低下を防ぐ．また，直接血管を収縮させる作用の報告もある．

心房性ナトリウム利尿ペプチド（図4）　循環血液量が増加すると，心房壁でこれを感知して，心房性Na利尿ペプチド（ANP）が分泌される．ANPは腎臓の糸球体に働き，輸入細動脈を拡張させ糸球体ろ過量を増やし，排尿量を増やす．これにより体液量を減少させる．

CHAPTER 3
呼吸

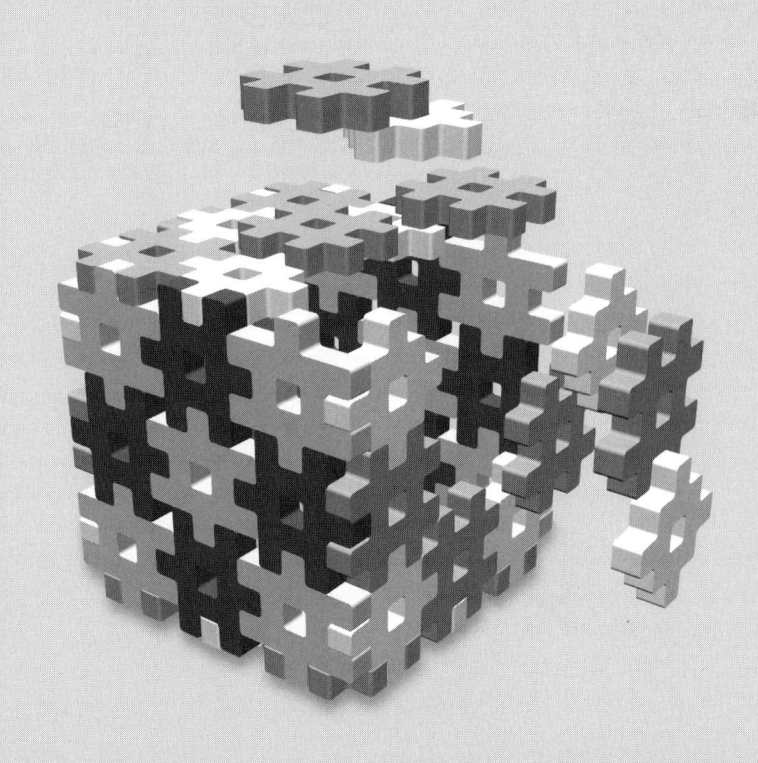

呼吸器系の構造

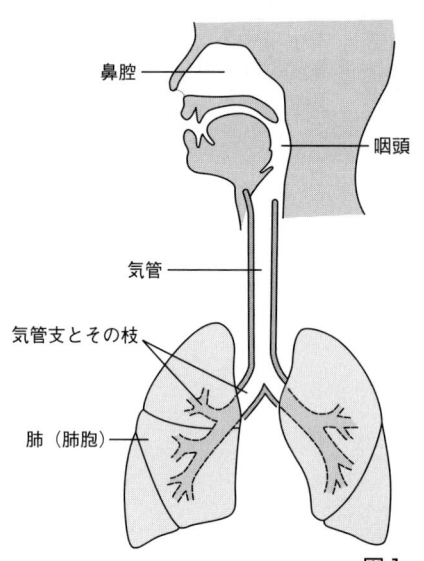

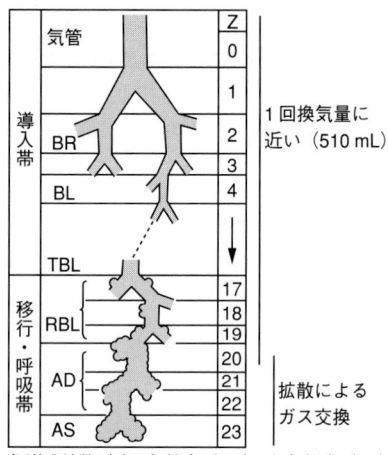

図1　呼吸器系

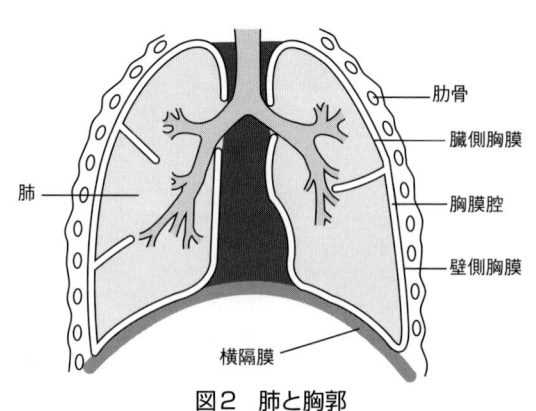

気道分岐数（Z），気管支（BR），細気管支（BL），終末細気管支（TBL），呼吸細気管支（RBL），肺胞管（AD），肺胞嚢（AS）

図2　肺と胸郭

CHAPTER 3　呼吸

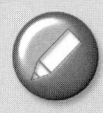

ここが要点
This is the main point.

細胞では，栄養素からエネルギーを取り出すために酸素が必要である（酸化）．一方，酸化の結果として二酸化炭素が生じる．酸素と二酸化炭素は血液を介して細胞を出入りする．そして，必要な酸素を大気より血液に取り入れ，血液にたまった二酸化炭素を大気に排出するために呼吸が行われる．そのために呼吸器系の仕組みが必要である．

◆**構　造**（図1）

気道　大気から肺内すなわち肺胞まで空気を導く通路．
　鼻腔（口腔）から咽頭，喉頭を経て，気管となり，左右へ分かれて気管支となり肺内へ入る．

気管・気管支　気管・気管支の壁には軟骨があり，外力で気道が押しつぶされるのを防ぐ．
　気管・気管支は23回分岐し，すべての末端は肺胞となって終わる．

肺胞　気管支の最後の2～3分岐とその末端に分布する．両肺で3億個ほどある．
　きわめて薄い肺胞上皮細胞のみで構成されていて，肺内の毛細血管の内皮細胞と相対し，これにより肺胞内の空気と血液の間で酸素と二酸化炭素の交換（ガス交換）を行う．

肺（図2）　肺胞と気管支のほか，毛細血管，結合組織を収めている．内容の大半は肺胞であり，"空気"ということになる．肺の表面は平滑な胸膜（臓側胸膜）に包まれている．

胸郭（図2）　肺は脊椎，肋骨，肋間筋および横隔膜からなる胸郭に収められている．胸郭の内側および縦隔には胸膜（壁側胸膜）が覆っている．こうして，肺と胸郭の間には2枚の胸膜によって形作られた間隙がわずかな液体を含んで存在する．これを胸膜腔という．

換気と胸腔内圧

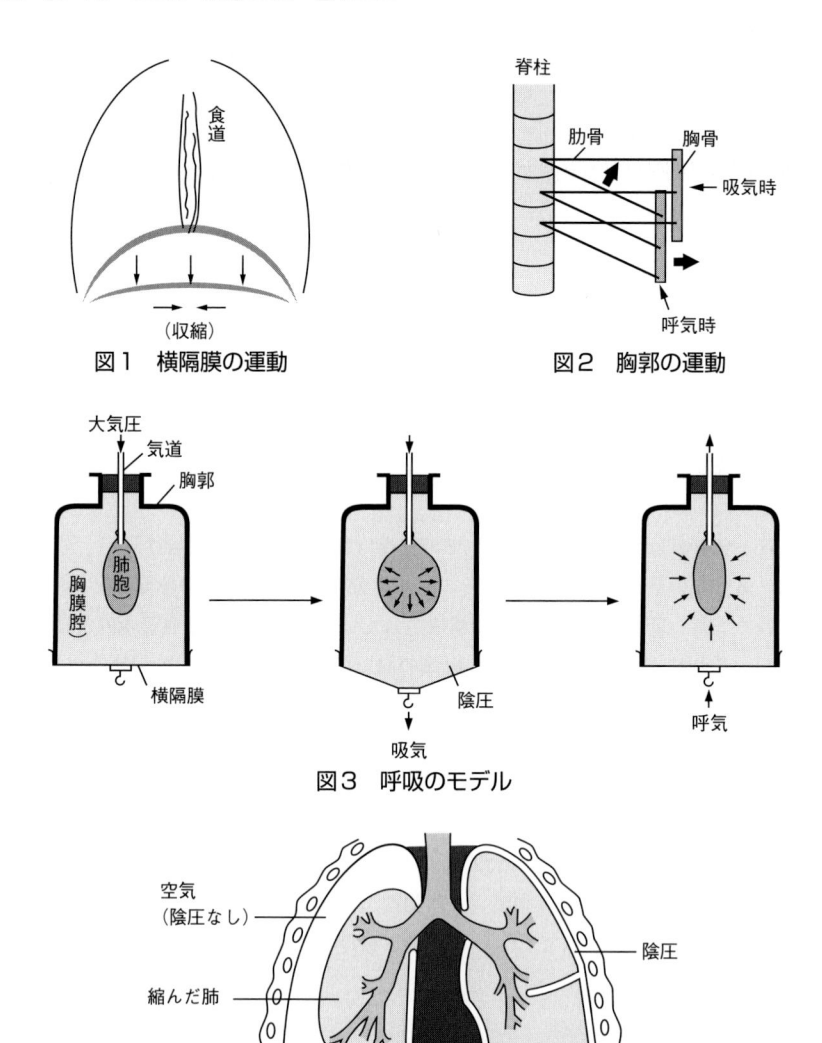

図1 横隔膜の運動

図2 胸郭の運動

図3 呼吸のモデル

図4 気胸

CHAPTER 3　呼吸

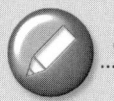

ここが要点
This is the main point.

呼吸は肺の伸縮によって行われる．しかし，肺自体に伸縮のための仕組みはない．肺の周りの胸郭にある横隔膜などの骨格筋によって肺の伸縮は受動的に行われる．この受動的運動が行われるためには，胸膜腔の気密性が重要である．胸膜腔の気密性は物理的には陰圧として認められる．

◆ 機　能

横隔膜の運動（図1）　骨格筋である横隔膜は，上に凸のドーム状に配置されており，筋が収縮すると，ドーム全体が下方に下がる．これにより胸郭の内容積は拡大し，それにつられて肺が膨らみ，吸気が生じる（腹式呼吸）．

胸郭の運動（図2）　肋骨は脊椎との間に関節を形成している．肋骨の間を結ぶ外肋間筋が収縮すると，肋骨は上方に持ち上げられる（バケツのつる運動）．これにより，胸郭の内容積は拡大し，吸気となる（胸式呼吸）．

呼気の仕組み（図3）　吸気は筋肉の収縮により生じるが，普段の呼気は，筋肉の弛緩により肺と胸郭がその弾力性により元に戻ることで起こる．さらに強く呼気をするときは，内肋間筋を使って強く胸郭内容積を縮小させる（強制呼気）．

胸腔内圧　肺は胸郭と横隔膜の運動により受動的に伸縮する．直接つながっていない肺が胸郭の運動に合わせて動くためには，臓側胸膜と壁側胸膜が密着していることが必要である．この密着した状態を物理学的に表現すると，「胸腔（胸膜腔）内圧が陰圧である」ということになる．陰圧＝－2.5mmHgである．

気胸（図4）　陰圧が維持されるためには，胸膜に気密性があることが重要である．もし，気密性が破れて，胸膜腔内に空気が入ると，胸郭の運動が肺に伝わらなくなる．また，肺や肺胞はその弾力性で縮んでしまう．こうして呼吸困難となる．この状態を「気胸」と呼ぶ．

換気量と残気量

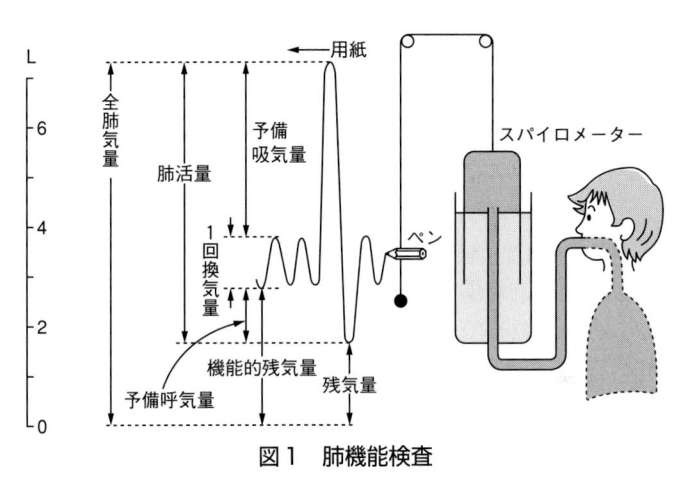

図1　肺機能検査

図2　1秒率

CHAPTER 3 呼吸

> # ここが要点
> This is the main point.
>
> 　肺の機能はスパイロメーターを用いて計測される．肺が最大に出し入れできる空気の量（換気量）を肺活量といい，肺機能の代表的測定値である．肺が最大限しぼんだときにも肺内に空気が残るが，これを残気量というが，これはスパイロメーターで直接測定できない数値である．

◆肺の機能測定

肺機能検査　スパイロメーターを用いて肺の機能を検査すること．

※スパイロメーター：水槽に空気の入ったドラムを浮かべた構造で，そこに被験者の呼気を誘導する装置．呼気が入るとドラムの浮力が増しドラムは浮上，吸気の際はドラムの浮力が減少しドラムは沈下する．このドラムの動きをペンに伝えて肺を出入りする空気量を描記する機械．

◆肺機能検査における肺気量の区分

1回換気量　安静時の呼吸で出入りする空気の量．約450mLである．

　1分間の呼吸数は成人で12〜20回/分であり，これにより1分間の呼吸量（毎分換気量）が求められる．

肺活量　最大に息を吸い込んでから，できるだけ息を吐き出したときに吐き出しうる空気の量．

　肺の最大の換気量ともいえる．成人男子で約3.8L，女子で約2.6L．

　肺が広がりにくくなる拘束性換気障害の際に肺活量が低下する．

予備呼気量　安静時の呼気量と最大に息を吐き出したときの呼気量の差．

予備吸気量　安静時の吸気量と最大に息を吸い込んだときの吸気量の差．

　したがって，予備吸気量＋1回換気量＋予備呼気量＝肺活量　となる．

残気量　最大限の呼気を行っても，肺内と気道に残る空気量（1,200mL）

機能的残気量　通常の呼吸をしているときの呼気の際に肺・気道内に残る空気の量

全肺容積　肺活量と残気量を合わせたもの．肺内に最大限入りうる空気の量

1秒率（FEV$_{1.0}$%）（図2）　肺活量を測る際，努力して急速に息を吐き出して測る（努力肺活量FEV）が，その際に始めてから1秒間に吐き出せる量FEV$_{1.0}$を肺活量に対する割合で示したもの．気道の抵抗がたかまる閉塞性換気障害で数値が低下する．

肺胞換気量と死腔

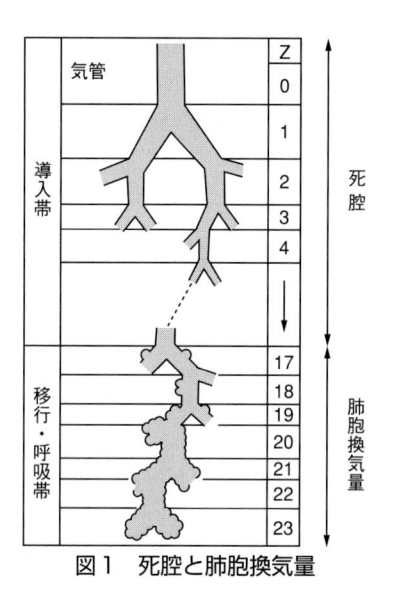

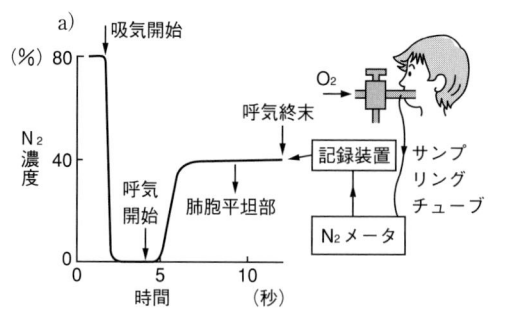

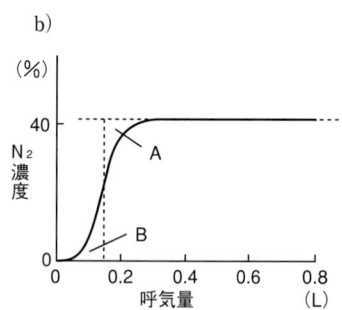

図1 死腔と肺胞換気量

図2 死腔の測定（Fowler法）

a)を横軸を呼気量にてプロットし直したもの．

領域Aと領域Bが等しくなるときの垂線が死腔量を示している．

ここが要点
This is the main point.

吸気のときも，呼気のときも，気道と肺胞内には常に空気が存在する．このうち，肺胞内の空気は血液との間でガス交換が行われるが，気道内の空気はガス交換されない．したがって，呼吸によって入った空気は，ガス交換される肺胞換気量とガス交換されない死腔量に分けられる．

◆**肺胞換気量**（図1）

呼吸の目的は，空気から血液へ酸素を取り込み，逆に血液内の二酸化炭素を空気へ放出すること（ガス交換）である．しかし，この現象が起こりうるのは，肺胞上皮のみである．したがって，肺胞内の空気のみが，実際に呼吸の目的を果たしていることになる．この空気の量を肺胞換気量という．

◆**死腔（量）**（図1）

鼻腔，口腔から肺胞にいたるまでの気道の中で，肺胞以外はガス交換を行わない．しかし，気道は軟骨などのためにつぶれないので，気道内には常に空気が存在する．ガス交換を行わない気道内のスペースを死腔といい，その容積を死腔量という．通常，死腔量は約150mLである．

◆**1回換気量と死腔量**

1回換気量と死腔量の関係は以下のとおりとなる．

　1回換気量＝肺胞換気量＋死腔量

通常の1回換気量は約450mLであるから，肺胞換気量は約300mLとなる．

1回換気量は状況によって変化するが，死腔量は変わらないので，浅い呼吸（1回換気量が小さい）時には肺胞換気量のみが小さくなり，呼吸に困難を感じるようになる．

死腔の測定（Fowler法）（図2）　被験者に純酸素を1回吸入させる．これにより死腔は純酸素に満たされるが，肺胞内には空気（N_2濃度80％）が残っているので，純酸素と混じり，低いN_2濃度となる．ここで呼気をすると，はじめは死腔内の純酸素が吐き出されるが，徐々に肺胞内の空気が混じり，N_2濃度は上昇，最終的には肺胞内と同じ濃度となる．濃度の変化を呼気量に対してグラフを作ると，呼気のはじめの低N_2濃度は死腔内の純酸素のためと考え，グラフ上で死腔を推定する（図2b）．

表面張力とコンプライアンス

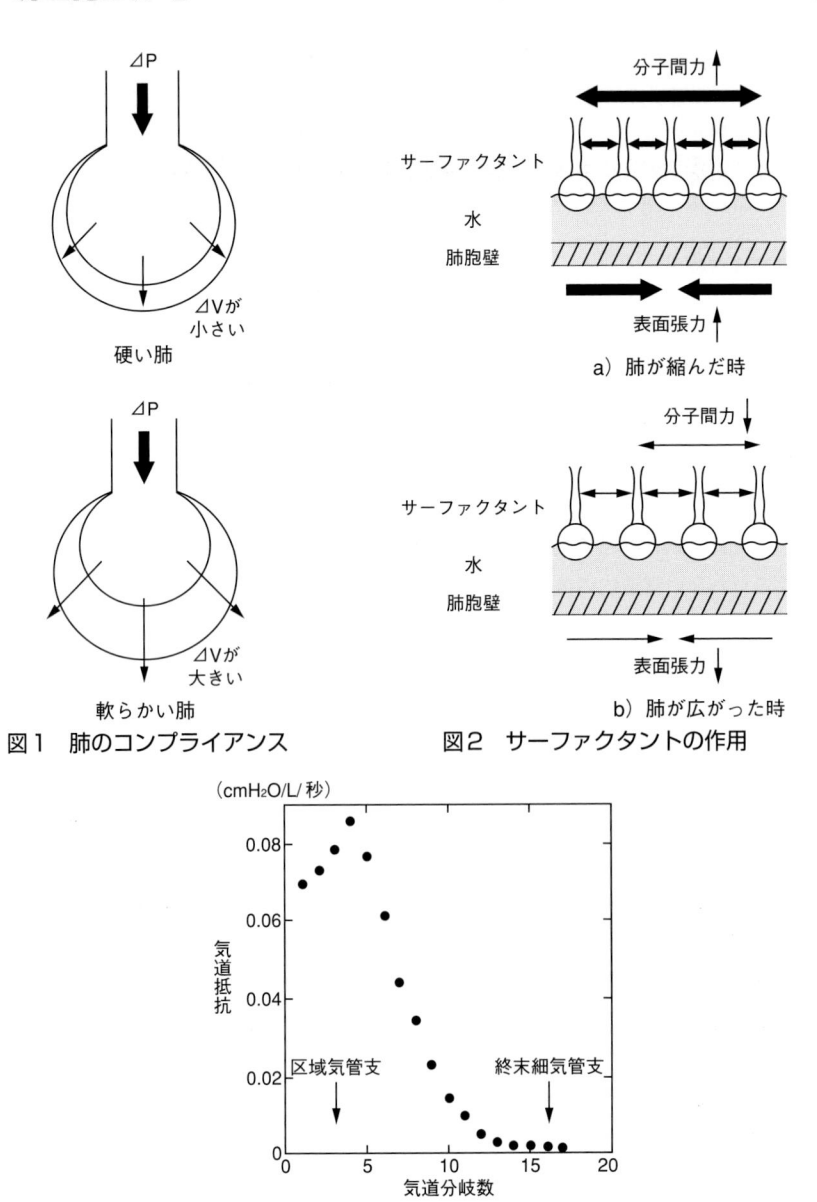

図1 肺のコンプライアンス

図2 サーファクタントの作用
a) 肺が縮んだ時
b) 肺が広がった時

図3 気道抵抗の分布

CHAPTER **3** 呼吸

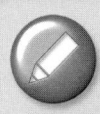

> ### ここが要点
> This is the main point.
>
> 肺や胸郭は弾力性のある組織であり，吸気で引き伸ばされたとき，元へ戻ろうとする力が働く．この力は肺を広げるときの抵抗となり，逆に肺の拡がりやすさ（コンプライアンス）として認識される．コンプライアンスが大きいと呼吸の際の仕事は小さくてすむ．コンプライアンスを決定する大きな要素は肺胞に発生する表面張力である．

◆**肺のコンプライアンス**（図1）

吸気の際，同じ力でどのくらい肺容積が広がるのかを示す指標．
〔肺コンプライアンス＝$\Delta V/\Delta P$（V：肺容積　P：肺内圧）〕
コンプライアンスが高い：軟らかい肺
コンプライアンスが低い：硬い肺

◆**肺胞の表面張力**

肺のコンプライアンスは肺内の弾性組織と肺胞自体の弾性で決まる．
肺胞は薄い泡のようなもので内表面は肺胞液の薄い層がある．
内表面には水による表面張力が発生する→肺胞は常につぶれようとする．
サーファクタントにより肺胞の表面張力をキャンセルする．
→コンプライアンスが高くなる．

サーファクタント（表面活性物質）（図2）　リン脂質でできている．
　肺胞の内表面に薄い層を作り表面張力を緩和する．
・**肺が縮んだ時**：サーファクタントの分子間力が増強し，縮むことで強まる表面張力をキャンセルし，肺の虚脱を防ぐ．
・**肺が広がった時**：サーファクタントの分子間力は弱まり，広がることで弱まる表面張力とのバランスをとり，不必要な肺の拡張を防ぐ．
　先天的にサーファクタントが欠損すると，出生時の呼吸時に肺がうまく広がらず，呼吸困難になる→新生児呼吸窮迫症候群（IRDS）

気道抵抗　気道内の空気の通りやすさも呼吸の仕事量を決める．
　気道抵抗は，気道分岐の始めの部分で高く，肺胞に近づくにつれて低下する．
　気道の気流抵抗が高いと，呼吸に困難を感じる→閉塞性呼吸障害（喘息など）

ガス交換

呼気
$P_{O_2} = 120\text{mmHg}$
$P_{CO_2} = 30\text{mmHg}$

動脈血
$P_{O_2} = 97\text{mmHg}$
$P_{CO_2} = 40\text{mmHg}$

肺胞
$P_{O_2} = 100\text{mmHg}$
$P_{CO_2} = 40\text{mmHg}$

左心

右心

細胞
$P_{O_2} < 40\text{mmHg}$
$P_{CO_2} > 46\text{mmHg}$

吸気
$P_{O_2} = 155\text{mmHg}$
$P_{CO_2} = 0.2\text{mmHg}$

静脈血
$P_{O_2} = 40\text{mmHg}$
$P_{CO_2} = 46\text{mmHg}$

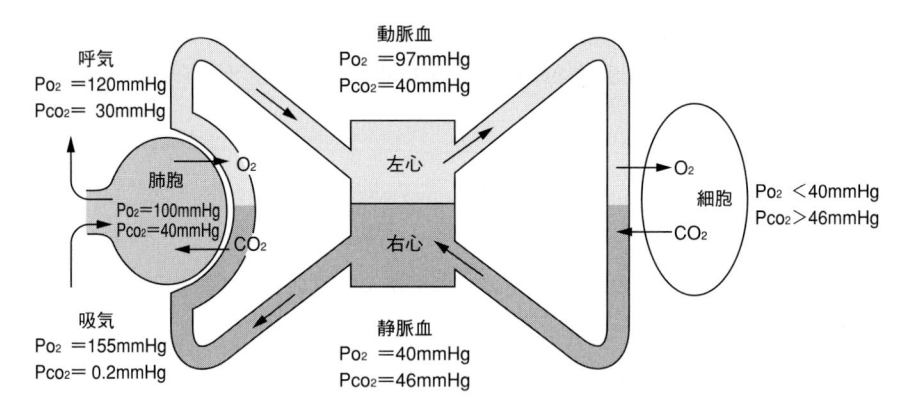

P_{O_2}：酸素分圧，P_{CO_2}：炭酸ガス分圧

図1　肺胞と組織でのガス交換

根来英雄，貴邑冨久子：生理学（改訂第2版）改変，南江堂，東京，1998

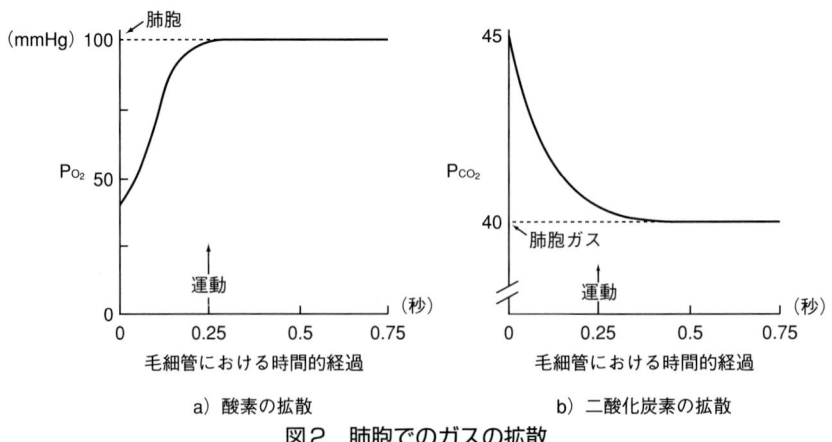

a）酸素の拡散

b）二酸化炭素の拡散

図2　肺胞でのガスの拡散

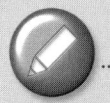

ここが要点
This is the main point.

肺胞内の空気に含まれている酸素は，肺胞上皮，血管内皮を経て血液に拡散する．血液中の二酸化炭素は逆に，肺胞気へ拡散する．拡散の原動力はそれぞれの物質の濃度差であり，気体（ガス）の場合，ガス分圧の差である．このようにガス交換はガス分圧差を原動力としている．

◆ガス分圧とガス交換（図1）

ガス分圧 空気のような混合気体の圧力は，成分となる気体それぞれが生じる圧力の合計であるという考え方．逆に考えると，それぞれの成分の割合（濃度）はそれぞれの成分の生じる圧力に比例する．濃度を用いにくい気体では，ガス分圧を代わりに用いる．

大気圧が760mmHg，空気で酸素は約21％の割合→酸素ガス分圧は約159mmHg

肺胞でのガス交換（図2） 肺胞内気は呼吸により常に酸素分圧が100mmHgに保たれている．一方，肺に流入する静脈血の酸素分圧は40mmHg程度しかない．したがって，肺胞壁をはさんで，酸素分圧差が生じているので，酸素は常に肺胞気から血液へ拡散する．

静脈血の二酸化炭素分圧は46mmHgであり，肺胞気は40mmHgに抑えられているので，二酸化炭素は肺胞へ拡散する．たまった二酸化炭素は呼吸によりすぐに排出される．

・**肺胞でのガスの拡散**（図2）：酸素の拡散は比較的速く，肺胞への血液流入後，0.25秒で酸素分圧は100mmHgとなり平衡となる．血液が肺胞を抜けるまで0.75秒かかるので，かなり余裕がある．二酸化炭素は大気にほとんど存在しないので拡散速度は速い．

組織でのガス交換 肺胞を通過した動脈血の酸素分圧は97mmHgと高くなる．動脈血はそのまま組織に運ばれる．組織内は常に酸素が消費されているので，酸素分圧が40mmHgと低い．したがって，組織では血液から組織内に酸素が拡散する．

動脈血の二酸化炭素分圧は40mmHgと低いので，組織で生じる二酸化炭素は常に組織から血液に拡散する．

酸素の運搬

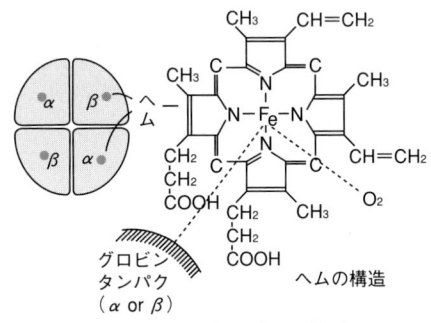

図1 ヘモグロビンの構造

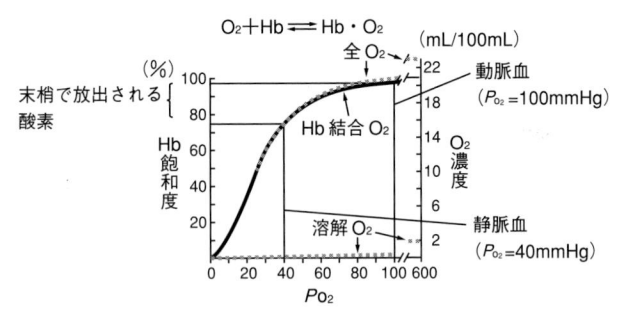

図2 酸素解離曲線

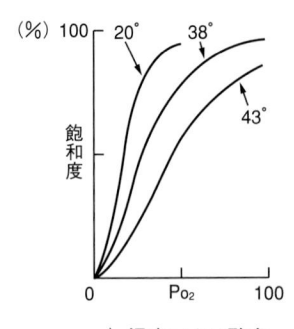

a) 温度による酸素結合能力の変化
b) P_{CO_2}による酸素結合能力の変化
c) pHによる酸素結合能力の変化

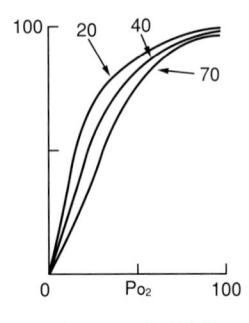

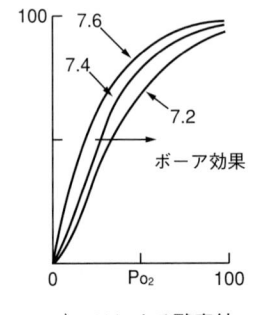

図3 酸素解離曲線の変化

ここが要点
This is the main point.

元来，水溶液である血液によって気体である酸素を運ぶためには，酸素を結合する物質が必要となる．これが赤血球に含まれるヘモグロビンである．ヘモグロビンは単に酸素と結合するだけでなく，組織においてはむしろ酸素を放出しなければならない．この特性を表したのがヘモグロビンの酸素解離曲線である．

◆**ヘモグロビンの構造**（図1）

　ヘムとグロビン（タンパク質）の化合物である．
　ヘムは鉄元素（Fe）とポルフィリンからなる．
　ヘムに酸素分子が結合する．

◆**酸素解離曲線**（図2）

　ヘモグロビンと酸素分子の結合の度合いを示したもの．
　ヘモグロビンの酸素結合度はヘモグロビンの周りの酸素の量，すなわち，酸素分圧に応じて変化する．その曲線はS字状カーブを示す．

　　① 動脈血（酸素分圧　100mmHg）→酸素結合度　97.5％
　　② 静脈血（酸素分圧　40mmHg）→酸素結合度　75％

- 動脈血が組織に到達：周りの酸素分圧が40mmHgに低下しているので，ヘモグロビンの酸素結合度は97.5％から75％に低下し，その低下分の酸素を放出する．
- 静脈血が肺に到達：周りの酸素分圧が100mmHgとなっているので，ヘモグロビンの酸素結合度は75％から97.5％に上昇し，肺胞気からの酸素を積極的に結合する．

◆**酸素解離曲線に影響する血液の状況**（図3）

　以下の変化はヘモグロビンの酸素解離曲線は右方シフトする．

　　① 温度の上昇
　　② P_{CO_2}の上昇
　　③ pHの低下（酸性化）（ボーア効果）
　　④ 解糖系の中間代謝産物である2,3-ジホスホグリセリン酸（2,3-DPG）の増加
　　※①〜④は運動中の筋肉の状況といえ，右方シフトにより，組織での酸素の放出量は増加する．

二酸化炭素の運搬

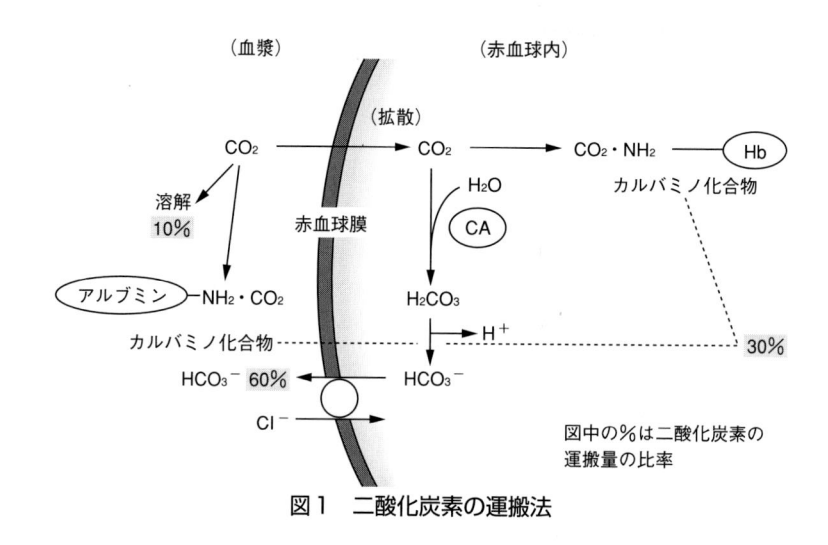

図1 二酸化炭素の運搬法

$$CO_2 + H_2O \rightleftharpoons H_2CO_3 \rightleftharpoons H^+ + HCO_3^-$$
(CA)

図2 炭酸脱水酵素の反応

$$Hb \cdot O_2 + H_2O + CO_2 \Longleftrightarrow Hb \cdot H + O_2 + HCO_3^-$$
← 肺内でみられる
→ 組織内でみられる

図3 ホールデン効果

CHAPTER 3　呼吸

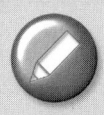

> ### ここが要点
> This is the main point.
>
> 　二酸化炭素の血液での運搬は3通りの方式による．赤血球内の炭酸脱水酵素によるもの，タンパク質に直接結合するもの，そして直接水に溶解するものである．主なものは，炭酸脱水酵素によるものである．酸素の運搬法とはまったく異なることに注意が必要．

◆運搬の方法（図1）

　組織で発生した二酸化炭素は血液により肺に運ばれて呼出される．血液での二酸化炭素の運搬方法は，3通りある．

炭酸脱水酵素による方法（図2）　赤血球内には炭酸脱水酵素（CA）が豊富に含まれている．組織で発生した二酸化炭素（CO_2）は拡散により赤血球内に入り，炭酸脱水酵素で分解され，重炭酸イオンとなる．重炭酸イオンは，赤血球膜上のHCO_3^--Cl^-交換系により血液中に放出され，肺へ運搬される．この方式により組織で発生した二酸化炭素の60％が運搬される．肺では周りのPco_2が低くなり，炭酸脱水酵素は逆反応を起こし，重炭酸イオンは二酸化炭素に戻り拡散して排出される．

タンパク質に直接結合（カルバミノ化合物）　二酸化炭素は，血漿中のアルブミンや赤血球中のヘモグロビンなどのタンパク分子のカルボキシル末端（C末端）に結合する．これをカルバミノ化合物という．この方法により30％が運搬される．

物理的溶解　二酸化炭素は若干であるが水に溶ける性質があり，血漿や赤血球の細胞内液に溶解し，そのまま運ばれる部分がある．これは全体の10％程度である．

ホールデン効果（図3）

① 酸素の結合していない還元ヘモグロビンには代わりに水素が結合する．
② 二酸化炭素から重炭酸イオンが生成するとき水素が生じる．

　この2つの過程は連動するので，図3の式のようにまとめて考えられる．
　これにより，肺内でヘモグロビンに酸素が結合すると二酸化炭素の放出が促進され，組織内でヘモグロビンが酸素を離すとき，周囲の二酸化炭素を重炭酸イオンに変えて運搬しやすくする．これを「ホールデン効果」という．

呼吸調節

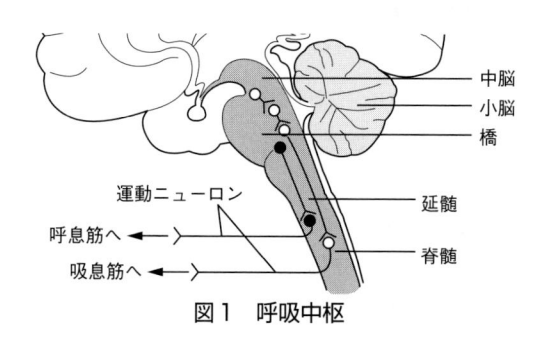

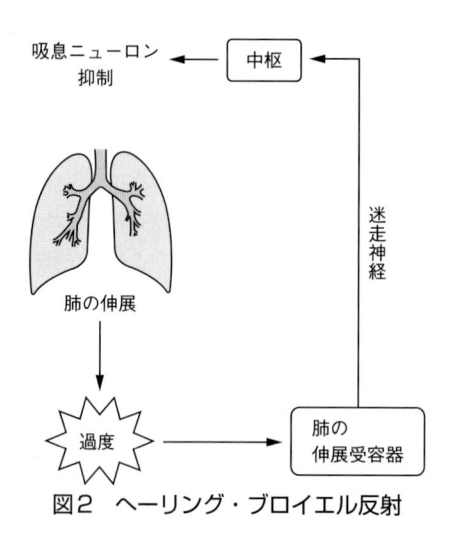

図1　呼吸中枢

図2　ヘーリング・ブロイエル反射

CHAPTER 3　呼吸

ここが要点
This is the main point.

呼吸は身体の酸素の要求度と二酸化炭素の蓄積度に応じて変化する．したがって，時間当たりの酸素摂取量（分時換気量）が重要であるが，それは1回の呼吸の深さ（1回換気量）と1分間当たりの呼吸数の両方に影響される．身体の酸素の要求度や蓄積度は血液中のガス分圧を感知することで認識され，呼吸中枢により調節される．血液中の呼吸ガスの状況を知るために受容器が存在する．

◆化学受容器

酸素受容器　頸動脈小体と大動脈体に存在し，動脈血酸素分圧の低下を感知すると，インパルスを中枢へ送り呼吸を促進する．通常，酸素分圧が極端に低下することは少なく，生命の危機的状況や高所などのときに反応する．

二酸化炭素受容器

- 中枢性化学受容器：延髄腹側表面にあり，二酸化炭素分圧の変化に鋭敏に反応する．二酸化炭素分圧が上昇すると呼吸を促進し，呼吸数を増やすとともに，深い呼吸となり，二酸化炭素を排出する．呼吸調節の中心として働く．
- 末梢性化学受容器：頸動脈小体と大動脈体に存在する．中枢性化学受容器の補助として働く．

　※二酸化炭素が大量に血中にあるときには，むしろ中枢に対する麻酔作用が出て，昏睡を起こし，呼吸を抑制する（CO_2ナルコーシス）．

◆呼吸中枢

橋から延髄にかけて存在する．吸息ニューロンと呼息ニューロンからなる．

普段の呼吸は，吸息ニューロンが働くことにより，呼吸筋（横隔膜，外肋間筋）が収縮し吸息が開始する．吸息ニューロンが活動を停止すると吸息が停止し，肺の弾性で呼息に切り替わる．強制呼息のときには，呼息ニューロンが活動し，内肋間筋などを動かし，強い呼息が起こる．

ヘーリング・ブロイエル反射　吸息時に肺は伸展されるが，その伸展が過度の場合，肺の伸展受容器により感知され，迷走神経を介して中枢へインパルスが送られる．このインパルスにより吸息ニューロンの活動が抑制され，吸息は停止し，呼息に切り替わる．これにより過度の肺の伸展を防ぐことができる．この反射をヘーリング・ブロイエル反射という．

CHAPTER 4
栄養と代謝

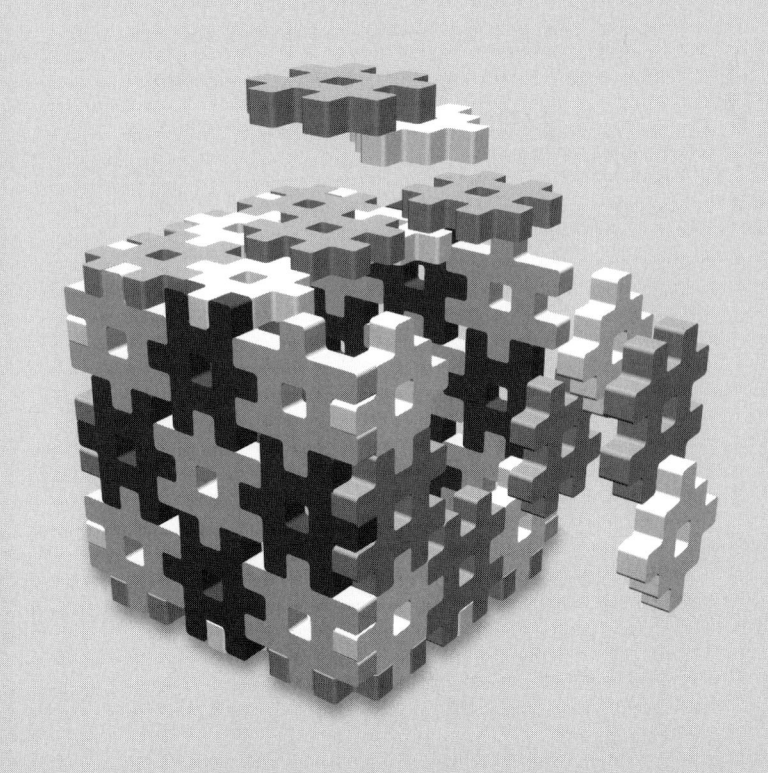

栄養素の構成

グルコース（ブドウ糖）　　ガラクトース　　フルクトース

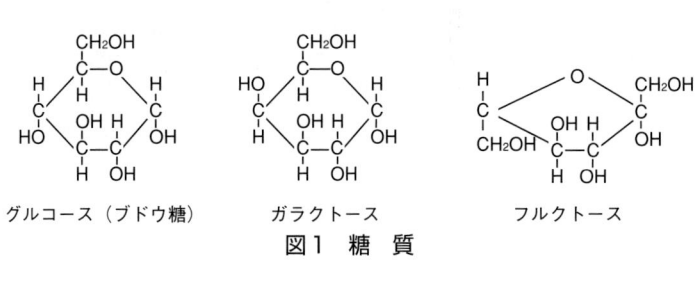

図1　糖質

アミノ酸A　アミノ酸B　アミノ酸C　アミノ酸D

ペプチド結合

フェニルアラニン	バリン	スレオニン	ヒスチジン	アスパラギン酸	アルギニン
ロイシン	セリン	アラニン	グルタミン	グルタミン酸	グリシン
イソロイシン	プロリン	チロシン	アスパラギン	システイン	
メチオニン			リジン	トリプトファン	

図2　タンパク質とアミノ酸

トリグリセリド　　さまざまな脂肪酸残基　　コレステロール

図3　脂質

CHAPTER 4 栄養と代謝

ここが要点
This is the main point.

人の身体を構成し，人の身体の働きを維持するために，食物として摂取しなければならない物質を栄養素という．栄養素にはエネルギー源となるものと，体をつくる材料になるものと，体で起こる代謝反応をスムーズに進めるために必要なものがある．栄養素の代表的なものが糖質，タンパク質，脂質の三大栄養素である．

◆**主な栄養素**

糖質（図1）　炭水化物ともいう．糖質は細胞の主要なエネルギー源である．
基本はグルコース（ブドウ糖），ガラクトース，フルクトースの単糖類である．単糖が組み合わさったものを二糖類という．グルコースが多数つながったものを多糖類といい，その長さにより，比較的短いものをデキストリン，長いものをアミロース，アミロペクチンという．また，動物などが持つ多糖類をグリコーゲンという．

タンパク質（図2）　タンパク質はさまざまなアミノ酸が長く鎖状につながったものである．使われるアミノ酸は約20種類ある．このうち8種類はヒトは自ら合成できず，食物より摂取しなければならないので，必須アミノ酸という．
タンパク質は，体の構造をつくる皮膚，筋肉，骨など主要な材料である．また，生体でのさまざまな化学反応を媒介する酵素はタンパク質よりつくられる．

脂質（図3）　生体物質のうちで水に溶けない性質を持つ物質の総称．主なものはグリセロールと脂肪酸から合成される中性脂肪と，コレステロールがある．身体に必要なエネルギーを蓄える道具として使われる．また，細胞を構成する細胞膜や細胞小器官をつくる材料である生体膜は脂質によりつくられる．

ビタミン類　生体の化学反応（代謝）を媒介する酵素の働きを助ける有機物質のうち，体外から摂取しなければならないものの総称．不足の状態では疾患が起こるが，過剰でも疾患を引き起こす．

無機質　生体の代謝に必要な金属元素．体液の成分として不可欠なナトリウム，カリウム，塩素，骨に必要なカルシウム，リン，生体反応の触媒となる鉄，亜鉛，などの微量元素などがある．

糖質の代謝

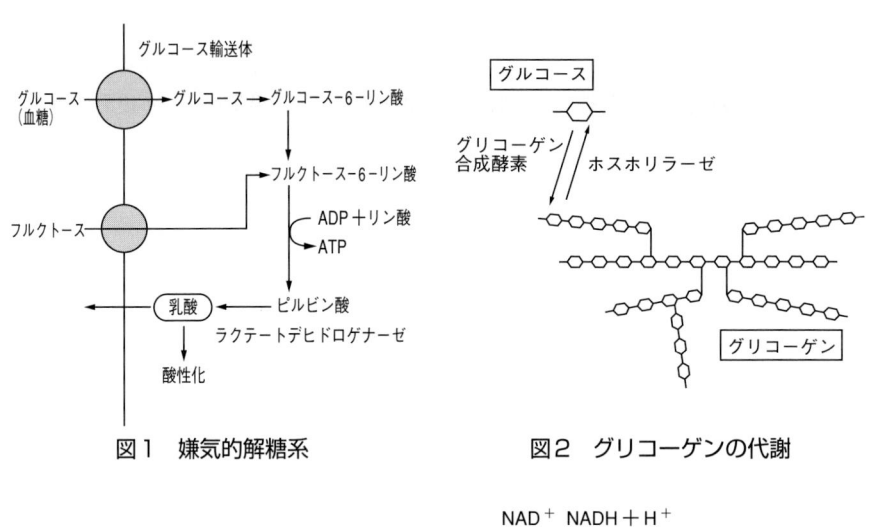

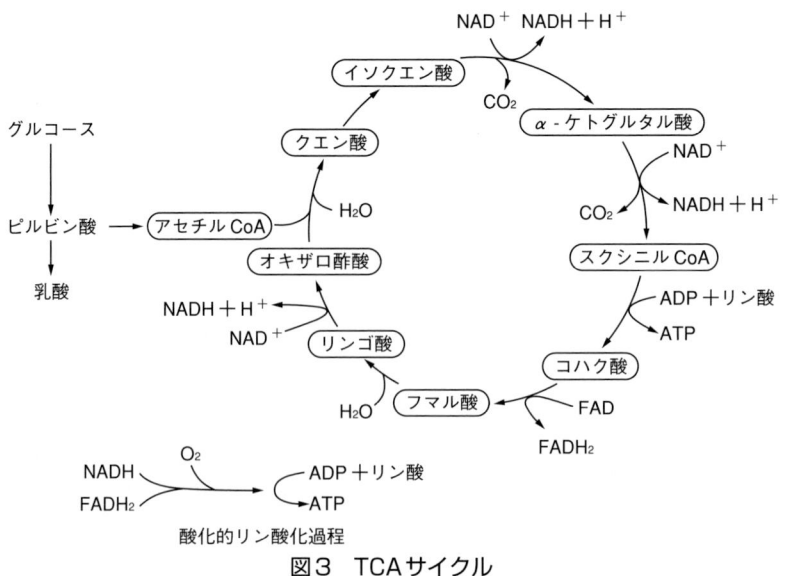

図1 嫌気的解糖系

図2 グリコーゲンの代謝

図3 TCAサイクル

ここが要点
This is the main point.

糖質は消化されて単糖となり吸収される．単糖は解糖系，TCAサイクルを経てエネルギーが取り出され，水と二酸化炭素に変化する．取り出されたエネルギーはATPに変換され，細胞のさまざまな反応でエネルギー源として利用される．体内で余剰となった単糖はグリコーゲンとして蓄積され，今後の利用に備える．

◆糖質の消化吸収

食物内のデンプンやグリコーゲンは，アミラーゼなどの酵素により単糖類であるグルコースに分解される．

食物内の二糖類は，単糖類であるグルコース，ガラクトース，フルクトースに分解される．

糖質はすべて単糖として腸管から吸収される．

◆単糖の変換 （図1）

細胞は原則的にグルコースを利用する．フルクトースはグルコースと共通の代謝経路に入って利用される．ガラクトースは肝臓でグルコースに変換されてから利用される．

◆グルコースの中間代謝 （図2）

グルコースは血液中に血糖として存在し，全身の細胞に分配される．吸収されたグルコースのうち当面余剰の分は，肝臓ないし筋肉においてグリコーゲンに再合成され，蓄積される．グリコーゲンは必要に応じてすぐにグルコースを放出する．

◆グルコースの燃焼

すべての細胞において，グルコースは解糖系を経て2分子のピルビン酸に分解され，その際取り出したエネルギーからATPを合成する．この経路は酸素を必要とせず，嫌気的解糖系とも呼ばれる．フルクトースは初期の段階で解糖系に誘導される．

◆TCAサイクル （図3）

ピルビン酸は酸素の存在下に，さらにTCAサイクル（クエン酸回路）に入り，水と二酸化炭素に完全分解されて，取り出したエネルギーにより大量のATPを産生する．こうしてグルコース1分子からは解糖系とTCAサイクルにより38分子のATPが取り出される．もし，ピルビン酸の分解が進まないと，ピルビン酸は乳酸に変化し細胞外へ排出される．

タンパク質の代謝

図1　タンパク質の消化

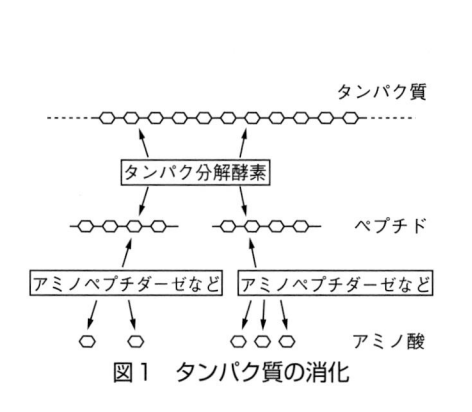

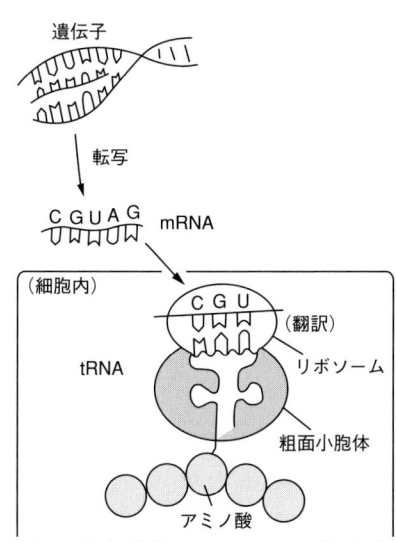

図2　遺伝情報におけるタンパク合成

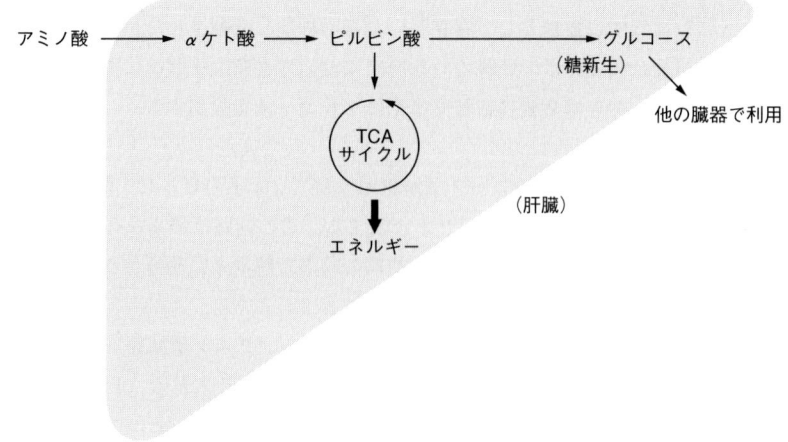

図3　肝でのエネルギー源としてのアミノ酸利用

CHAPTER 4 栄養と代謝

ここが要点
This is the main point.

タンパク質はアミノ酸の長い鎖であるが，消化分解されてアミノ酸として吸収される．吸収されたアミノ酸はそれぞれの細胞で，タンパク合成の材料として利用されるが，肝臓では分解され，エネルギーを取り出し，ATPとして利用される．他の細胞組織でもエネルギー不足になった場合にはアミノ酸を利用する．

◆**タンパク質の消化吸収**（図1）

タンパク質はタンパク分解酵素により，アミノ酸が比較的少ないペプチドに分解される．ペプチドはさらに腸管粘膜でアミノペプチダーゼなどによりアミノ酸分子へと分解され，結局，アミノ酸として腸管より吸収される．

◆**アミノ酸によるタンパク合成**（図2）

吸収されたアミノ酸はタンパクの合成のために，tRNAに結合して利用される．タンパク質のアミノ酸の配列は遺伝子により決定されており，その情報を写し取ったmRNAが示す配列どおりにタンパク質が合成される．細胞内でタンパク質合成が行われるのは，粗面小胞体上のリボソームである．mRNAに写し取られた配列によりtRNAがはまり込み，その背後のアミノ酸どうしが結合してタンパク質となる．とくに肝臓では血清タンパクであるアルブミンの合成が盛んであるが，アルブミンは全身の細胞に吸収されたアミノ酸を運搬する役割も担っている．

◆**エネルギー源としてのアミノ酸の利用**（図3）

アミノ酸はαケト酸に変換され，ピルビン酸を経てTCAサイクルに入る．こうしてアミノ酸はエネルギー源となる．この代謝は肝細胞で主要な代謝経路である．また，グルコースが不足のときは，αケト酸からピルビン酸を経て解糖系の逆反応を利用して，グルコースを合成する．これを「糖新生」という．糖新生も主に肝臓で行われる．

脂質の代謝

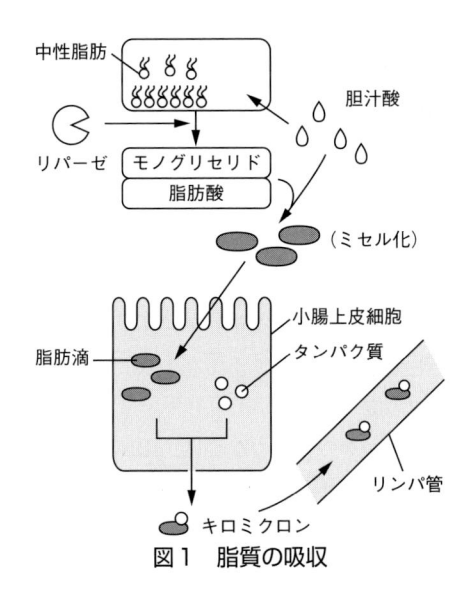

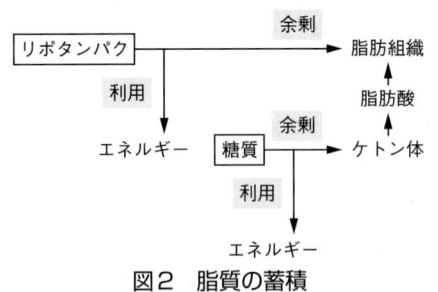

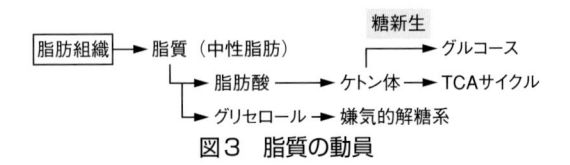

図1　脂質の吸収

図2　脂質の蓄積

図3　脂質の動員

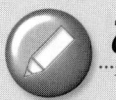

ここが要点
This is the main point.

脂質は生体物質の中で水に溶けない性質を持つものを指す．細胞膜をはじめとして細胞を構成する主要な材料であるとともに，比重が軽いのでエネルギーを蓄積するのに使われる．したがって，体内に取り込まれた余剰のエネルギーは脂肪組織として将来に備えて蓄えられる．

◆脂質の消化と吸収（図1）

脂質は水に溶けないので，消化吸収のためには，水に溶けるようにする必要がある．

胆汁に含まれる胆汁酸は水と脂質の間を取り持ち，脂質を水になじませる（ミセル化）．

ミセル化された脂質のうち，中性脂肪はリパーゼによりモノグリセリドと脂肪酸に分解され，その上でミセル化され小腸上皮細胞膜を通過する．

上皮細胞内で脂質はタンパク質分子と組み合わされてキロミクロンというリポタンパクとなり，リンパ管を経て血液中に吸収される．

◆脂質の蓄積（図2）

吸収された脂質のうち，利用されない余剰分は，脂肪組織に移動し蓄積される．

吸収された糖類で余剰なものは，ケトン体を経て脂肪酸に合成され，脂肪として蓄積される．この反応は，脂肪組織のほか，肝臓で行われる．

◆脂質の動員（図3）

空腹時などに，あらかじめ蓄積されたグリコーゲンなどが枯渇すると，脂肪を分解し，脂肪酸とグリセロールになる．

脂肪酸はβ酸化によりケトン体を産生し，これをTCA回路に入れてエネルギーを取り出す．グリセロールは解糖系に入って利用される．

グルコースしか利用できない中枢神経のためにケトン体からグルコースを合成する（糖新生）．

無機質，ビタミン，高エネルギー

表1　ビタミンの種類と働き

ビタミン	主な作用	水溶性／脂溶性
ビタミンA（カロチン）	視力，上皮細胞の維持	脂
ビタミンB_1（チアミン）	糖質の代謝	水
ビタミンB_2（リボフラビン）	アミノ酸の代謝	水
ナイアシン（ニコチン酸）	エネルギーの代謝，ATPの生成	水
ビタミンB_6（ピリドキシン）	アミノ酸の代謝	水
パントテン酸	エネルギーの代謝，アセチルCoAの生成	水
ビオチン	脂肪酸合成	水
葉酸	赤血球造成	水
ビタミンB_{12}	赤血球造成	水
ビタミンC（アスコルビン酸）	コラーゲン合成，抗酸化作用	水
ビタミンD	カルシウムとリン酸の吸収	脂
ビタミンE	抗酸化作用	脂
ビタミンK	血液凝固	脂
コリン	アセチルCoA，アセチルコリンの生成	水

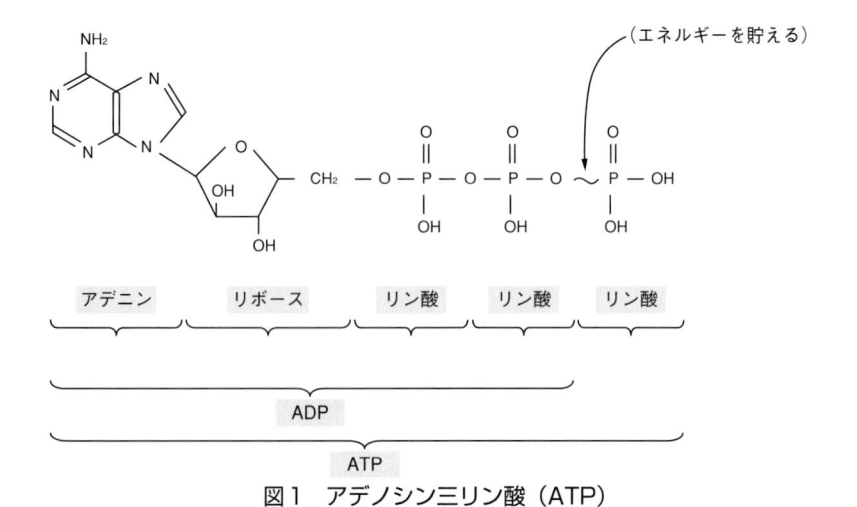

図1　アデノシン三リン酸（ATP）

CHAPTER 4 栄養と代謝

ここが要点
This is the main point.

エネルギー源や組織の材料にはならないが，身体の働きを維持するために必須な栄養素が無機質とビタミンである．ビタミンとは生体で合成できず，必ず摂取しなければならない有機化合物の総称である．無機質とは一般的には食物中の金属イオンを指し，カルシウム，ナトリウム，カリウム，鉄などである．

◆**ビタミン**（表1）

生体で合成できないので，食物中から摂取しなければならない有機化合物で，エネルギー源や組織の材料とならないものを指す．必要摂取量は決して多くなく，微量ですむものである．

ビタミンの働き 生体の反応は基本的にタンパク分子でできた酵素を触媒とした化学反応であるが，その反応には酵素のほかに有機物質を補酵素として必要とする．この補酵素そのもの，あるいは，補酵素の合成に必要な有機物質がビタミンである．

ビタミンの種類 ビタミンは物質の性質から，脂溶性ビタミンと水溶性ビタミンに大別される．

◆**無機質**

身体に必要な無機質は，次の3つに大別される．

① 骨の成分となるもの（カルシウム，リン酸塩）：両者の化合物が骨基質の主成分アパタイトになる．

② 体液の電解質成分となるもの（ナトリウム，カリウム，塩素，カルシウム，マグネシウム）：体液の浸透圧維持や細胞の環境維持に必須．

③ 生体の酵素反応を媒介するもの〈微量元素ともいう〉（鉄，亜鉛，マグネシウム）：鉄はヘモグロビンの材料，亜鉛は酵素反応の媒介，味覚反応．

◆**高エネルギーリン酸化合物**（図1）

生体に必須なエネルギー物質．アデノシン三リン酸（ATP），クレアチンリン酸など．

エネルギー代謝，基礎代謝

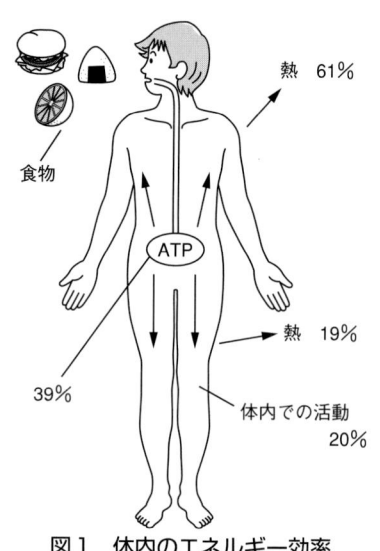

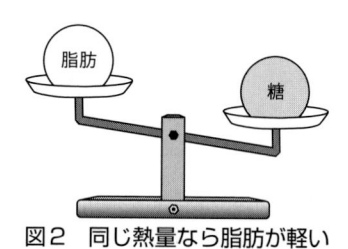

食物

熱 61%

ATP

39%

熱 19%

体内での活動 20%

図1 体内のエネルギー効率

脂肪 糖

図2 同じ熱量なら脂肪が軽い

表1 基礎代謝に影響を与える因子

環境温度	寒冷に適応した人は普通の人より高い．冬高く，夏低い
性	男性は女性より高い
年齢	乳児期，思春期に高い
栄養状態	飢餓により低下し，過食で上昇する
ホルモン	甲状腺ホルモン，副腎皮質・髄質ホルモンにより上昇する

表2 生活活動指数

労作強度	生活活動指数
軽い労作	0.35
普通労作	0.50
やや重い労作	0.75
重い労作	1.00

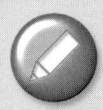

ここが要点
This is the main point.

　生体はエネルギーを消費して生命活動を行う．そのためにエネルギーを食物として取り入れる．生体でのこういったエネルギーの出入りの様子をエネルギー代謝という．エネルギー代謝を調べることで，生体の生命活動全体を大づかみに捉えることができる．

◆**エネルギー代謝**

　身体のエネルギー効率（図1）　身体のエネルギー源である栄養素を代謝してエネルギーを取り出すと，このうち実際に使えるのは20％程度で，残りの80％は熱として失われる．しかし，人工の発動機などに比べると決して悪い効率ではない．

　呼吸商　栄養素からエネルギーを取り出すためには酸素が必要であり，その結果二酸化炭素が生じる．そこで，呼吸の酸素消費量と二酸化炭素排出量からエネルギー産生の様子を推定できる．
　酸素消費量と二酸化炭素排出量の比は栄養素の種類でおおむね決まっている．これを呼吸商という．
　　糖質：1.0　脂質：0.7　タンパク質：0.8

　アトウォーターの係数（図2）　栄養素を代謝したときに得られるエネルギー量．
　　糖質：4.1kcal/g　脂質：9.3kcal/g　タンパク質：4.2kcal/g
　　※グラム当たりのエネルギー量が多い脂質が貯蔵に有利．

◆**基礎代謝**

　基礎代謝量（表1）　人が覚醒時に必要な最小限のエネルギー量．
　　覚醒，肉体的精神的安静，摂食後12～14時間，暑くも寒くもない快適環境で測定される．体表面積1m²当たり1,000kcal/日である．
　　20歳日本人の平均は男子：1,500kcal/日，女子：1,200kcal/日
　　基礎代謝量は環境などの因子に影響を受ける．

　所要エネルギー量（表2）　代謝量は，睡眠時は基礎代謝量の90％程度になる．また，労作時には増大する．
　　食事時には栄養の吸収による熱の産生がある（特異動的作用）．
　　これらを考慮して身体活動レベルを設定，1日のエネルギー所要量が算定できる．
　　※エネルギー所要量＝基礎代謝量（1日）×（1＋生活活動指数）＋特異動的作用

CHAPTER 5

消化と吸収

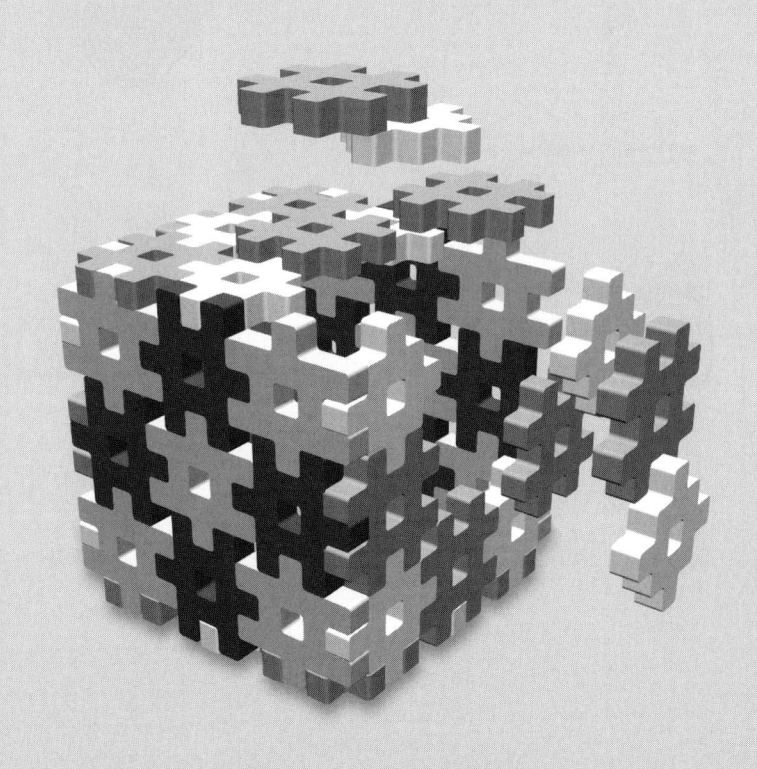

消化器系の役割と構成

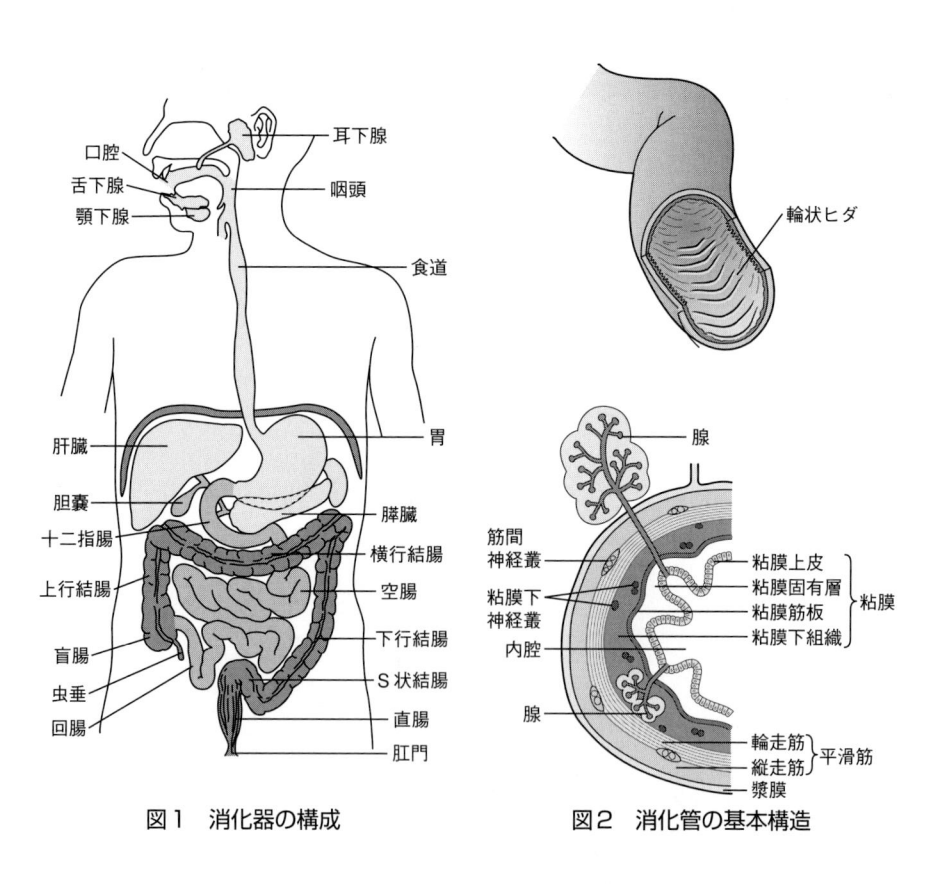

図1　消化器の構成

図2　消化管の基本構造

CHAPTER 5 消化と吸収

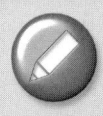

ここが要点
This is the main point.

消化管は取り敢えず食物を身体の真ん中に確保するための器官である．確保された食物は時間をかけて消化，吸収を行う．なぜなら，消化吸収は時間を要する過程であるからである．消化のためには物理的な作用と化学的な作用が必要であり，消化管は運動し，消化液を分泌する．

◆**消化器の役割**
① 食物，水分を摂り入れ，確保する．
② 食物内から栄養素を取り出す（消化）．
③ 栄養素を消化管壁から体内に吸収する．
④ 食物で吸収されなかった残余物を排泄．
・消化とは：食物を消化管の壁を通過できるぐらいに（分子状に）小さくすること．
① 物理的消化：食べ物を機械的に砕き，小さくする（歯による咀嚼，腸管によるかくはん）．
② 化学的消化：消化液などに含まれる消化酵素による化学的分解（異化）．

◆**消化器の構成**（図1）
消化管と副器官からなる．
・消化管：食物が通過する通路．消化管は口から肛門まで，1本の管である→総称として"消化管"
口腔→咽頭→食道→胃→小腸（十二指腸→空腸→回腸）→大腸（盲腸→上行結腸→横行結腸→下行結腸→S状結腸→直腸）→肛門
・副器官：消化液の分泌にかかわる器官．
唾液腺，胃腺，腸腺，膵臓，肝臓，胆嚢，虫垂

◆**消化管の基本構造**（図2）
内腔から　粘膜，粘膜筋板，粘膜下層，輪走筋，縦走筋，漿膜の順に構成．
・消化管の運動をつかさどるのは輪走筋と縦走筋であり，平滑筋で構成されている．
・粘膜筋板は粘膜にしわをつくる役割があり，食物と粘膜の接触を高め，消化吸収を促進する．

神経支配

図1 腸の法則

筋層間神経叢（アウエルバッハ神経叢）
- アセチルコリン／P物質
- 上行収縮（収縮）
- 伸展受容器
- 下行抑制（弛緩）
- VIP／NO
- 食べ物

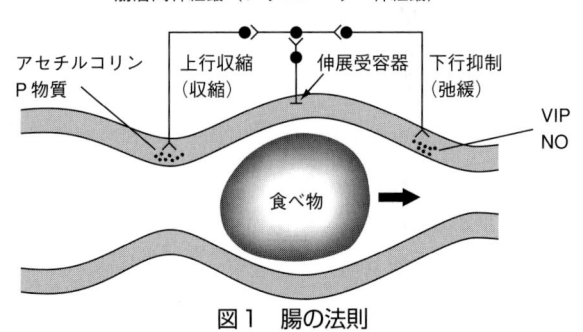

図2 外来神経系と内在神経系

- 延髄
- 仙髄
- 迷走神経
- 脊髄神経（骨盤神経）
- 粘膜
- マイスネル神経叢
- 輪走筋
- アウエルバッハ神経叢
- 縦走筋
- 脊髄側角
- 節前線維
- 交感神経節

CHAPTER 5 消化と吸収

ここが要点
This is the **main point**.

消化管の神経系には，消化管内に存在する内在神経系と，中枢神経系と消化管をつなぐ外来神経系がある．消化管の運動や分泌などの機能は基本的に内在神経系により自律的に制御され，その機能全体の調節を外来神経系が行っている．

◆内在神経系

粘膜下神経叢（マイスネル神経叢）と筋層間神経叢（アウエルバッハ神経叢）がある．
- 腸の法則（図1）：腸管内に大きな塊のもの（たとえばピンポン玉）を入れると，それより口側は収縮し，肛門側は弛緩する．これにより，内容物は口から肛門の方向に運ばれる．この反応には筋層間神経叢が関与し，伸展刺激により肛門側に抑制性刺激，口側に促進性刺激を送る．抑制性神経の神経伝達物質はVIPやNOである．促進性神経の神経伝達物質は，アセチルコリンやP物質である．

◆外来神経系（図2）

自律神経系の交感神経と副交感神経は内在神経や直接に平滑筋などに作用して，消化管の運動と分泌を制御する．

- 交感神経系：胸腰髄から腹腔神経節，上腸間膜神経節，下腸間膜神経節を経て分布する．
  節後線維からは神経伝達物質としてノルアドレナリンを分泌．
  作用→消化管の運動を抑制，消化液の分泌を抑制する（刺激が強いと便秘）．
- 副交感神経系：延髄から迷走神経を経て上部消化管，仙髄から骨盤神経を経て下部消化管に分布．神経節は消化管の壁内に存在．
  節後線維からは神経伝達物質としてアセチルコリンを分泌．
  作用→消化吸収を主導する．
  消化管運動を促進，消化液の分泌を進める．括約筋は弛緩する（刺激が強いと下痢となる）．

消化管運動

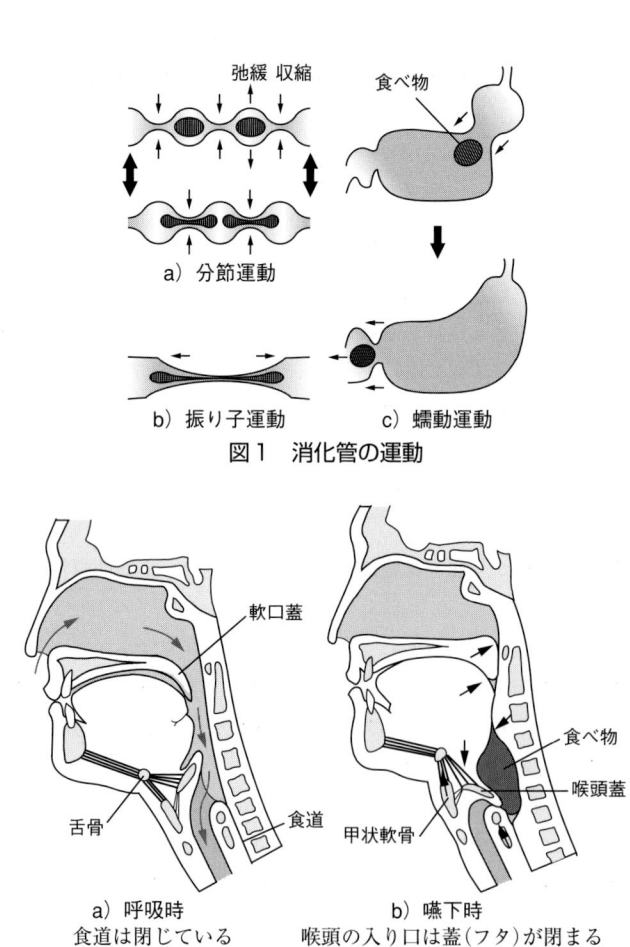

図1　消化管の運動
- a) 分節運動
- b) 振り子運動
- c) 蠕動運動

図2　嚥下反射
- a) 呼吸時　食道は閉じている
- b) 嚥下時　喉頭の入り口は蓋（フタ）が閉まる

CHAPTER 5 消化と吸収

ここが要点
This is the main point.

消化管運動は消化管に備わっている自動能と反射により,無意識に行われる.運動の目的は,食物を運搬すること,消化吸収を促進することにある.消化管運動により,食物はかくはんされ,消化液と混和され消化が進む.また,吸収は消化管粘膜において行われるので,消化管運動は,食物と粘膜の接触を促し,吸収を促進する.

◆消化管運動の仕組み
消化管運動→縦走筋と輪走筋からなる平滑筋層により起こる.
- 自動性:平滑筋層の間に分布する間質細胞(カハール間質細胞)で自発的発火が起こり,これが,平滑筋に広がって自動運動が形成される.

◆消化管の運動様式 (図1)
- 分節運動:輪走筋が収縮すると形成される収縮輪が交互に繰り返される.これを繰り返すと,内容のかくはんが進む.
- 振り子運動:縦走筋が収縮すると,収縮していない部分を引き込み伸ばす.また,弛緩すると内容物は前進後退を繰り返すので,振り子運動という.
- 蠕動運動:分節運動と振り子運動が協調して起こると,消化管内の食塊を口側から肛門側へ移送する運動になる,これを蠕動運動といい消化管運動の基本となる.つまり,蠕動運動は輪走筋と縦走筋の協調により起こる.
 ※肛門側から口側に進む場合を"逆蠕動"という.
 蠕動運動には腸管の法則にかかわる内在神経叢の働きが重要である.

◆腸内反射 (図2)
消化管運動は内在神経系を介した腸内反射により調節される.
- 嚥下反射:食物を飲み込む際の反射.軟口蓋が後鼻口をふさぎ,喉頭蓋が喉頭をふさぎ,舌と咽頭の筋肉の運動で食物を食道に導く.
- 胃-回腸反射:胃内に食物が入ると,回腸の運動が高まり,回盲弁が開いて,内容を盲腸・結腸へ送り込む.
- 胃-大腸反射:胃内に食物が入ると,結腸全体の蠕動が活発になり,便が直腸に押し込まれ,排便を促す.
- 排便反射:直腸内に便が入るとその伸展刺激が骨盤神経を介して仙髄に伝わり,これにより,肛門括約筋が弛緩して排便が起こる.

75

消化液の分泌とその調節

図1　消化腺の構造

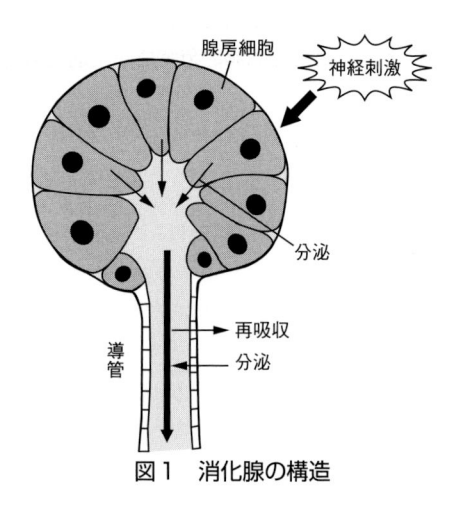

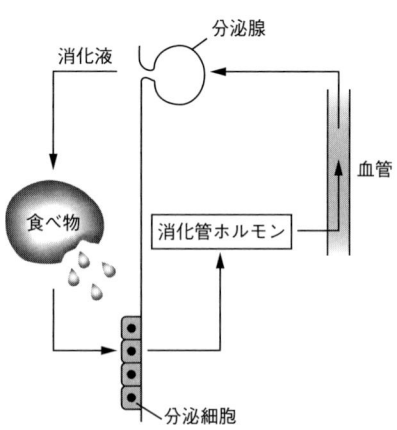

図2　消化管ホルモンの作用の概念

CHAPTER 5 消化と吸収

ここが要点
This is the main point.

　消化液には唾液，胃液，膵液，胆汁，腸液があり，神経性と体液性の分泌機序により調節される．神経性調節には無条件反射と条件反射がある．一方，体液性調節としては消化管ホルモンの働きが重要である．消化液はそれぞれの分泌腺の腺房細胞でつくられ，分泌される．分泌された消化液はいったん，腺内にためられ，導管を通って消化管腔内に放出される．

◆**消化腺の構造と分泌**（図1）
　消化腺には消化液を産生する腺房細胞が腺の内腔を取り囲むように分布し，内腔に向かって消化液を分泌している．
　ためられた消化液は導管を通過して放出されるが，その際，導管の細胞により濃縮や電解質の分泌があり，修飾を受ける．

◆**神経性調節**
- 無条件反射：消化管の粘膜が食物により直接刺激されると，それが副交感神経系を介して分泌腺への分泌刺激となる．基本的な反射の仕組み．
- 条件反射：食物を見たり，においをかいだり，食べ物のことを考えたりすると，これらのことが，副交感神経系を介して消化液分泌を促す．本来は無関係である刺激と分泌が一定の条件の下につながり，反射の仕組みとして成立するもの．

◆**体液性調節**（図2）
　消化管の壁では，特定の場所で，粘膜への特定の刺激を受けて消化管ホルモンを産生する細胞が分布する．産生されたホルモンは血液に内分泌され，血流を介して消化液の分泌を調節する．消化管の分泌調節の主要な部分をなす．

◆**消化液に含まれる消化酵素**
- 唾液：糖質分解酵素（アミラーゼ）
- 胃液：タンパク分解酵素（ペプシン）
- 膵液：タンパク分解酵素（トリプシン，キモトリプシン，カルボキシペプチダーゼ）
　　　　糖質分解酵素（アミラーゼ，マルターゼ）
　　　　脂肪分解酵素（リパーゼ）
　※胆汁，腸液に消化酵素は含まれない．

胃液の分泌機序

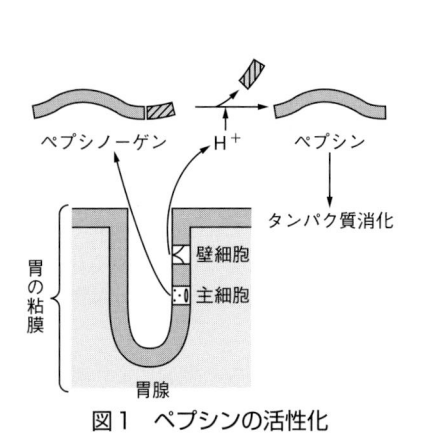

図1 ペプシンの活性化

図2 胃腺の構造

図3 胃液分泌の仕組み
a) 頭相
b) 胃相
c) 腸相

CHAPTER 5 消化と吸収

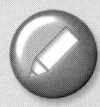

ここが要点
This is the main point.

　胃液は胃腺から分泌され，胃の重要な役割である食物の貯蔵機能に必要不可欠なものである．胃液は強い酸性を示し，タンパク分解酵素を含み，食べ物をび粥化する．胃液の分泌は基礎相，脳相，胃相，腸相に分けられる．これらの分泌相のうち，脳相は神経性調節であるが，ほかは内分泌機構が中心となる．

◆**胃液の成分**（図1）
- 塩酸：胃内の食物を殺菌消毒し，腐敗を防ぐ．pH1程度になる．
- ペプシン：タンパク質を分解し，ペプトンあるいはプロテオースとするタンパク分解酵素．胃液内の酸により酵素活性を持たないペプシノーゲンより変換．
- ムチン：粘液成分．胃粘膜を保護する．

◆**胃腺の構造と分泌**（図2）
　胃腺は胃粘膜全般に広く分布し，胃液を分泌する．主細胞，壁細胞，副細胞からなる．
- 主細胞：ペプシノーゲンを分泌する．
- 壁細胞：酸（塩酸）を分泌する．
- 副細胞：ムチンを分泌する．

◆**胃液分泌の仕組み**（図3）
- 基礎相：空腹時にもわずかな胃液の分泌がある．胃粘膜を殺菌，保護する．
- 脳相：食べ物からの視覚，嗅覚の刺激は大脳を経て迷走神経を刺激し，これにより胃腺の分泌が高まる．食物の味覚の刺激も迷走神経活動を亢進する．迷走神経からはアセチルコリンが分泌される．
- 胃相：胃に入った食物に含まれるアミノ酸は，幽門付近の粘膜上にあるガストリン細胞（G細胞）を刺激する．G細胞からはガストリンが血液中に分泌される．ガストリンは血流に乗って，胃腺の壁細胞と主細胞に到達し，酸とペプシノーゲンの分泌を促進する．
- 腸相：食物（び粥）は胃から十二指腸に到達し，び粥に含まれる酸は粘膜上のセクレチン細胞（S細胞）を刺激し，セクレチンを血液に分泌させる．セクレチンは血流に乗り，胃に到達し，胃の運動や分泌を抑制する．これにより，胃の内容は少しずつ十二指腸に送られることになる．

　腸クロマフィン細胞からは常にヒスタミンの分泌があり，これにより胃液の分泌が促される．

栄養素の消化

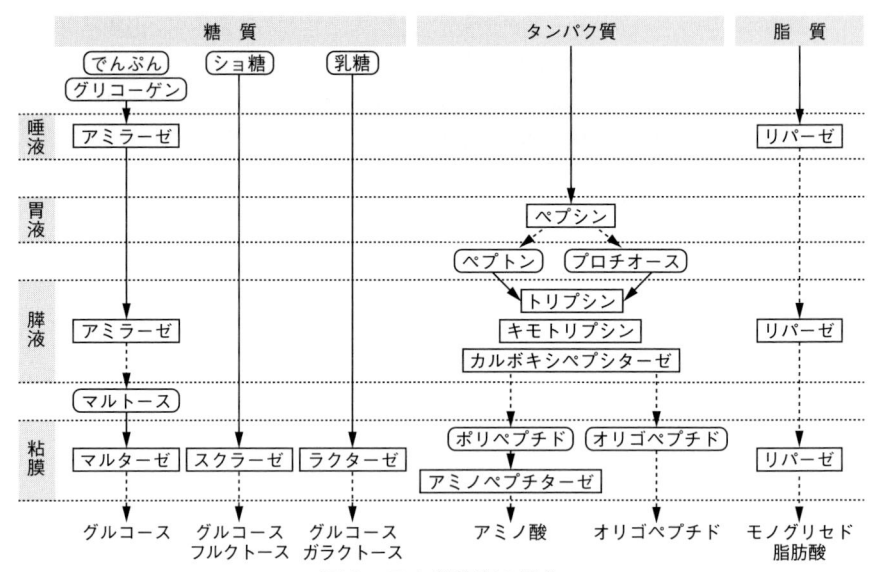

図1　三大栄養素の消化

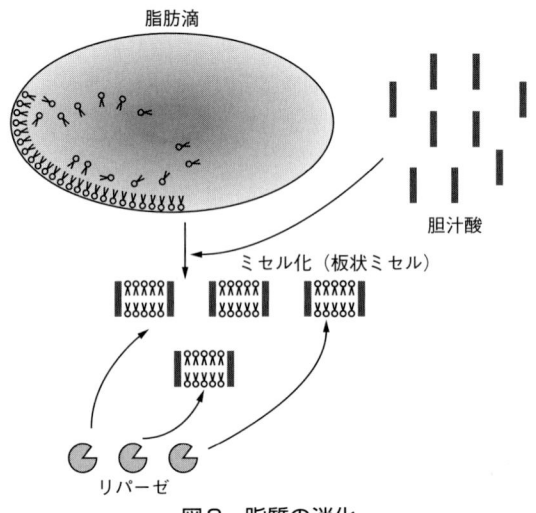

図2　脂質の消化

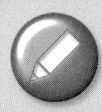

ここが要点
This is the main point.

　糖質，タンパク質，脂質の三大栄養素は消化管内に分泌される消化液により消化・分解される．最後に小腸粘膜上の消化酵素により単分子の状態となり，小腸粘膜より吸収される．脂質の消化には，胆汁による助けが必要である．胆汁により脂質が水になじみ，消化分解が進む．

◆三大栄養素の消化（図1）

糖質の消化　でんぷん（アミロース）やグリコーゲンは唾液のアミラーゼと膵液のアミラーゼにより，限界デキストリン，そしてマルトースに分解される．

- マルトース：小腸粘膜上のマルターゼによりグルコース（ブドウ糖）に分解される．
- ショ糖（スクロース）：口に入ると小腸粘膜まで直接到達し，スクラーゼによりグルコースとフルクトースに分解される．
- 乳糖（ラクトース）：小腸粘膜でラクターゼによりグルコースとガラクトースに分解される．

タンパク質の消化

- タンパク質：胃液に含まれるペプシンによりペプトンやプロテオースに分解される．
- ペプトン，プロテオース：膵液のトリプシン，キモトリプシン，カルボキシペプチダーゼによりポリペプチドの状態まで分解が進む．
- ポリペプチド：小腸粘膜のアミノペプチダーゼによりアミノ酸に分解され吸収される．一部はオリゴペプチドとして吸収される．

脂質の消化（図2）

- 中性脂肪：胆汁に含まれる胆汁酸の作用によりミセル化し，水溶化する．これにより膵液のリパーゼが効果を示し，モノグリセリドと脂肪酸に分解される．小腸粘膜上の腸リパーゼも同様の作用である．

栄養素の吸収

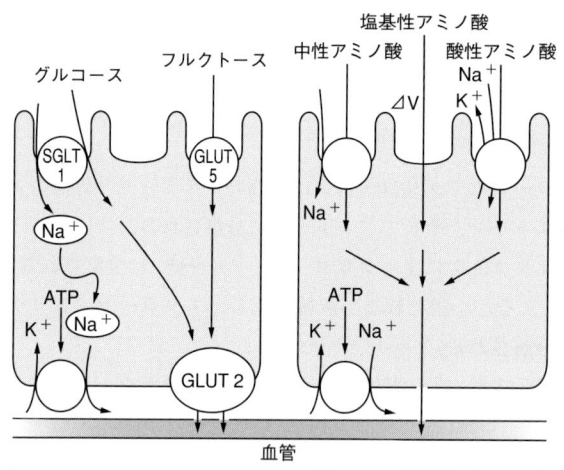

図1　三大栄養素の吸収

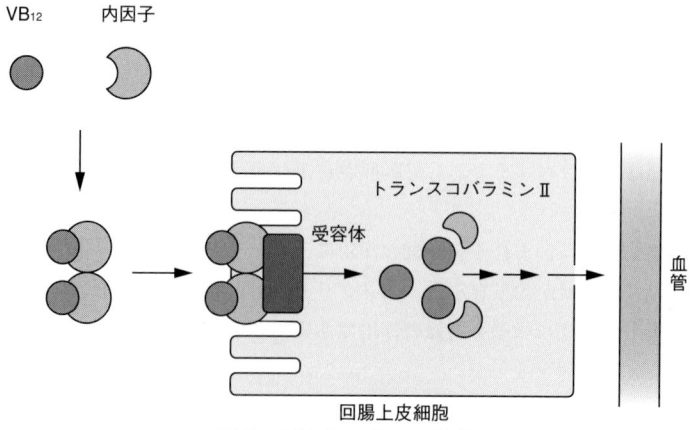

図2　ビタミンB$_{12}$の吸収

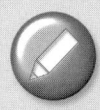

ここが要点
This is the main point.

三大栄養素は単分子まで消化分解されてから吸収される．このうち，単糖類とアミノ酸は担体輸送により小腸上皮細胞を経て，血液に入る．脂質は上皮細胞内でタンパク質と結合し，キロミクロンとなって，リンパ管に入る．ビタミン類のうち，水溶性のものは水分と一緒に吸収され，脂溶性のものは脂質と一緒に吸収される．ビタミンB_{12}の吸収には特別な仕組みがある．

◆三大栄養素の吸収（図1）

単糖類の吸収 グルコースとガラクトースは，単糖1分子とナトリウムイオン1分子が一緒にナトリウム-グルコース輸送体（SGLT1）によって小腸上皮細胞内に吸収される．フルクトースはフルクトース輸送体（GLUT5）により吸収される．上皮細胞内の単糖類はグルコース輸送体（GLUT2）により血液へ移動する．血液に入った単糖類は，門脈に入り，主に肝臓へ向かう．

アミノ酸の吸収 中性アミノ酸1分子とナトリウムイオン1分子が一緒になり，アミノ酸輸送体によって，小腸上皮細胞内に入り，その後血液に入る．塩基性アミノ酸はそのまま膜を通過する．酸性アミノ酸はナトリウムイオンとカリウムイオンと同時に吸収される．

脂質の吸収 小腸内腔で中性脂肪からモノグリセリドと脂肪酸が生じるが，これらはコレステロールも含めて，胆汁酸により再びミセル化する（混合ミセル）．混合ミセルは小腸上皮細胞の細胞膜を通過し，細胞内に入る．細胞内でモノグリセリドと脂肪酸は再び中性脂肪に合成され，コレステロールを含めて，タンパク質分子と結合し，キロミクロンというリポタンパクになる．キロミクロンは，リンパ管に移動し，胸管を経て大静脈へ戻り，全身に供給される．

ビタミンの吸収（図2）

- 水溶性ビタミン：水分と同じ経路で小腸上皮細胞の間を拡散する．
水溶性であるビタミンB_{12}は，胃で分泌される内因子と結合し，回腸上皮細胞膜の受容体と結合し，吸収される．
- 脂溶性ビタミン：脂溶性物質なので，混合ミセルに入り，脂質と同じ経路で吸収される．

消化管ホルモン

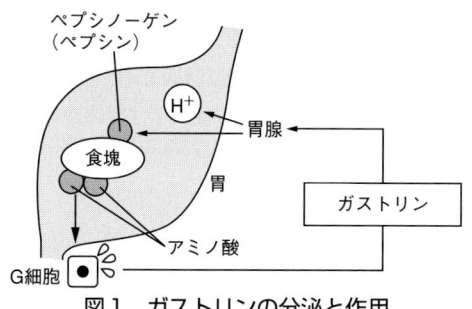

図1　ガストリンの分泌と作用

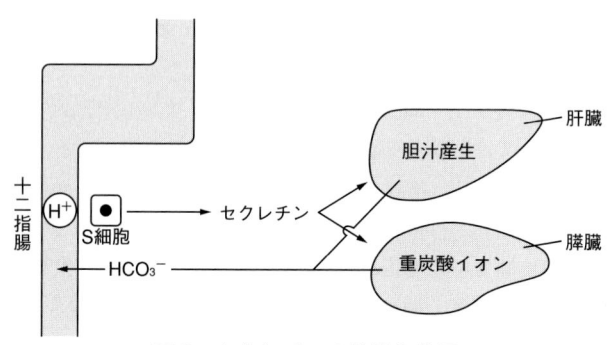

図2　セクレチンの分泌と作用

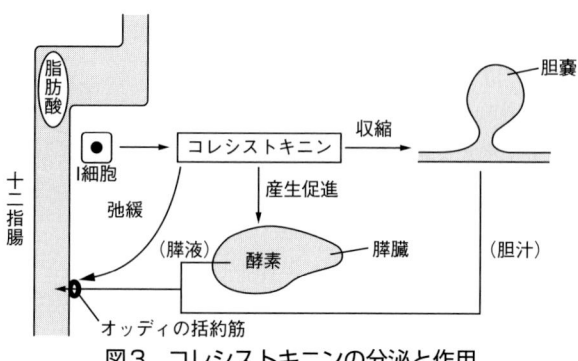

図3　コレシストキニンの分泌と作用

ここが要点
This is the main point.

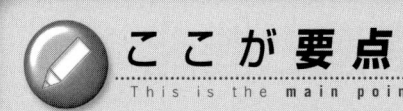

　消化管ホルモンは食物内の成分により刺激され消化管から血液中に放出されるホルモンで，消化器系の運動，分泌を調節する．胃からはガストリンが分泌され，胃液の分泌と胃の運動を促進する．十二指腸からはセクレチンが分泌され膵液の分泌と胆汁の産生を促す．コレシストキニンも分泌され，胆囊の収縮や膵消化酵素の産生を高める．

◆消化管から出るホルモン
　ガストリン（図1）
　　胃の幽門付近の粘膜にあるG細胞（ガストリン細胞）から分泌される．
　　食物内のアミノ酸が分泌刺激となる．
　　胃腺の壁細胞および主細胞に作用し，酸とペプシノーゲンの分泌を促す．
　　胃壁の平滑筋細胞に作用し運動を盛んにする．
　セクレチン（図2）
　　十二指腸の粘膜上のS細胞から分泌される．
　　び粥内の酸（胃液由来）が分泌刺激となる．
　　膵臓の腺房細胞に作用し，重炭酸イオンが豊富な膵液を分泌させる．
　　肝細胞に作用し胆汁の産生を高める．
　　胃の平滑筋に働き，運動を抑制する（腸-胃抑制反射）．
　コレシストキニン（図3）
　　十二指腸の粘膜上のI細胞から分泌される．
　　び粥内の脂肪や脂肪酸が分泌刺激となる．
　　膵臓の腺房細胞に作用し，消化酵素の産生が盛んになる．
　　胆囊を収縮し，同時にオッディの括約筋を弛緩させ，胆汁を分泌させる．
　　胃の平滑筋に働き，運動を抑制する（腸-胃抑制反射）．

肝臓，胆道系の構造と機能

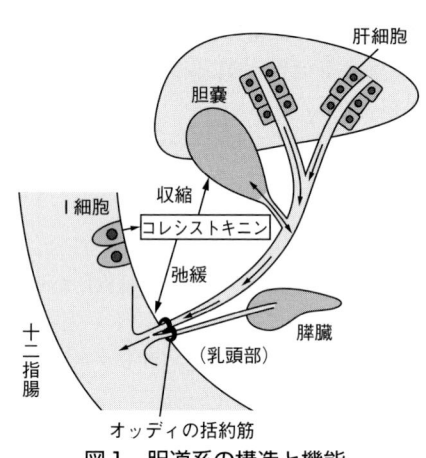

図1　胆道系の構造と機能

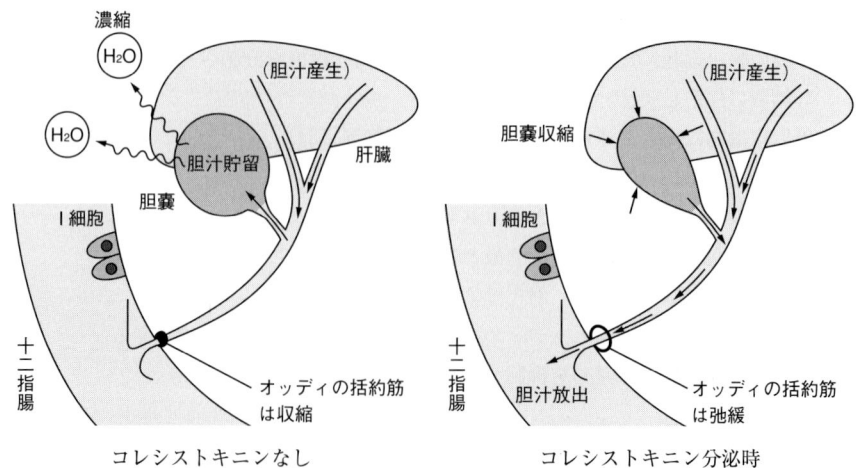

図2　胆嚢の役割とオッディの括約筋

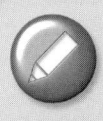

ここが要点
This is the main point.

肝臓は，胆汁を常時産生している．しかし，胆汁は食物が十二指腸にあるときにのみ分泌され，その間は胆嚢に貯留濃縮される．胆汁の分泌はコレシストキニンにより調節され，十二指腸乳頭部のオッディの括約筋の働きが重要である．

◆胆道系の構造（図1）

肝臓を発した胆管は集合して肝管となる．

左右の肝管は総肝管となり，胆嚢を分岐し，総胆管となり，十二指腸乳頭部に開く（この際，総胆管は主膵管と合流しないことに注意）．

十二指腸乳頭部にはオッディの括約筋があり，総胆管と主膵管の開口部の開閉を行う．

◆胆汁分泌の仕組み（図2）

肝細胞は常に胆汁を産生している．

普段はオッディの括約筋は収縮しているので，総胆管の出口は閉じている．

産生された胆汁は胆嚢にためられる．

胆汁の壁はかなり伸展する．さらに胆汁の壁の細胞は水分を吸収するので，胆汁は濃縮される．こうして肝臓のつくった胆汁の20～50mLが胆嚢に貯留濃縮される．

び粥が十二指腸にくると，その中の脂肪と脂肪酸がⅠ細胞を刺激し，コレシストキニンが分泌される．

コレシストキニンは胆嚢を収縮するとともに，オッディの括約筋を弛緩するので，胆嚢内の胆汁は十二指腸内に分泌される．

この際，主膵管の出口も開くので，膵液の分泌も促される．

肝臓の働き

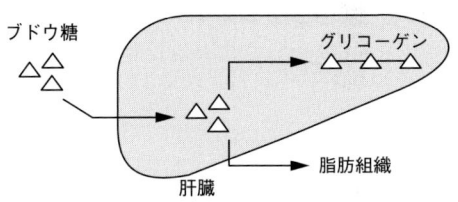

図1 ブドウ糖とアミノ酸の肝での処理

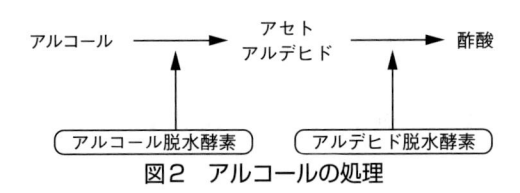

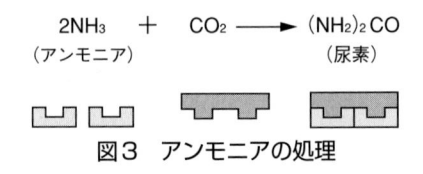

図2 アルコールの処理

$2NH_3 + CO_2 \longrightarrow (NH_2)_2CO$
（アンモニア）　　　　　　　　（尿素）

図3 アンモニアの処理

ここが要点
This is the main point.

　肝臓は胆汁を分泌する腺組織としての働きに加えて，吸収された栄養素を処理貯蔵し，必要に応じて全身に分配する役割を持つ．また，体内に生じた有毒物質や代謝産物の処理を行う．生体に必要なさまざまな物質を産生する役割もある．

◆肝　臓

栄養素の貯蔵と処理（図1）
　　ブドウ糖はグリコーゲンに合成あるいは脂質，に変換される．
　　脂質は脂肪組織に蓄積される．
　　これら貯蔵された栄養素は，必要に応じてブドウ糖，リポタンパクとなり全身に供給される．

血漿タンパク質の生成　吸収されたアミノ酸から血漿タンパク（アルブミンなど）を生成し，全身に供給する
　　血液凝固系に必要なプロトロンビン，フィブリノゲンやヘパリンなどを産生する．

免疫機構　星細胞（クッパー細胞）の働きにより，赤血球やバクテリアを貪食処理する．

有毒物質，代謝産物の処理（図2, 3）　アルコールや薬物などの外来性の有毒な物質を無毒化する．とくに脂溶性物質を抱合により水溶性にする．アミノ酸の代謝により生じるアンモニアなどを尿素に変換し無毒化する（図3）．

胆汁の産生　肝細胞で胆汁酸とビリルビンを産生し，胆汁をつくる．

胆汁の働き

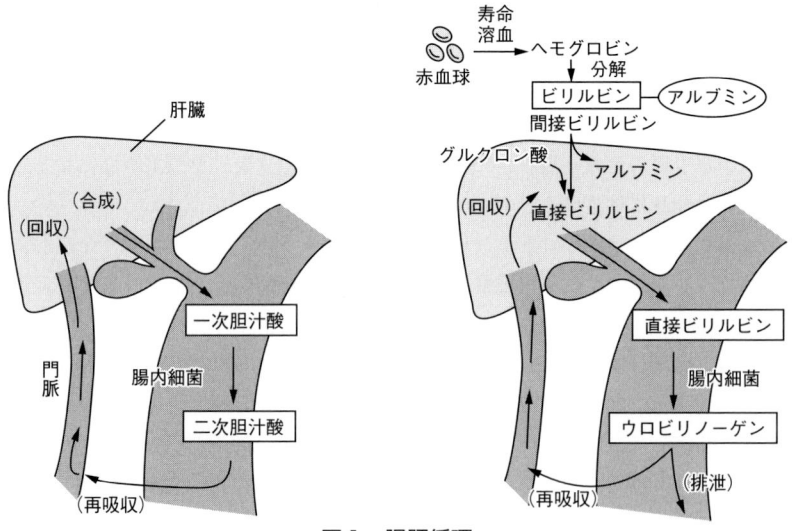

図1　腸肝循環

CHAPTER 5 消化と吸収

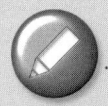

ここが要点
This is the main point.

胆汁は消化管内での脂肪の消化と吸収に必要である．また，肝臓で処理された脂溶性の代謝産物・有毒物質を体外へ排出する役割も担っている．胆汁が排泄されないと，全身に胆汁色素が沈着し黄疸となる．

◆胆 汁

胆汁の成分

- 胆汁酸：水溶性と脂溶性の二つの性質をもつ．コレステロールを材料として肝細胞で産生される．消化管内で脂肪をミセル化し，消化，吸収を促進する．
- 胆汁色素：胆汁の色調を決める．大部分はビリルビンである．
  赤血球が寿命により破壊されたときに，ヘモグロビンの代謝産物として，間接ビリルビンが生じる．間接ビリルビンは肝細胞に取り込まれ，直接ビリルビンとして胆汁内に排出される．

胆汁の生理作用 胆汁酸は中性脂肪と結合し，板状ミセルをつくる．これにより食物内の脂肪は分離することなく，消化液に溶け込み，脂肪分解酵素（膵リパーゼ，腸リパーゼ）が効果的に作用する．

中性脂肪から分解された脂肪酸とモノグリセリドは再び胆汁酸と結合し，混合ミセルをつくり，小腸上皮細胞から吸収される．

肝臓から胆汁内に代謝産物が分泌され，腸管へ出て，便として排出される．

ビリルビンの腸肝循環（図1） 胆汁内に入ったビリルビン（直接ビリルビン）は腸管内でウロビリノーゲンに変化する．ウロビリノーゲンは，ウロビリンを経てステルコビリンとなり便に色をつける．

腸管内のウロビリノーゲンは脂肪の吸収の際に，同時に吸収され，血液を経て，肝臓に戻る．戻ったウロビリノーゲンは再び直接ビリルビンとなり胆汁へ排出される．このビリルビンの循環の様子を「腸肝循環」という．

胆汁酸もミセルとなり，小腸粘膜から再吸収されるので，腸肝循環が成立する．

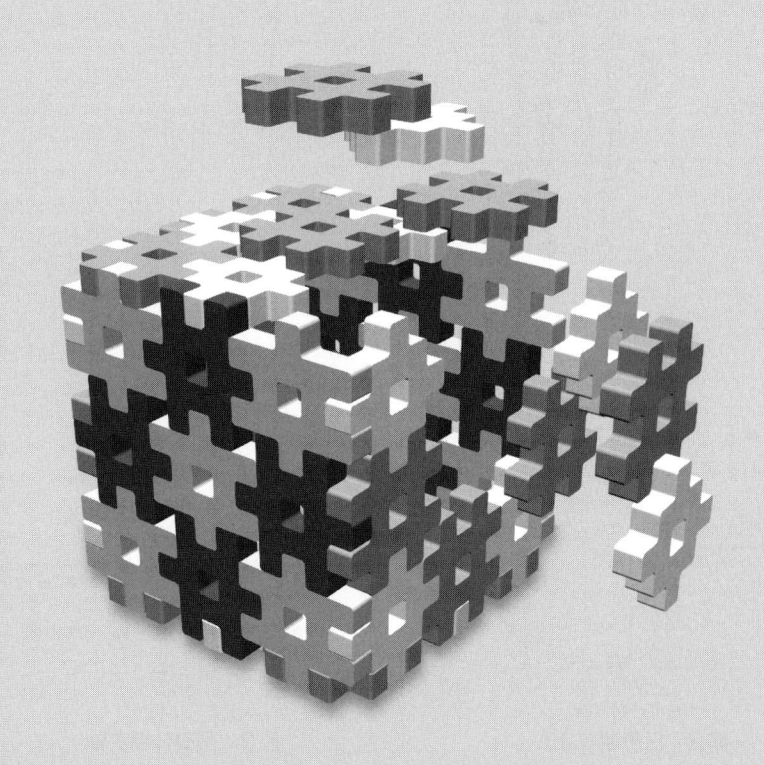

CHAPTER 6
体温とその調節

体温とその変動

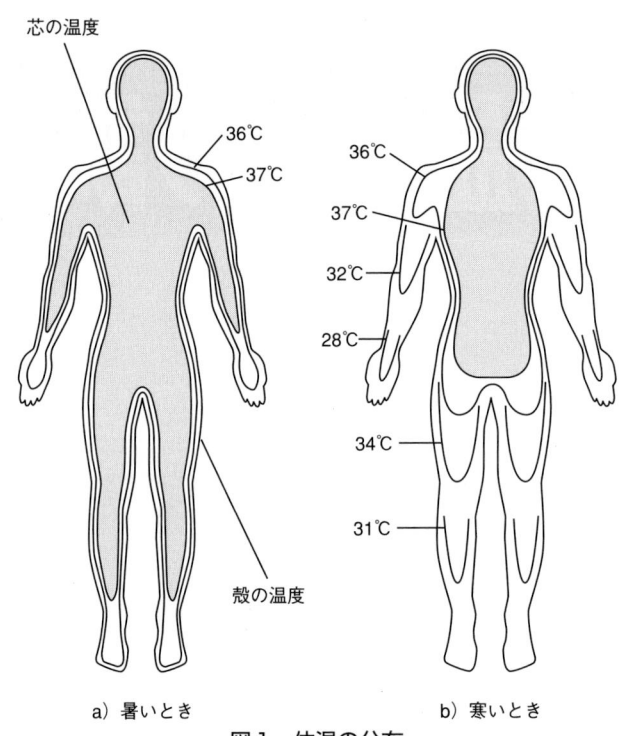

a) 暑いとき b) 寒いとき
図1 体温の分布

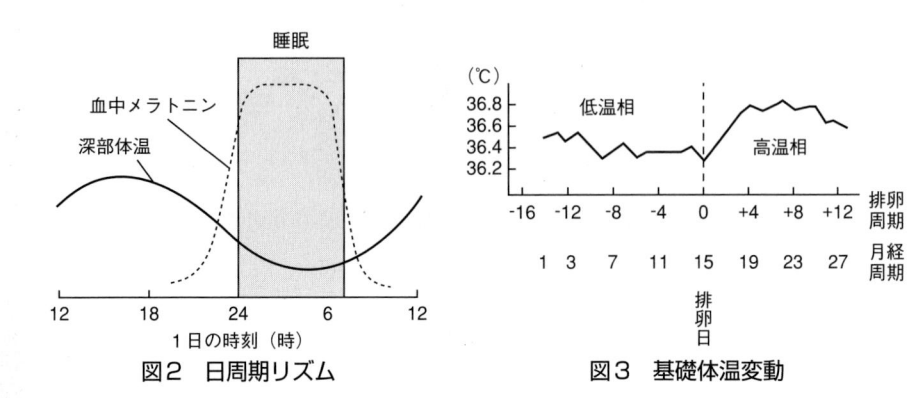

図2 日周期リズム

図3 基礎体温変動

CHAPTER 6 体温とその調節

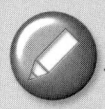

ここが要点
This is the main point.

体温は身体の中心で高く,身体の外側で低い.身体の中心の温度を芯の温度,身体の外側の温度を殻の温度と呼ぶ.体温は1日を周期として変動するほか,年齢,性周期,代謝の状況などにより変動する.

◆**体温の分布**(図1)

ヒトの体温はきわめて狭い範囲で一定に保持されている(恒温動物).

しかし,外気温は通常体温より低いため,身体は外気により常に冷やされている.

その結果,身体の中心に比べて身体の外側,つまり皮膚の温度は低い.

・芯の温度(コアの温度):身体の中心の温度.通常は37℃である.

・殻の温度(シェルの温度):身体の外側の温度.

◆**体温の測定**

体温計で体温を測る場合,通常,3つの場所が用いられる.

・直腸温:深部温であり,芯の温度に最も近い.

・口腔温:直腸温より約0.5℃低い.

・腋窩温:直腸温より約0.8℃低い,一番使われる.

◆**生理的変動**

日周期リズム(図2) 体温は1日周期で変動する.これはメラトニンなどのホルモンによる作用である.

早朝3〜6時に最低となり,午後3〜6時に最高になる.

変動幅は0.7〜1.2℃

年齢による変動 新生児は体温が変動しやすい.

子どものころは体温が高く,老年は体温が低い.

性周期による変動(基礎体温変動)(図3) 基礎体温は,早朝覚醒時に起床前に計る口腔温である.

月経周期の卵胞期には基礎体温が低く,黄体期には基礎体温が高くなる.

変動幅は0.2〜0.4℃である.

その他の因子 運動,食事により体温は上昇する.

・食事による体温上昇作用:栄養の吸収に伴って起こる熱産生により体温が上昇する.これを特異動的作用という.

熱産生と熱の放散

ふるえ産熱　　　　　　　　非ふるえ産熱

褐色脂肪組織
（幼児期まではっきり）

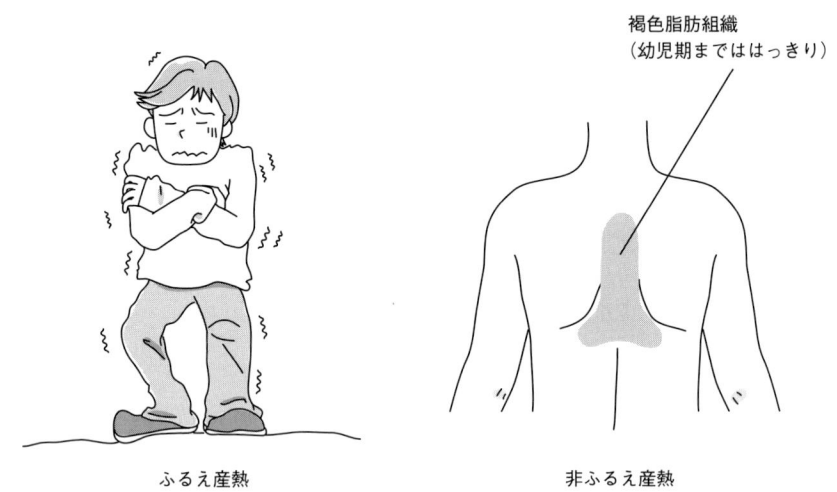

図1　体熱の産生

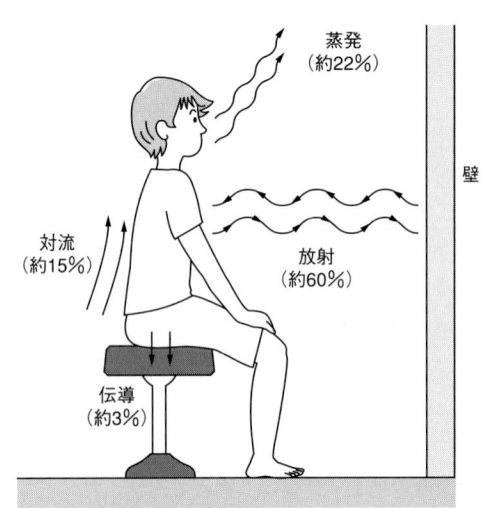

蒸発（約22％）
対流（約15％）
放射（約60％）
伝導（約3％）
壁

図2　熱放散のメカニズム

CHAPTER **6** 体温とその調節

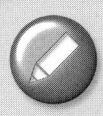

> ## ここが要点
> This is the main point.
>
> 細胞はその維持のために代謝を行い，それに伴って熱の産生を行っている．
> 外気温は通常，体温より低いので，発生した熱は体外に常に放散される．体温
> を一定に保つためには，熱の放散を調節するのが重要である．

◆**体熱の産生**（図1）
　体熱　体内で産生される熱のこと．細胞は栄養素からエネルギーを取り出すため代謝を行うが，その際取り出されたエネルギーの約80％は熱になる．したがって，生きている限り体熱は産生され続ける．

体温を調節するため，積極的に熱を産生する手段は2つ．
・**ふるえ産熱**：骨格筋の律動的収縮で熱を産生する．伸筋と屈筋が同時に収縮弛緩するので，関節が動かず，発生したエネルギーのほとんどが熱になる特殊な収縮．体温調節のため，無意識に起こる．
・**非ふるえ産熱**：ふるえではない積極的な熱産生の仕組み．寒冷環境で体温維持のために働く．基礎代謝量の2〜3倍になる．交感神経の刺激により，種々の臓器で起こるが，肩甲骨の間などに分布する褐色脂肪組織でのものが顕著である．新生児でとくに発達しているが，大人になると痕跡的になると考えられている．

◆**熱の放散**（図2）
　体熱の放散は，外気と接している皮膚や口腔において行われる．
・**輻射**：身体から赤外線の放射が必ずあり，これにより全体の約60％の熱が放散される．
・**伝導と対流**：皮膚と外気の接触により熱が伝導される．暖められた空気は上昇対流するので，皮膚には常に新しい空気が接するようになり，熱の放散が促進される．全体の約12％程度である．
・**蒸発**：水分の蒸発による気化熱が身体から奪われる現象．皮膚や気道，口腔などから起こる不感蒸泄と積極的に起こる発汗がある．通常は全体の約25％程度．

>>>TITLE
体温調節

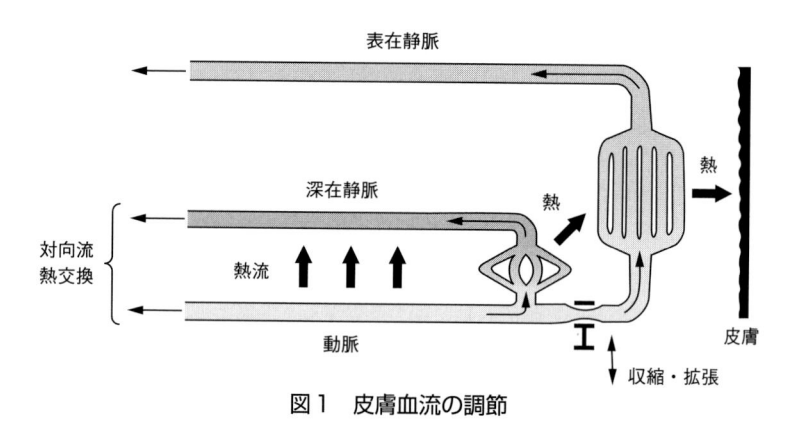

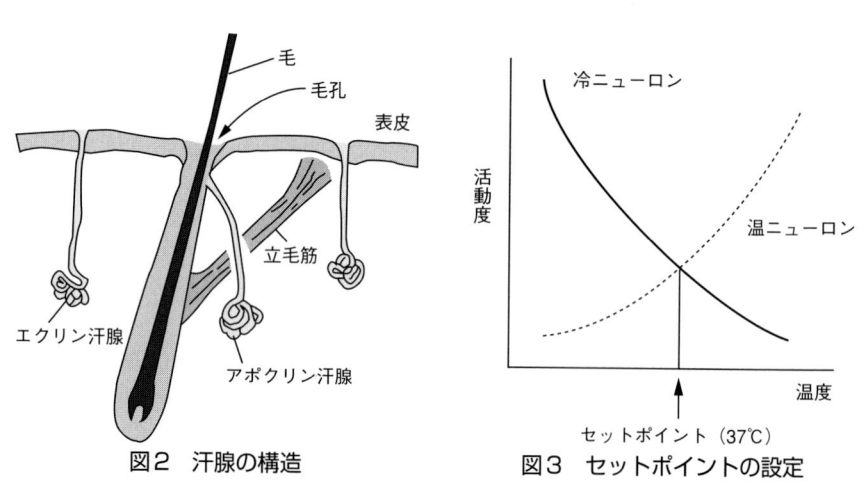

図1 皮膚血流の調節

図2 汗腺の構造

図3 セットポイントの設定

CHAPTER 6 体温とその調節

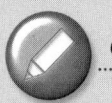

ここが要点
This is the main point.

体温は視床下部の体温調節中枢によって維持されている．体温調節するためには，熱の産生と放散のバランスをとることが大事である．積極的な熱の放散には血流調節，発汗を行う．

◆**皮膚血流の調節**（図1）
血液は細胞組織で生じる体熱により温められ，それにより体熱を運搬する．
血流が皮下組織に運ばれると，体熱は皮膚を通じて放散される．
動脈の収縮拡張により皮下に流れ込む血流量を調節すると，熱の放散を制御できる．
急激な熱の放散による体温低下を防ぐため，対向流熱交換系の仕組みがある．

◆**発 汗**（図2）
発汗して皮膚上に出た水分が蒸発することにより，皮膚からの熱の放散を促進する．
・エクリン汗腺：蒸発できる水分の多い汗を分泌．全身の皮膚に分布し体温調節にかかわる．
・アポクリン汗腺：細胞成分や脂肪分が多い汗をだす．体温調節とは関係ない．
エクリン汗腺の発汗も，体温調節にかかわる温熱性発汗と，それとは無関係に，味覚刺激や精神性による発汗も生じる．

◆**体温調節中枢**
温度の感知
・皮膚の温度受容器：皮膚温や環境の温度を感知する．皮膚温より低い温度を感知する冷点と高い温度を感知する温点がある．
・深部温度受容器：身体の芯の温度を感知する．視床下部前部から視索前野にかけて分布する．

体温調節中枢（図3） 皮膚温と深部温の情報を得て，熱放散を促進したり，熱産生を促進したりして，体温を一定に調節する役割を持つ．視床下部に存在する．
低い温度を感知して身体を温める指令を出す冷ニューロンと高い温度を感知して身体を冷やす温ニューロンが存在し，両者のバランスにより目標の芯の温度が決まる．これを設定温度（セットポイント）といい，通常は37℃である．

うつ熱，発熱，気候馴化

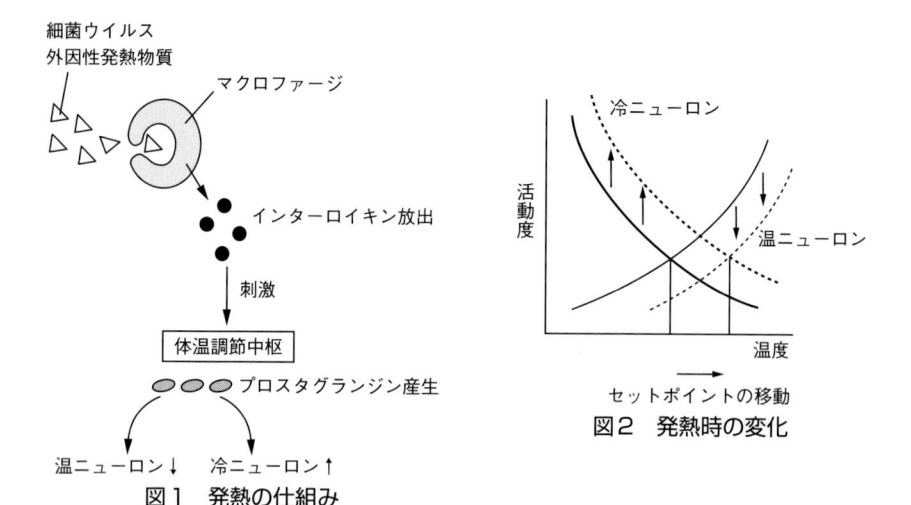

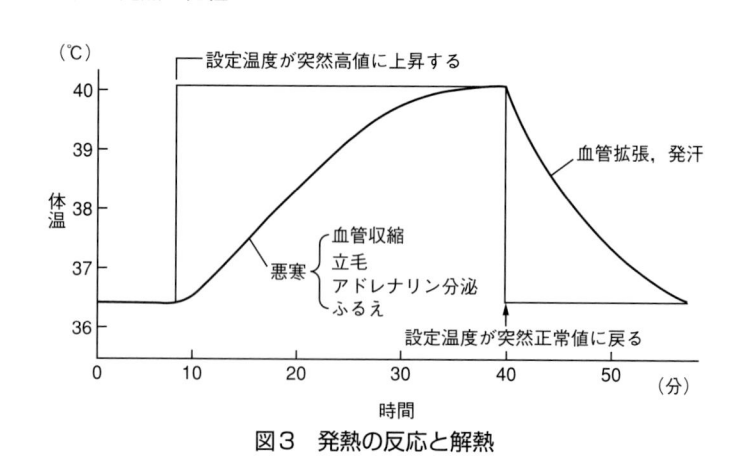

図1 発熱の仕組み

図2 発熱時の変化

図3 発熱の反応と解熱

CHAPTER **6** 体温とその調節

> ## ここが要点
> This is the main point.
>
> 体温が異常に上昇する場合は，うつ熱と発熱に分けられる．うつ熱は体温調節をしているにもかかわらず，熱が身体にたまる状態を指し，発熱は体温調節の仕組みそのものの変調による．

◆うつ熱

　高温環境によって，熱の放散が効果的でなく，産生された体熱が身体にたまり，体温が異常に上昇した状態．体温調節中枢は正常に働いているので，発汗や血管拡張は最大限起こっている．熱射病，日射病と呼ばれる．

◆発　熱（図1～3）

　体温調節中枢の設定温度が変更になり，体温が上昇した状態．

　設定温度が上昇する原因として，細菌やウイルスなどがもつ外因性発熱物質の存在や，炎症・免疫反応により生じる内因性発熱物質（インターロイキンⅠ）がある．

　インターロイキンⅠは体温調節中枢内でプロスタグランジンを産生し，この物質が温ニューロンを抑制し，冷ニューロンを活性化する．これにより設定温度が上昇し，発熱になる．

　設定温度が上昇すると，体温との差を解消するため，寒いと感じ（悪寒），ふるえや血管収縮などが起こり，体熱を身体にため，体温を上げる．

◆気候馴化

- 暑熱馴化：暑い環境に慣れると，発汗量が増え皮膚の血流が増大する．また，基礎代謝量は低下する．
- 寒冷馴化：寒冷環境に慣れると，非ふるえ産熱が増え基礎代謝量が増大し，熱産生が増える．

CHAPTER 7
尿の生成と排泄

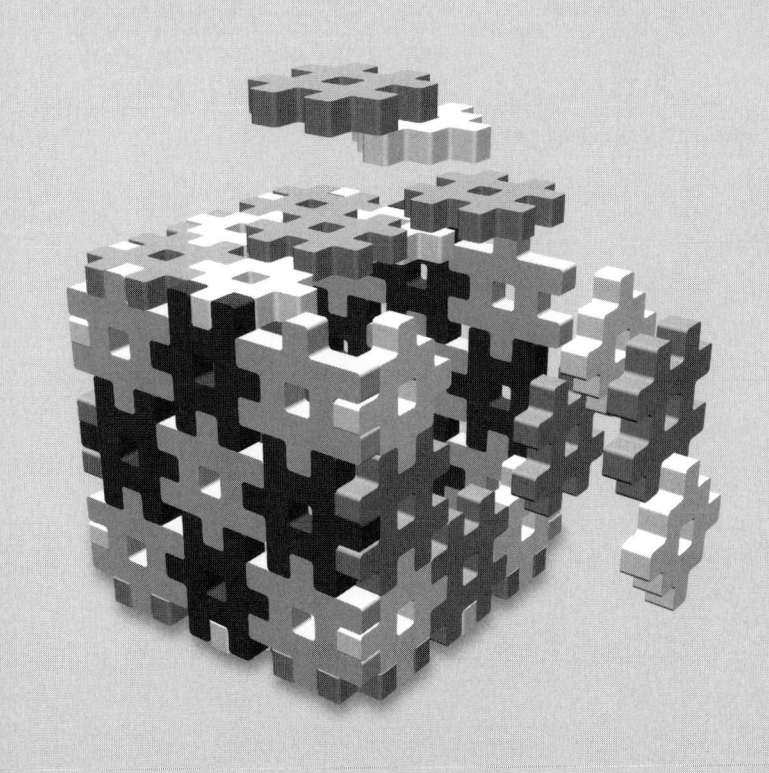

腎臓の構造

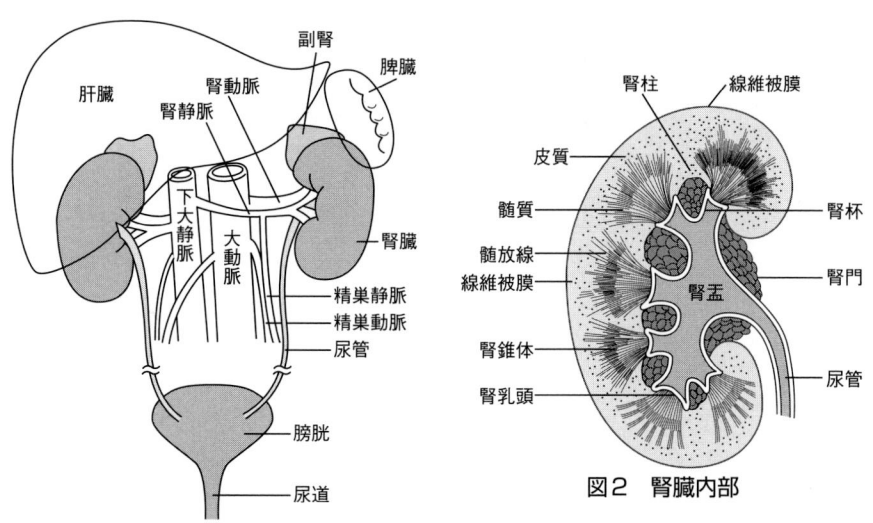

図1 腎門から出入りする血管と尿管

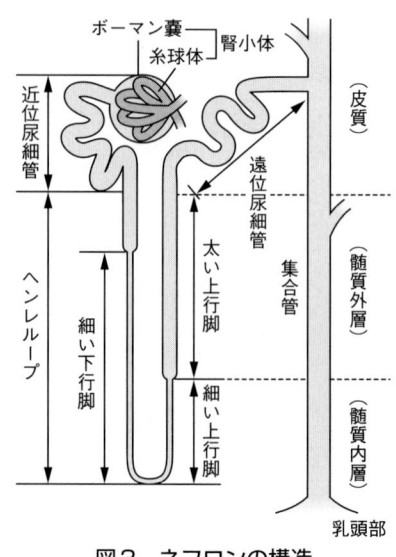

図2 腎臓内部

図3 ネフロンの構造

CHAPTER 7 尿の生成と排泄

> ## ここが要点
> This is the main point.
>
> 腎臓は腹部の背側に位置する臓器で，皮質と髄質に分かれている．腎臓の機能の最小単位をネフロンといい，ネフロンは腎小体と尿細管からなっている．ネフロンは左右の腎臓にそれぞれ約100万個あり，これの機能の総合が腎臓の機能である．

◆**腎臓の位置，構造**（図1）

腎臓は腹部背側に位置する後腹膜臓器である．

腎門には大動脈から直接分岐した腎動脈が入り，腎静脈が直接下大静脈につながる．

腎盂は腎門から出て，尿管となり膀胱につながる．

腎臓内部の構造（図2） 腎臓を縦断面にすると，外側に皮質が位置し，内側に髄質がある．

髄質は腎杯につながり，腎盂へ合流する．

髄質は葉間動脈により分けられる．

・**ネフロン**（図3）：腎機能の最小単位である．左右の腎臓に，それぞれ約100万個存在．

腎小体，尿細管からなる．集合管を経て，腎盂に注ぐ．

・**腎小体**：腎小体は，糸球体とそれを包むボーマン嚢からなる．皮質に点在する．

糸球体とは，輸入細動脈と輸出細動脈の間の毛細血管の塊を指す．血管の壁の物質の透過性が高く，血液から内容をろ過できる．これを原尿という．ボーマン嚢は原尿を受け止め，尿細管に流す．

・**尿細管と血管**：尿細管は近位尿細管，ヘンレループ，遠位尿細管，集合管からなる．

ヘンレループはさらに，下行脚，上行脚に分かれる．

ヘンレループと集合管は髄質にある．

尿細管には必ず血管が伴走している．

・**尿路**（図1）：髄質乳頭部に集合管は開口している．乳頭部から出た尿は腎杯，腎盂を経て，尿管に流れる．左右の尿管は後腹壁を下がり，膀胱につながる．膀胱には尿がためられ，必要に応じて，尿道を経て排泄される．

糸球体ろ過

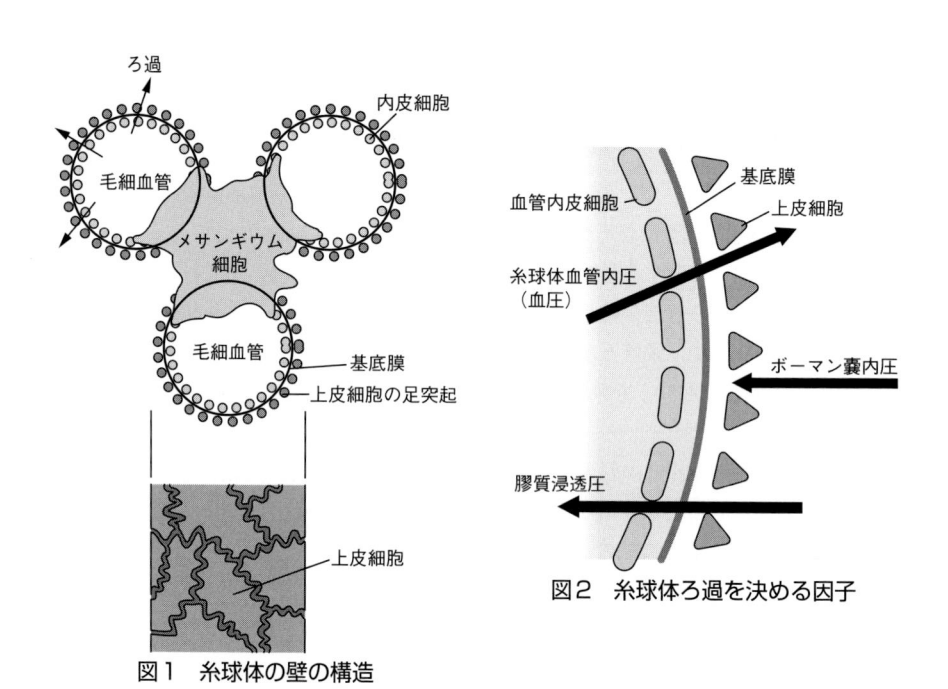

図1　糸球体の壁の構造

図2　糸球体ろ過を決める因子

図3　腎動脈圧とGFRおよびRPF

ここが要点
This is the main point.

血液中の代謝産物，老廃物は，糸球体の壁でろ過され，血管外へ出される．つまり，糸球体ろ過が尿の生成のスタートである．糸球体の壁の隙間より大きい血球やタンパク質は血管内にとどまり，それより小さいものがろ過される．糸球体のろ過の能力を示す指標が糸球体ろ過量である．

◆糸球体の壁の構造（図1）

毛細血管である糸球体の壁は，血管内皮細胞と基底膜からなる．細胞間の隙間が大きく，比較的大きな分子も通過できる．基底膜の反対側にはボーマン嚢の上皮細胞（タコ足細胞）が覆っている．上皮細胞間の隙間も大きい．

◆糸球体ろ過量

糸球体内の血液の成分のうち，赤血球，白血球，血小板とタンパク質分子は糸球体の隙間を通過しないが，それ以外の水分を含む成分はすべて通過する（糸球体ろ過）．

ろ過された成分は，血漿からタンパク質をのぞいたものになる．この中に代謝産物や老廃物が含まれる（原尿）．

原尿の生成量すなわち，**糸球体ろ過量（GFR）**は両側の腎臓を合わせて約125mL/分である．

・糸球体ろ過量を決める因子（図2）：① 血圧，② ボーマン嚢内圧，③ 膠質浸透圧，④ 糸球体の透過性がある．

◆腎循環（図3）

糸球体ろ過は，腎臓に血液が流れ込むことにより起こる→全身の血圧が腎機能をコントロールする．

腎に流れ込む血液量は，実際にろ過される対象の血漿の量を用いて表す．

・**腎血漿流量（RPF）**：500〜700mL/分
・**ろ過率（FF）**：約20％（腎に流入した血漿のうち，糸球体ろ過される血漿の率）

尿細管の再吸収

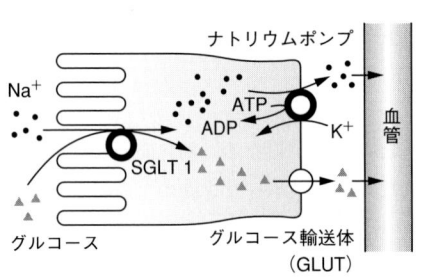

図1 グルコースの再吸収機構

図2 アミノ酸の再吸収

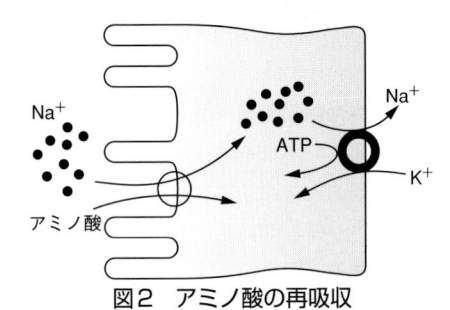

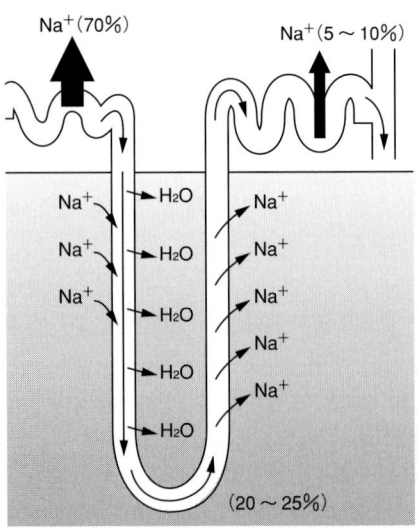

図3 ナトリウム（Na）の再吸収

CHAPTER 7 尿の生成と排泄

ここが要点
This is the main point.

糸球体でろ過された原尿には，血漿に含まれていた栄養分や電解質など必要な物質も含まれている．これをただ尿に出してしまうのは，非効率である．そこで，尿細管において生体に必要な物質を原尿から回収して，血液へ戻している．この過程を尿細管再吸収という．

◆**ブドウ糖（グルコース）の再吸収**（図1）

糸球体でろ過されたブドウ糖は近位尿細管で100％再吸収される．

再吸収過程は尿細管上皮細胞の管腔側にあるナトリウム-グルコース共輸送体（SGLT1）を用い，ナトリウムの濃度勾配を利用して細胞内に取り込まれる．

ナトリウムの濃度勾配は基底膜側のナトリウムポンプにより維持されている（二次性能動輸送）．

◆**アミノ酸の再吸収**（図2）

アミノ酸も近位尿細管で100％再吸収される．

アミノ酸輸送体による担体輸送で行われる．一部はナトリウムポンプによる二次性能動輸送である．

◆**ナトリウムの再吸収**（図3）

尿細管で糸球体でろ過された量の99％が再吸収される．

近位尿細管での再吸収 ブドウ糖とアミノ酸の再吸収で，同時に再吸収される．また，近位尿細管での酸（水素イオン）の分泌の際に交換で再吸収される（ナトリウム-水素イオン交換系）．調節はなく，自動的に約70％が再吸収．

ヘンレループでのナトリウム輸送 下行脚ではナトリウムは逆に分泌される．しかし，上行脚では再び再吸収される．その大部分は二次性能動輸送．全体では20〜25％のナトリウムの再吸収となる．

遠位尿細管での再吸収 副腎皮質ホルモンであるアルドステロンの作用でのみ，ナトリウムを再吸収する．アルドステロンは尿細管上皮細胞のナトリウムポンプの活性を高める．ホルモンにより体内ナトリウム量と体液量の調節を行う（5〜10％）．

◆**カリウムの再吸収**

ヘンレループでの再吸収 二次性能動輸送による再吸収が行われる．

遠位尿細管での分泌と再吸収 水素イオンの分泌と交換で再吸収される．一方，アルドステロンの作用により分泌が起こる．

尿細管の分泌

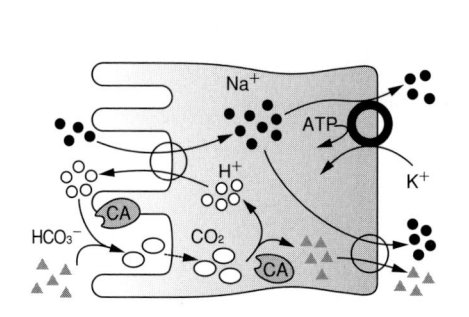

図1 近位尿細管での重炭酸イオン（HCO_3^-）の再吸収

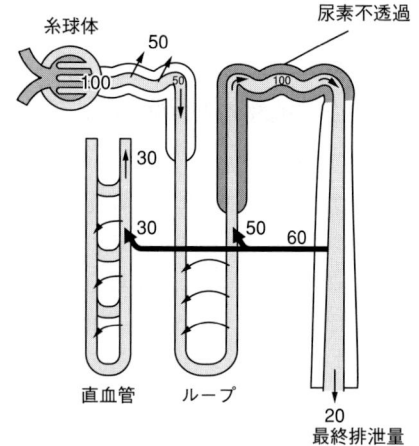

CA：炭酸脱水酵素

図3 尿素の動き
（糸球体ろ過分を100％として）

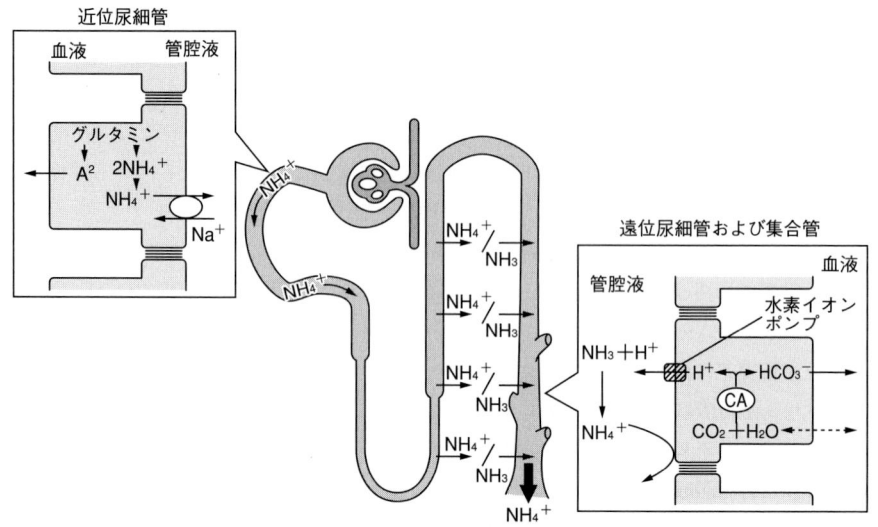

図2 アンモニア（NH_3）の排出と酸の固定

ここが要点
This is the main point.

　血液中の代謝産物の大半は，水溶性が強いので，糸球体でろ過されるが，血中から完全には除去できない．そこで，より積極的に物質を排出するために，尿細管上皮細胞を経て，物質を積極的に尿中に放出する．これを尿細管分泌という．分泌される主な物質は，酸，尿酸，尿素，薬物である．

◆**酸の分泌**

　細胞が代謝活動をすると，常に酸が生じる．酸はタンパク質を変性し，きわめて有害であるので，排出されなければならない．腎臓での酸の排出は4つの方策がある．

　重炭酸イオンの再吸収（図1）　近位尿細管では，原尿に含まれる重炭酸イオンを再吸収し，これを血漿に戻すことで，血漿中の酸を中和する→事実上酸を排出したことになる．

　　※ナトリウム-水素イオン交換系と炭酸脱水酵素の働き．

　酸の分泌（図2）　主に遠位尿細管で，水素イオンポンプを用いて酸を排出している．

　アンモニアの排出（図2）　主に近位尿細管ではグルタミン酸からアミノ基を分離し，アンモニアとして排出している．アンモニアは他の仕組みで排出された水素イオンと結合し，アンモニウムイオンとして排出される（酸の固定）．

　有機酸の排出　硫酸イオン，硝酸イオン，リン酸イオンなどが直接排出される．

◆**尿素の排出**（図3）

　アミノ酸は肝臓で代謝されアンモニアを生じるが，これは有毒であるため，尿素に変換されて無毒化される．尿素は原尿に入って尿中へろ過されるが，ヘンレループ上行脚で，さらに分泌される．したがって，尿中には常に大量の尿素が含まれる．

◆**尿酸の分泌，薬物の排出**

　核酸の最終代謝産物である尿酸は，比較的脂溶性が高く，ろ過のみでは十分な排出ができないため，尿細管で担体輸送により積極的な分泌が行われる．この仕組みは外来性の比較的脂溶性の高い薬物の処理にも利用される．

体液量の調節

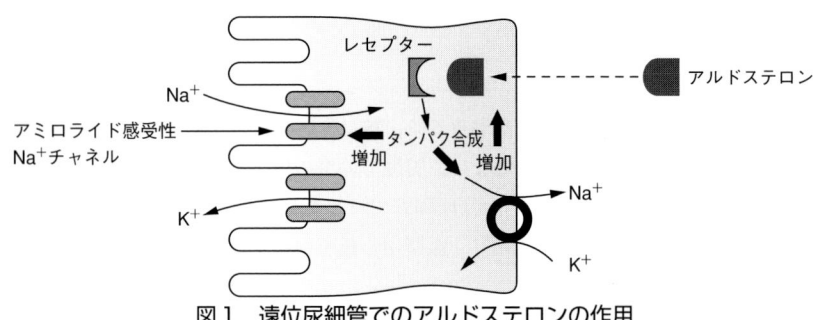

図1　遠位尿細管でのアルドステロンの作用

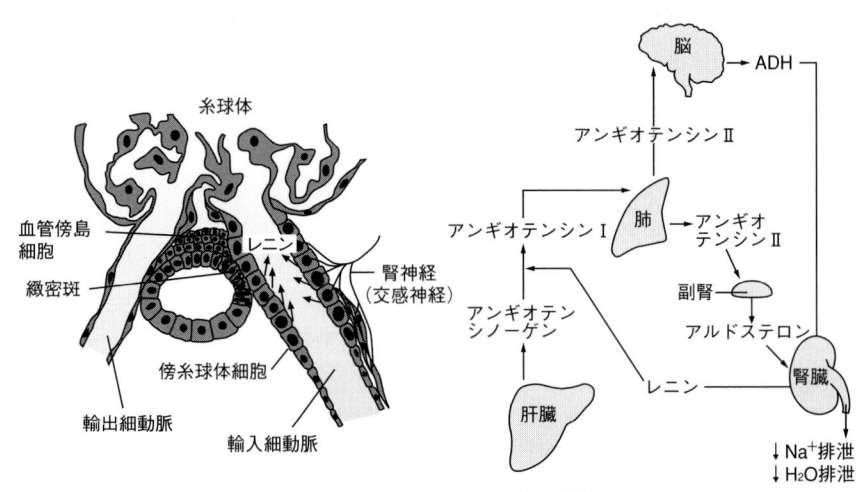

図2　アルドステロンの分泌機構

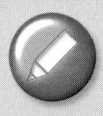

CHAPTER 7 尿の生成と排泄

ここが要点
This is the main point.

腎臓は尿へ水分の排泄量を加減することで，体液量を調節する．体液とくに細胞外液はナトリウムイオンを主たる溶質としているので，ナトリウムの再吸収量を加減すると，それに引かれて水分が移動する．この腎臓の機能を調節しているのがアルドステロンである．

◆遠位尿細管でのナトリウム再吸収（図1）

尿細管におけるナトリウムの再吸収は，さまざまな部位で行われるが，ホルモンによる調節が行われるのは，遠位尿細管だけである．

遠位尿細管の再吸収量は全体の10％程度にすぎないが，遠位尿細管が尿細管の後半に位置していることから，この10％を加減することは，ナトリウムの尿への最終排泄量を左右する．

アルドステロンは遠位尿細管の尿細管上皮細胞のアルドステロン受容体に結合し，ナトリウム-カリウムポンプの数を増やしたり，活性を促進したりする．

① 管腔側と細胞内のナトリウム濃度勾配が急になる．
② ナトリウムチャネルを介してナトリウムが細胞内に再吸収される
（二次性能動輸送）．

◆アルドステロンの分泌調節機構（図2）

（レニン-アンギオテンシン-アルドステロン系）

① 体液量が低下して，腎への流入血液量が低下すると，傍糸球体装置からレニンを分泌．
② レニンが，アンギオテンシノーゲンをアンギオテンシンⅠに分解．
③ 肺などの変換酵素により，アンギオテンシンⅠをアンギオテンシンⅡに変換．
④ アンギオテンシンⅡが副腎皮質（球状層）を刺激し，アルドステロンを分泌．
⑤ アルドステロンにより，ナトリウムの再吸収が促進され，それに伴って体液量が増加．

※レニンの分泌は，交感神経刺激によっても起こる．

体液浸透圧の調節

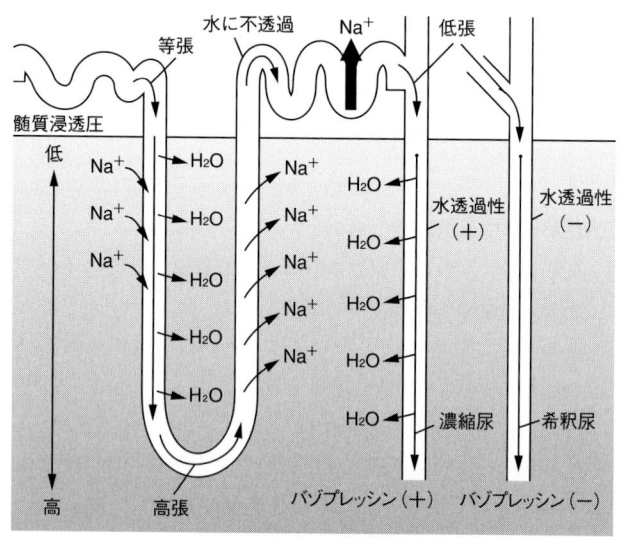

図1 髄質の浸透圧勾配

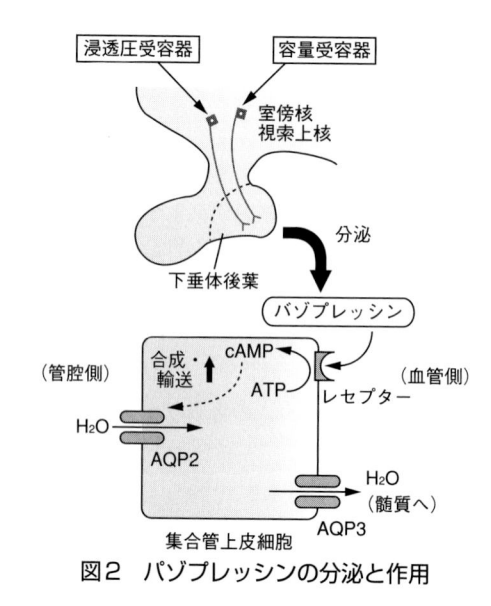

図2 バゾプレッシンの分泌と作用

CHAPTER 7 尿の生成と排泄

ここが要点
This is the main point.

体液は溶液であるので，全体量のほかに，溶質全体の濃度が一定に保たれなければならない．濃淡を示す指標が浸透圧であるが，浸透圧を調節するには溶質の移動とは別に水分を単独で移動させる仕組みが必要である．その仕組みが，腎髄質・ループ・集合管，そしてバゾプレッシンである．

◆髄質の浸透圧勾配（図1）

髄質にはヘンレループと集合管の2種類の尿細管が存在するが，尿細管と血管の間の組織間液の浸透圧は等張ではない．
皮質に近い部分はほぼ等張であるが，髄質乳頭部近くでは4～5倍の高張となる．これを「浸透圧勾配」という．
集合管内の尿は，それまでの尿細管の再吸収により等張ないし低張である．集合管に水の透過性があると，尿と髄質の浸透圧に大きな差があるので，水分が尿から髄質に移動する．→水単独の再吸収（溶質は移動しない）．
水の再吸収が続くと髄質の浸透圧は低下し，再吸収の原動力が落ちる．→ヘンレループでのナトリウムや尿素の再吸収により高濃度の溶質を髄質に蓄積し，浸透圧勾配を維持している．

◆バゾプレッシンの作用

集合管は普段は水の透過性を持っていない→水の再吸収は起こらないのでうすい尿がでる（希釈尿）．
バゾプレッシンは集合管に水の透過性を生じさせる→水の再吸収により濃い尿がでる（濃縮尿）．
バゾプレッシンは，集合管の上皮細胞で水チャネルを増やす作用を示す→水の透過性の亢進．

◆バゾプレッシンの分泌調節

血漿浸透圧の上昇→視床下部の浸透圧調節中枢が感知→下垂体後葉からバゾプレッシンが分泌→腎の集合管から水を再吸収→血漿浸透圧低下．

尿の産生と排尿反射

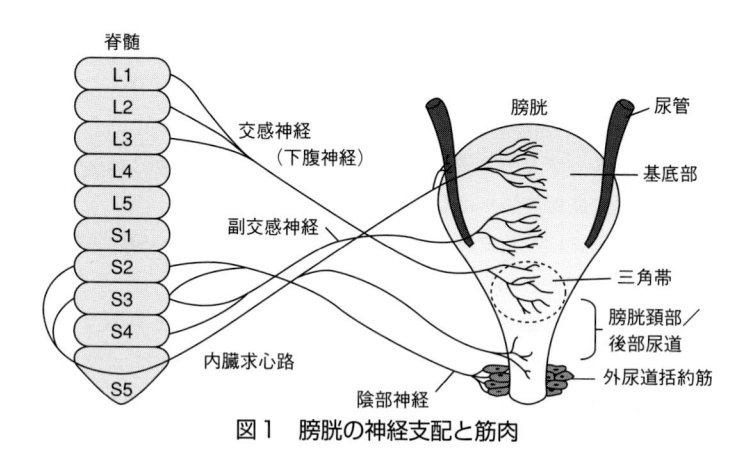

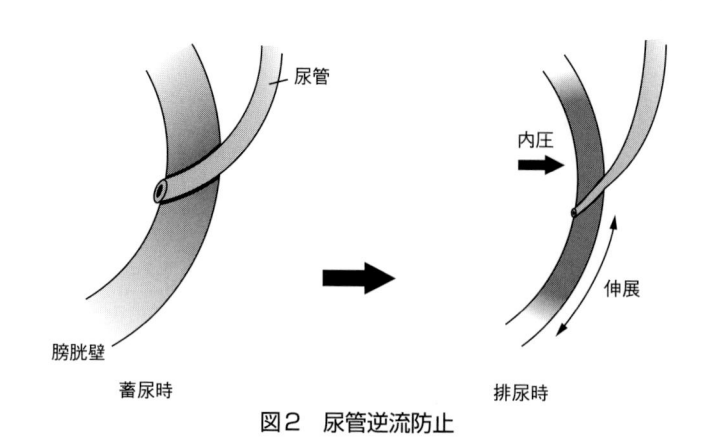

図1　膀胱の神経支配と筋肉

図2　尿管逆流防止

CHAPTER 7 尿の生成と排泄

ここが要点
This is the main point.

尿は腎臓で常に生成され，尿管を経て膀胱にためられる．膀胱に一定レベル以上の尿がたまると，尿意を感じ，排尿反射が引き起こされ，排尿にいたる．排尿反射の中枢は仙髄と橋にある．

◆**尿の産生と尿意**

尿の貯留　腎臓では約1mL/秒で生成され続ける．→尿管を経て膀胱に入る．

尿管は膀胱三角部に開口し，尿道は尿道括約筋によりふさがれているので，膀胱内に貯留する．

尿意の形成（図1）　個人差が大きいが，およそ300～400mLの尿が貯留すると，膀胱壁の緊張により，壁内の伸展受容器が働き，副交感性の骨盤神経を経て，仙髄の排尿中枢にインパルスが伝わる．この信号は上位中枢にも伝えられ，大脳皮質で尿意として意識される．

反射の抑制　橋の排尿中枢は尿意を感じたときは，排尿反射を抑制する．

◆**排尿反射**

意志や腹圧などにより排尿反射がスタートすると，仙髄排尿中枢に届くインパルスにより，骨盤神経を経て膀胱の排尿筋を収縮される命令が出され，同時に陰部神経を経て尿道括約筋に弛緩の命令が届く．これにより，排尿が開始される．橋の排尿中枢は反射全体を増強する．

排尿反射により膀胱内の尿はほぼ排出される．

排尿時の逆流防止（図2）　排尿時に，尿管開口部は高まった内圧により閉鎖し，膀胱から尿管への尿の逆流を防ぐ．

CHAPTER 8
内分泌

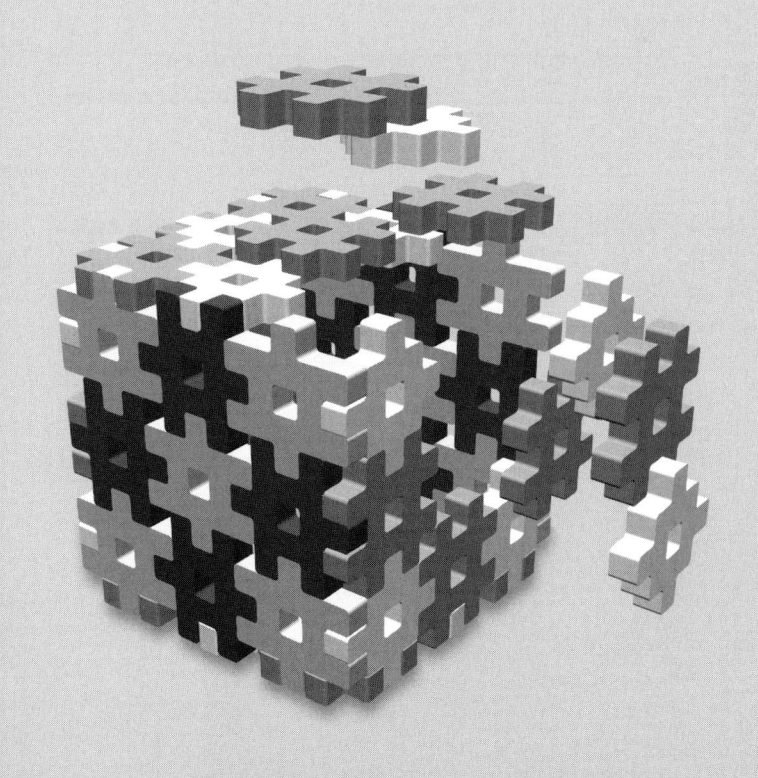

ホルモンの一般的性質

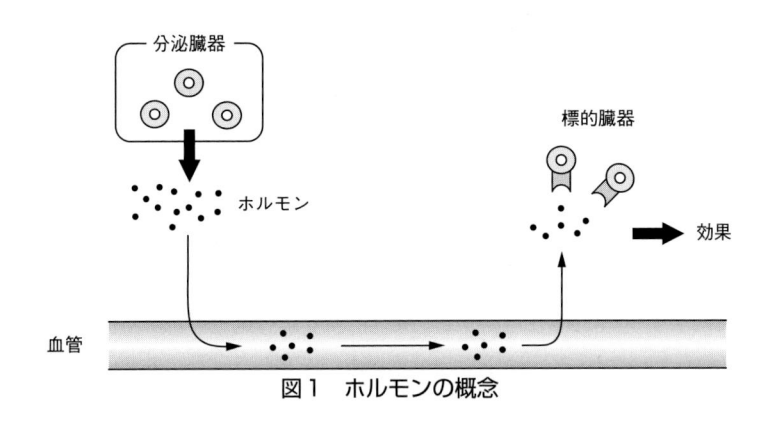

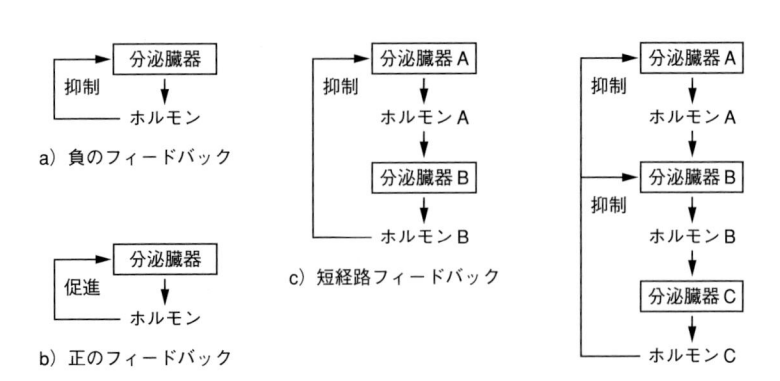

図1 ホルモンの概念

図2 フィードバックの様式

a) 負のフィードバック
b) 正のフィードバック
c) 短経路フィードバック
d) 長経路フィードバック

CHAPTER 8 内分泌

ここが要点
This is the main point.

血液にホルモンを分泌し，それによって臓器の機能を調節し，体全体の働きをある一定の方向に導くのが，内分泌系の働きである．内分泌系がうまく働くためのポイントは，ホルモンがホルモン受容体をもつ標的細胞（臓器）のみに作用することと，フィードバック機構によってホルモンの血中濃度を厳密に調整することである．

◆内分泌系とホルモン

血液を介して遠隔の臓器の機能を調節する物質をホルモンという．ホルモンを介する生体調節の仕組みを内分泌系という．

内分泌系の機能
① 内部環境の恒常性の維持
② 中間代謝の調節
③ 発育と成長の制御
④ 性の分化と生殖

ホルモンの特質 （図1）
① 内分泌腺で産生・貯蔵され，血液へ分泌される．
② 血液を介して運搬される．
③ 受容体をもつ標的細胞があり，そこにのみ作用する．
④ 基本的に細胞内の代謝を担う酵素の働きの調節を行う．

◆分泌調節

ホルモンの作用の程度は，ホルモンと受容体の結合の度合いで決まる．→ホルモンの血中濃度がホルモンの作用を左右する．

ホルモンの血中濃度は厳重に保持されなければならない．→多すぎれば，過剰症，機能亢進症　少なすぎれば，減少症，機能低下症

分泌量を自動的に調節する仕組み （図2）　フィードバック系
・負のフィードバック：血中濃度を一定にする仕組み．
・正のフィードバック：血中濃度を飛躍的に増大させ，生体反応開始の合図とする．

視床下部のホルモン

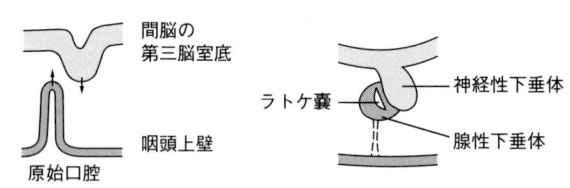

図1　視床下部と下垂体の発生

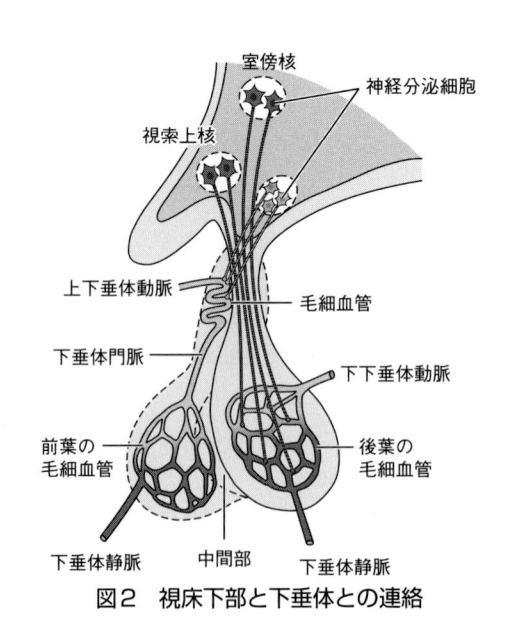

図2　視床下部と下垂体との連絡

CHAPTER 8 　内分泌

ここが要点
This is the main point.

　視床下部は中枢神経の一部であるが，内分泌器官でもある．下垂体を介して全身の内分泌臓器に情報を送り，中枢神経と連絡を取りつつ内分泌系を制御する．視床下部と下垂体前葉，後葉との関係は，発生学的理由でまったく異なっていて，前葉へは血液を介するが，後葉へは神経を介して情報が送られる．

◆**視床下部と下垂体の発生**（図1）

　視床下部は胎児期の第三脳室下部から形成される．さらに下方に伸びて下垂体茎と下垂体後葉を形成する．

　下垂体前葉は胎児期の咽頭上壁が陥凹し，ラトケ嚢となり下垂体後葉に融合することで形成される．

　※下垂体前葉は視床下部と直接はつながっていない（血液を介する連絡）．

◆**視床下部のホルモンと下垂体前葉**（図2）

　視床下部から分泌されるホルモンは，下垂体門脈を経て下垂体前葉のホルモン分泌を制御する．

・甲状腺刺激ホルモンの制御：甲状腺刺激ホルモン放出ホルモン
・成長ホルモンの制御：成長ホルモン放出ホルモン，ソマトスタチン
・副腎皮質刺激ホルモンの制御：副腎皮質刺激ホルモン放出ホルモン
・プロラクチンの制御：プロラクチン分泌抑制ホルモン（ドーパミン），プロラクチン放出ホルモン
・黄体形成ホルモンと卵胞刺激ホルモンの制御：黄体形成ホルモン放出ホルモン

◆**下垂体後葉への連絡**（図2）

　視床下部の神経核である視索上核や室傍核から神経線維が下垂体後葉へ伸びる．

　後葉の内で，神経終末から下垂体後葉ホルモンが直接血管へ分泌される（神経内分泌）．

　※下垂体後葉ホルモンは視床下部の神経細胞体で合成され，軸索に運ばれる．

下垂体前葉のホルモン

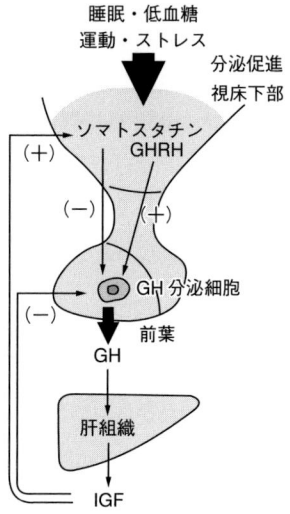

図1 成長ホルモン（GH）の分泌調節

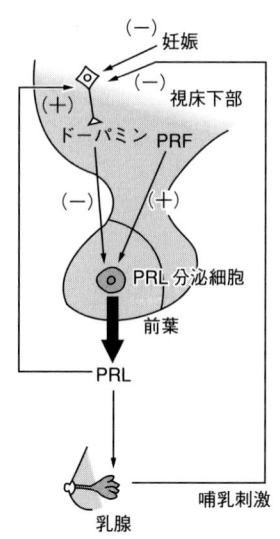

図2 プロラクチン（PRL）の分泌調節

CHAPTER 8 　内分泌

ここが要点
This is the main point.

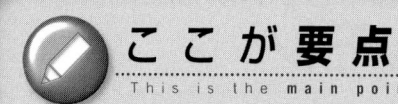

　下垂体は前葉と後葉に分かれる．前葉は主に代謝・成長に関係する内分泌器官を制御するホルモンを分泌する．多くの内分泌器官を制御する．下垂体から分泌されて直接機能を示すのは，成長ホルモンとプロラクチンである．

◆**成長ホルモン（GH）**

　機　能　肝臓からインスリン様成長因子（IGF，ソマトメジン）を分泌させる（間接作用）．
　これによりインスリン様作用を示す．
　　① 成長促進作用（四肢の骨の成長や，筋肉の発達を促す）．
　　② タンパク合成促進
　直接的には，抗インスリン作用を示す．
　　① 糖の動員，高血糖を示す．
　　② 脂肪酸遊離促進
　分泌調節（図1）
　・視床下部からの調節因子：① 分泌促進→成長ホルモン放出ホルモン，② 分泌抑制→ソマトスタチン
　・視床下部への入力を介して成長ホルモンを分泌するもの：睡眠，低血糖，運動，ストレス
　分泌過剰　巨人症，末端肥大症
　分泌低下　小人症

◆**プロラクチン（PRL）**

　機　能　妊娠時に乳汁産生，乳汁分泌を促す．
　授乳時に排卵を抑制する．
　分泌調節（図2）
　・視床下部からの調節因子：① 分泌抑制→プロラクチン抑制因子（PIF，ドーパミン）こちらが基本的に分泌，② 分泌亢進→プロラクチン促進因子（PRF，TRHやVIP）
　・視床下部へ入力する因子：妊娠はドーパミンの分泌を抑え，プロラクチンの分泌を促す．哺乳刺激．

下垂体後葉のホルモン

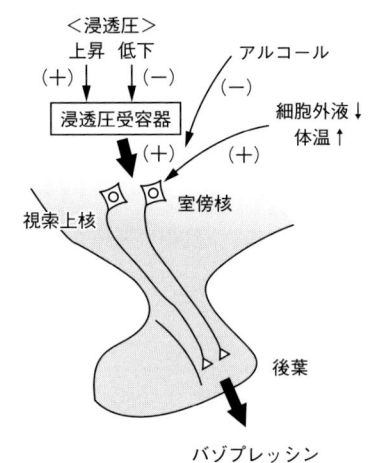

図1　バゾプレッシンの分泌調節

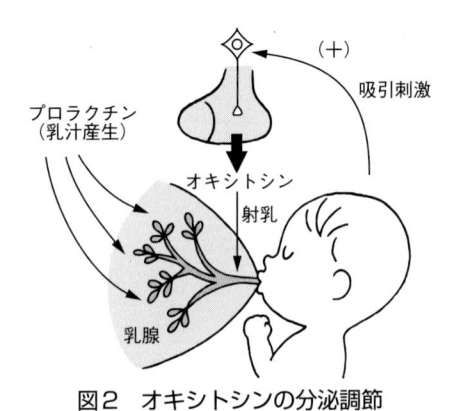

図2　オキシトシンの分泌調節

ここが要点
This is the main point.

下垂体後葉のホルモンは，視床下部から伸びてきた神経の神経終末より血管内に直接分泌される．体の水分調節機構や平滑筋収縮に対して直接働き，機能を発揮する．

◆**分泌機構**

視床下部の視索上核と室傍核から伸びてきた神経線維の終末部は，下垂体後葉の中で血管と直接接しており，そこからホルモンが血管内へ分泌される（神経性内分泌）．

両神経核には下記の二つのホルモンを産生するニューロンがそれぞれ存在する．

バゾプレッシン（図1）　ペプチドホルモン

　腎臓の集合管に作用し，水チャネルを作り水の透過性を亢進する．→水の再吸収を促進

　血管平滑筋を収縮させる．

　視床下部の浸透圧調節中枢が，血漿浸透圧の上昇を感知し，水分不足と判定して，バゾプレッシンの分泌指令を視索上核と室傍核に出す．

　アルコールは視床下部を介して分泌抑制に働く．

オキシトシン（図2）　ペプチドホルモン

　乳管周辺の平滑筋を収縮させる．→射乳

　乳児の哺乳による刺激により分泌が亢進する．→哺乳反射

　子宮平滑筋を収縮させる．

　妊娠末期にはオキシトシンの感受性が高まり，収縮が強くなる．→陣痛の発来

　産褥期には哺乳による分泌増加により，子宮収縮が強く起こり，子宮復古を助ける（ファーガソン反射）．

甲状腺ホルモン

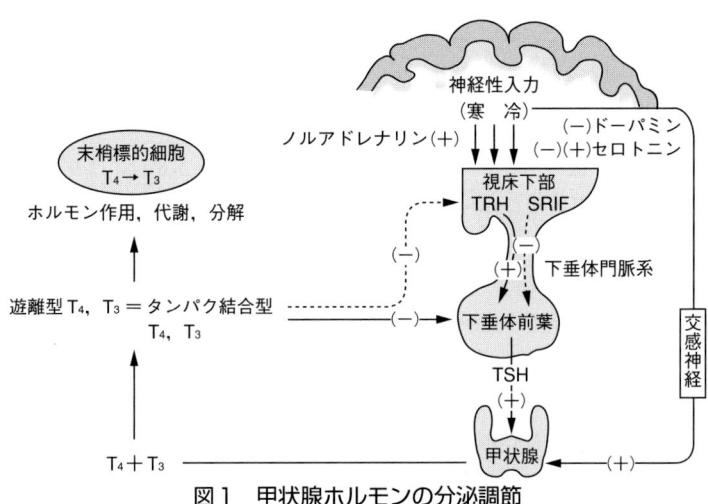

図1 甲状腺ホルモンの分泌調節

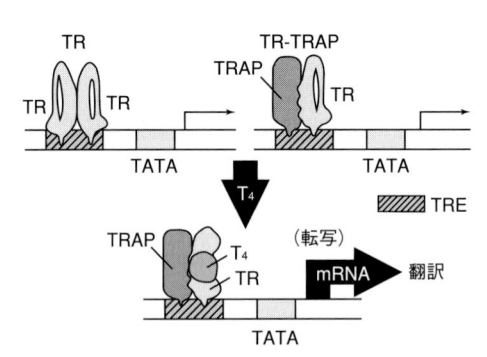

TR：甲状腺ホルモン受容体
TRE：甲状腺ホルモン応答性配列
TRAP（RXR，レチノイドX受容体）：
　　　甲状腺ホルモン受容体補助タンパク

図2 甲状腺ホルモン受容体と遺伝子翻訳

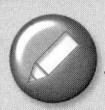

ここが要点
This is the main point.

甲状腺ホルモンはヨウ素を材料として作られる．このホルモンは，細胞の代謝活性，とくにタンパク質代謝を促進し，結果としてエネルギー代謝を促進する．身体を元気にするホルモンである．分泌は視床下部-下垂体系の制御を受ける．

◆甲状腺ホルモンの働き

生合成

チロシンとヨウ素から作られる（人の一日最低必要量は $100～150\mu g$）．
甲状腺内のろ胞にあるサイログロブリンというタンパク質に結合されて，合成・貯蔵される．

- 分泌量：① サイロキシン（T_4）80％
　　　　　② トリヨードサイロニン（T_3）20％（ホルモン活性は強い）

作用　成長，成熟，熱産生に関わる異化作用

① 酸素消費，熱産生の促進（基礎代謝率の上昇）
② 成長，成熟
③ 交感神経刺激の強化（β受容体発現増大）
④ タンパク代謝の亢進
⑤ 腸管での糖吸収促進（インスリンと共同して糖利用促進）
⑥ 脂肪代謝促進（肝臓でのLDL受容体増加）

分泌調節（図1）　視床下部-下垂体前葉系で調節する．

- 寒冷曝露：甲状腺刺激ホルモン放出ホルモン（TRH）の分泌を促す因子（体熱産生を行う）．
- 負のフィードバック：T_3，T_4の分泌により，TRH，甲状腺刺激ホルモン（TSH）の分泌量を抑制し，血中濃度を一定に保つ．

◆核内受容体と転写調節（図2）

甲状腺ホルモン受容体は核内の遺伝子上に存在する．
ホルモンの結合により，該当遺伝子の転写が進行し，目的の代謝反応を媒介する酵素を合成する．

糖質コルチコイド（副腎皮質ホルモン）

図1 副腎皮質の構造

図2 糖質コルチコイドの作用機序

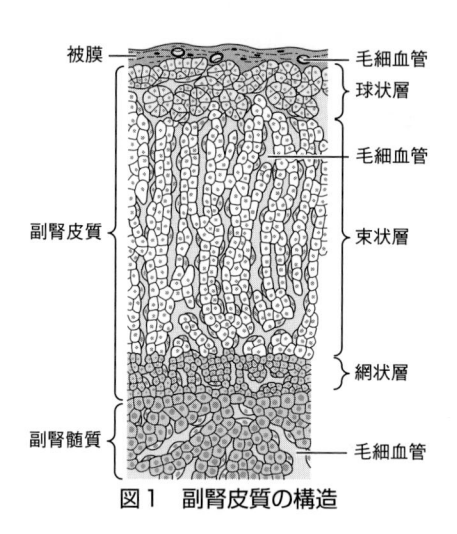

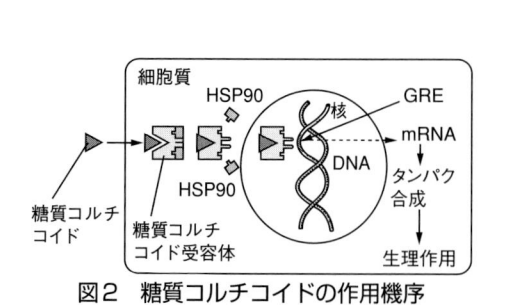

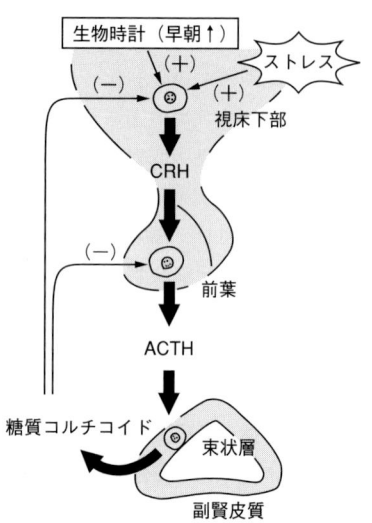

図3 糖質コルチコイドの分泌調節

ここが要点
This is the main point.

副腎皮質からは3種類の細胞層で構成され，ホルモンが分泌される．このうち，糖質コルチコイドは生体の生存に必須なホルモンであり，生命活動に必要な糖の代謝を調節する．とくに，糖新生の促進が重要な働きで，他の糖代謝にかかわるホルモンの働きを促進する許容作用を持つ．

◆副腎皮質の構造とホルモン分泌（図1）
- 球状層：電解質コルチコイド（アルドステロン，DOC）を分泌する．
- 束状層：糖質コルチコイド（コルチゾル，コルチコステロン）を分泌する．
- 網状層：性ホルモン（性腺ステロイド）を分泌する．

これらのホルモンはコレステロールを材料にして生合成される（ステロイドホルモン）．

◆糖質コルチコイドの作用
ステロイドホルモンのうち糖代謝に対する活性が強いものを糖質コルチコイドという．

作　用　① 糖新生の促進：アミノ酸の取り込みを増加する．
　② 肝細胞以外でのアミノ酸の取り込み抑制とタンパク質の分解の促進：肝臓へのアミノ酸の供給を増加する．
　③ 肝細胞以外でのグルコース取り込みの抑制：高血糖となる．
　④ グルカゴン，アドレナリン，成長ホルモンに対する許容作用：他のホルモンの作用を助ける．

糖質コルチコイドが存在しないと，これらのホルモンの働きが起きない．

中性脂肪の合成抑制，インスリンと共同して脂肪組織の再分布（求心性肥満），血圧の維持（アドレナリン，アンギオテンシンⅡへの許容作用），中枢神経作用（過剰で不眠，多幸症），抗炎症作用，免疫抑制作用（薬物として使用した時）など．

作用機序（図2）　細胞質内にステロイド受容体が熱ショックタンパク質90（HSP90）と結合して存在．糖質コルチコイドが結合すると，HSP90から離れて核内に移動し，目的の遺伝子の転写を開始する．

分泌調節（図3）　視床下部-下垂体前葉系による調節
- CRHの分泌に影響する環境因子：日内変動（生物時計）　朝方に分泌亢進　夕方に最低となる．ストレスに対抗する重要なホルモン
- 負のフィードバック：糖質コルチコイドはCRHとACTHの分泌を抑制し，血中濃度を一定とする．

電解質コルチコイドと性ホルモン

図1 アルドステロンの作用機序

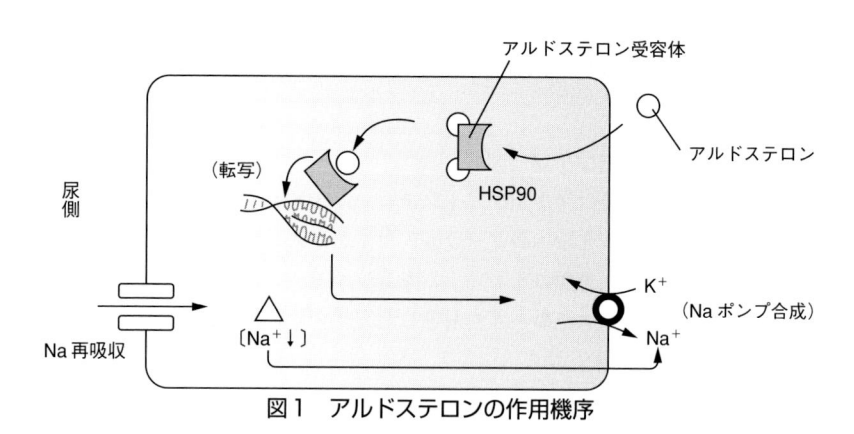

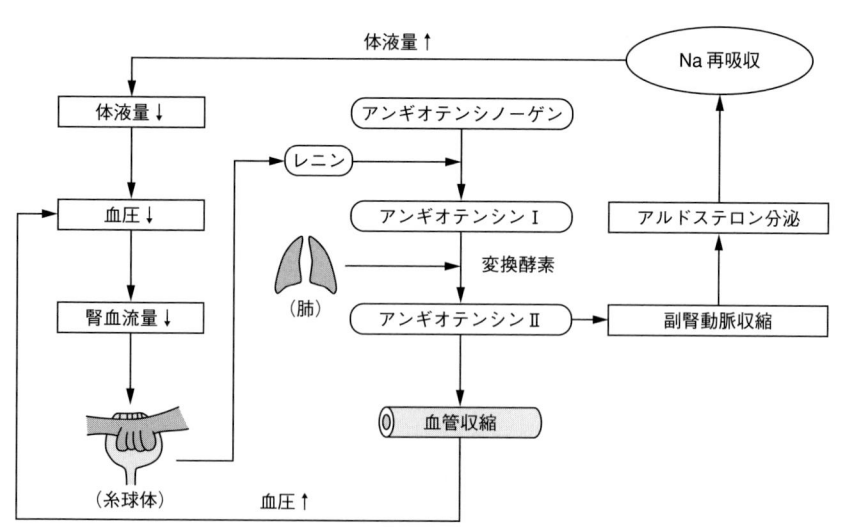

図2 レニン-アンギオテンシン-アルドステロン系

CHAPTER 8　内分泌

ここが要点
This is the main point.

副腎皮質から分泌されるホルモンのうち，水，電解質代謝活性が強いものを電解質コルチコイドという．代表的なものはアルドステロンである．分泌調節の仕組みは糖質コルチコイドと異なり，視床下部-下垂体系の制御は受けず，レニン-アンギオテンシン系の制御を受けている．

◆電解質コルチコイド
副腎皮質の球状層から分泌される水，電解質代謝活性が強いステロイドホルモン．
- 代表的成分：アルドステロン，デオキシコルチコステロン（DOC）

　作　用（図1）　腎臓の遠位尿細管に作用し，ナトリウムの再吸収を増やす．等張を維持するため，腎臓のほかの部位で水分の再吸収がすすみ，体液量が増大する．これにより血圧が上昇する．

　遠位尿細管でのカリウムの分泌を増やす．

- 作用機序（図1）：糖質コルチコイドと同じく遠位尿細管上皮細胞などの細胞質内にステロイド受容体が熱ショックタンパク質90（HSP90）と結合して存在．
電解質コルチコイドが結合すると，HSP90から離れて核内に移動し，ナトリウムポンプやナトリウムチャネルの遺伝子の転写を開始する．

　分泌調節（図2）　体液量減少→レニン（糸球体傍装置）→アンギオテンシノーゲンの分解→アンギオテンシンⅠ→変換酵素による変換→アンギオテンシンⅡ→副腎動脈の収縮→アルドステロンの分泌

◆性ホルモン
副腎皮質網状層から，性ホルモン（性腺ステロイド）が分泌される．

代表的なものは，デヒドロエピアンドロステロン（DHEA）であり，男性ホルモンの作用を持つ．ACTHが分泌刺激であり，ゴナドトロピンの影響は受けない．

副腎髄質ホルモン

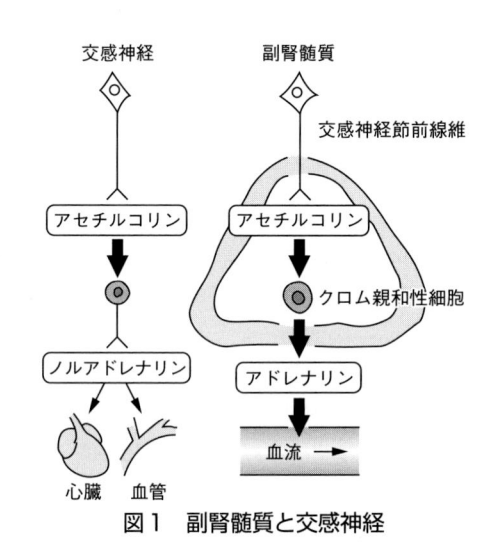

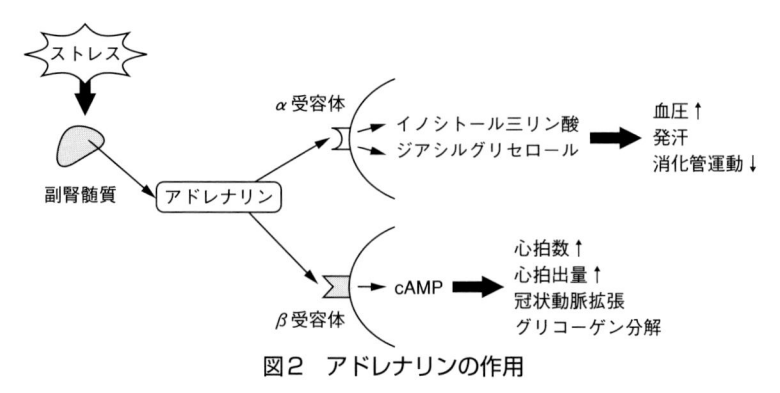

図1　副腎髄質と交感神経

図2　アドレナリンの作用

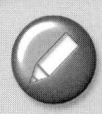

ここが要点
This is the main point.

副腎髄質は神経組織由来であり，ホルモンとしてカテコラミン（アドレナリン，ノルアドレナリン）を分泌する．身体を活動的にして，運動やストレス，寒冷，出血などに耐える状況を作り出す．激しい情動によっても分泌される．

◆副腎髄質

副腎髄質は神経組織由来である．

交感神経節前線維が伸びてきて，髄質内のクロム親和性細胞を刺激し，アドレナリン（80％）とノルアドレナリン（20％）を分泌する．

・カテコラミン：アドレナリン，ノルアドレナリンとその類縁物質の総称．

◆カテコラミンの作用と受容体

カテコラミンは，標的臓器にアドレナリンα受容体とアドレナリンβ受容体の2種類の受容体を持つ．

アドレナリンはノルアドレナリンよりβ受容体への親和性が大きい．

α受容体を介した作用（α作用）　末梢血管収縮（血圧上昇），消化管運動・分泌の抑制（亢進しすぎると便秘），肝臓でのグリコーゲン分解，排尿抑制，瞳孔散大

※セカンドメッセンジャーはイノシトール三リン酸，ジアシルグリセロール

β受容体を介した作用（β作用）　心拍数増加，心拍出量増大，筋肉内血管の拡張，冠状動脈の拡張，気管支拡張，褐色脂肪組織での熱産生

※セカンドメッセンジャーはcAMP

◆ストレスとカテコラミン

ストレスにより交感神経が刺激されるとカテコラミンの分泌は高まる．

・代表的なストレス：筋運動，寒冷，精神的ストレス，血圧低下，血糖低下

ストレスは，体の緊急状態を意味し，それに対する防御反応としてカテコラミンは分泌され，適応力を高める．キャノンは，これを緊急反応と名づけた．

性ホルモン

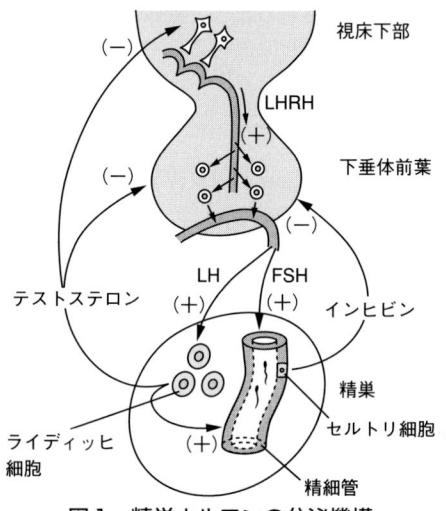

図1 精巣ホルモンの分泌機構

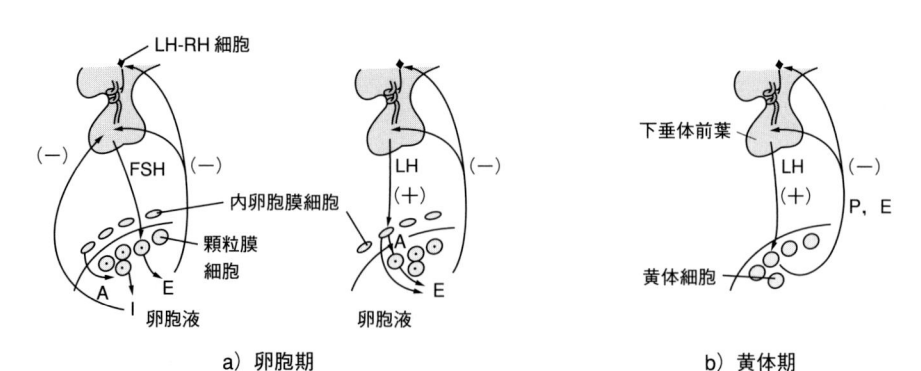

a) 卵胞期

b) 黄体期

A：アンドロゲン，E：エストロゲン，P：プロゲステロン，I：インヒビン

図2 卵巣ホルモンの分泌機構

ここが要点
This is the main point.

精巣からテストステロンが分泌される．男性生殖器の成熟，男性生殖機能の確立と維持，男性の第二次性徴の形成に関与する．卵巣からはエストロゲンとプロゲステロンが分泌される．エストロゲンは女性生殖器の成熟，性周期の確立，女性の第二次性徴に関与．プロゲステロンは性周期と妊娠の維持に関与する．

◆精巣のホルモン

男性ホルモン（アンドロゲン）の主要なものは精巣から分泌されるテストステロンである．これは，コレステロールを原料として生合成されるステロイドホルモンである．

分泌機構（図1）　分泌細胞は精巣の間質細胞（ライディッヒ細胞）

作　用　男性の第二次性徴を発現する．

①副生殖器系の発育促進

②体毛発生，頭髪はえぎわ後退，皮脂腺発達，変声

③骨格筋，骨格の発達

精子形成促進

性分化（胎児期では副生殖器や中枢神経系を男性型とする）

◆卵巣のホルモン

卵巣にある卵胞の顆粒細胞から分泌されるエストロゲンと，黄体から分泌されるプロゲステロンがある．どちらもステロイドホルモンである

分泌機構（図2）　エストロゲンは下垂体，視床下部に負のフィードバックを示すが，排卵前の一時期は正のフィードバックを示す．

作　用　エストロゲンとプロゲステロンがある．

・エストロゲン：女性の第二次性徴を発現する．

①乳房発達，②皮下脂肪蓄積，③内外生殖器の発達，④骨端線閉鎖（身長増加停止），⑤子宮内膜の増殖，⑥卵胞成長促進作用

・プロゲステロン：子宮内膜の分泌を盛んにし，受精卵の着床に備える．

①子宮筋の興奮性を抑える．②乳腺の腺房を発達させる．③基礎体温を上昇させる．

膵臓のホルモン

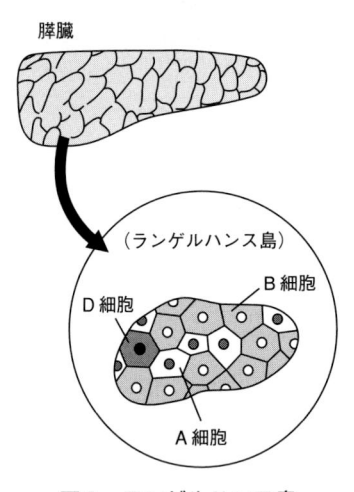

図1　ランゲルハンス島

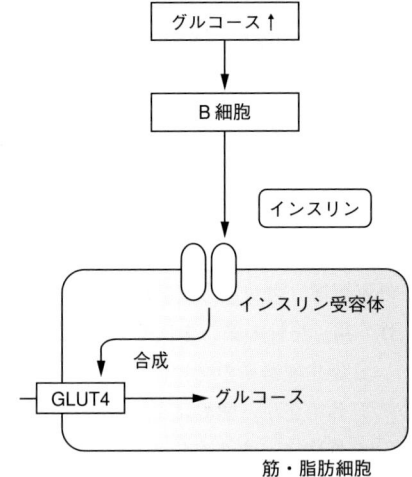

図2　インスリンの分泌と作用

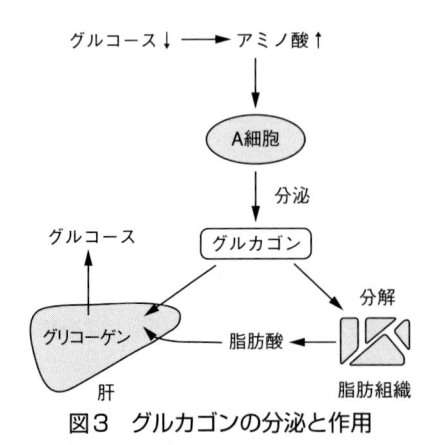

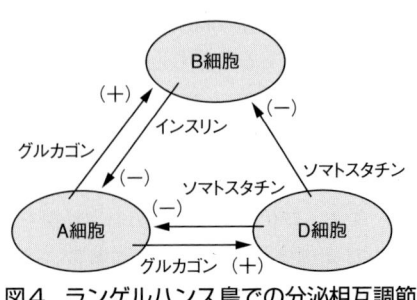

図3　グルカゴンの分泌と作用

図4　ランゲルハンス島での分泌相互調節

ここが要点
This is the main point.

膵臓に点在するランゲルハンス島からは中間代謝を調節する役割をもつインスリンとグルカゴンが分泌される．インスリンは消化管から吸収されたエネルギー物質の蓄積，グルカゴンは蓄積されているエネルギー物質の動員が目的のホルモンである．

◆**ランゲルハンス島**（図1）

膵臓に点在する小さな細胞集団で内分泌機能を持つ．3つのペプチドホルモンを分泌．
- A（α）細胞：グルカゴンを分泌
- B（β）細胞：インスリンを分泌
- D（δ）細胞：ソマトスタチンを分泌

インスリン（図2）　血糖が増加すると分泌される．

エネルギー物質の貯蔵（同化作用）を行う．

主に筋細胞，脂肪細胞で，ブドウ糖の取り込みを促進する→グルコース輸送体（GLUT4）の発現を増加する．

この作用の結果として以下の作用が現れる．
① 糖の取り込み促進（血糖低下）
② 肝臓，脂肪組織でのグリコーゲン合成
③ タンパク合成促進，脂肪合成促進
④ 脂肪分解抑制

グルカゴン（図3）　アミノ酸増加や交感神経刺激（β作用）によって分泌される（空腹期）．

エネルギー物質の動員を行う．

以下の作用を示し，血糖の低下を防ぐ．よって血糖の上昇は分泌抑制となる．
① 肝臓でのグリコーゲン分解促進→② 肝臓での糖新生の促進→③ 脂肪分解作用

◆**分泌調節**（図4）
- ソマトスタチン：δ細胞から分泌され，インスリン，グルカゴンの両分泌を抑制する．
- インスリン分泌：① 促進→血糖上昇，脂肪酸，副交感神経刺激
　　　　　　　　② 抑制→低血糖，低カリウム血症
- グルカゴン分泌：① 促進→アミノ酸，低血糖，交感神経刺激
　　　　　　　　② 抑制→グルコース，脂肪酸

CHAPTER 9
生殖

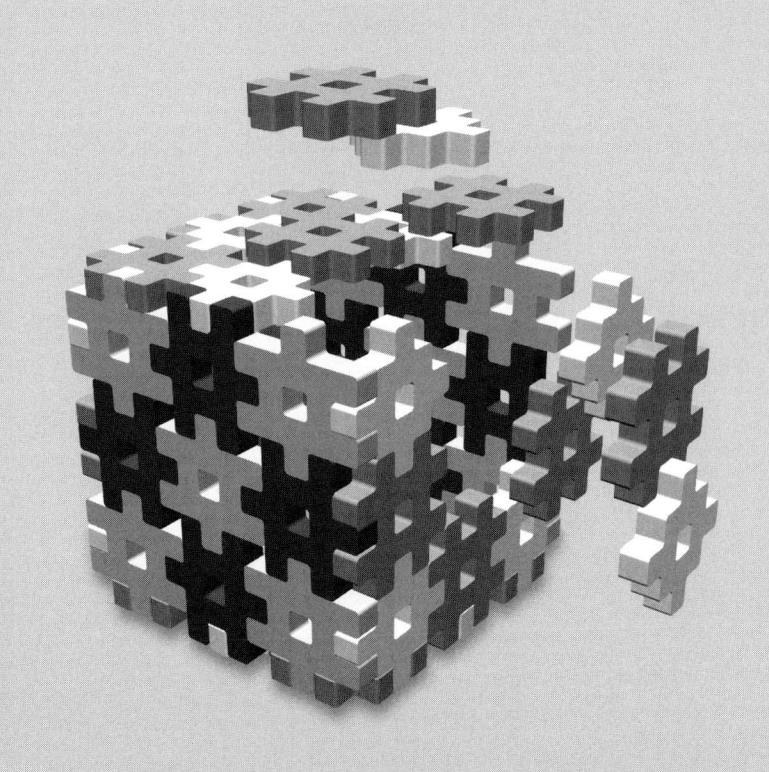

染色体と性の分化

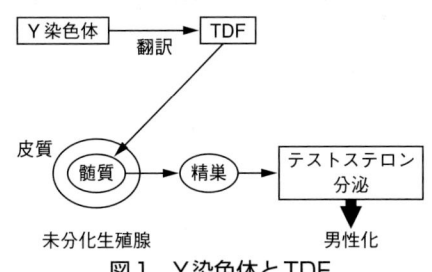

図1 Y染色体とTDF

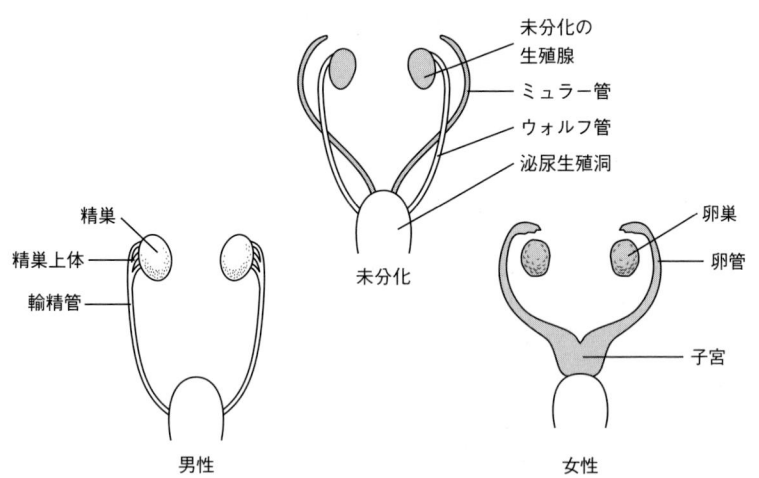

図2 胎生時におけるウォルフ管とミュラー管からの男性および女性内生殖器の分化

根来英雄,貴邑冨久子:生理学(改訂第2版),南江堂,東京,1998

CHAPTER 9　生殖

ここが要点
This is the main point.

　ヒトの染色体は22対の常染色体と1対の性染色体からなる．性染色体にはX染色体とY染色体があり，女性はXX，男性はXYの組み合わせである．Y染色体から精巣分化因子が作られ，精巣ができ，ウォルフ管が発達する．Y染色体のない女性はミュラー管が発達する．胎児期には精巣からでたテストステロンの作用で脳が男性化する．

◆**性染色体**
　ヒトの染色体　23対46本からなる．
　・常染色体：男女に共通の染色体→22対44本
　・性染色体：性を決定する染色体→1対2本（女性XX，男性XY）

◆**精巣分化因子と男性ホルモン**（妊娠7週）（図1）
　・精巣分化因子（TDF）：Y染色体の産物．胎児の未分化な生殖腺の髄質を発達させ，精巣となる．発達した精巣は，男性ホルモンであるテストステロンを分泌する．
　・Y染色体がない女性：そのままであると未分化な生殖腺の皮質が発達し，卵巣となる→ヒトの基本は女性になることである．

◆**副生殖器の分化**（妊娠7〜11週）（図2）
　・男性：テストステロンの作用．ウォルフ管が発達し精巣上体，輸精管を形成する．ミュラー管は退化．
　・女性：テストステロンなし．ミュラー管が発達し，卵管や子宮を形成する．
　こののち，外生殖器が分化する（第一次性徴）．

◆**脳の性分化**
　男性胎児（15〜24週）でテストステロンの大量放出により脳が男性化する．

◆**第二次性徴**
　分娩後，性腺ステロイドホルモンが増加して，副生殖器の発達や体毛，乳房，体型などに性差ができる→思春期．

男性生殖器

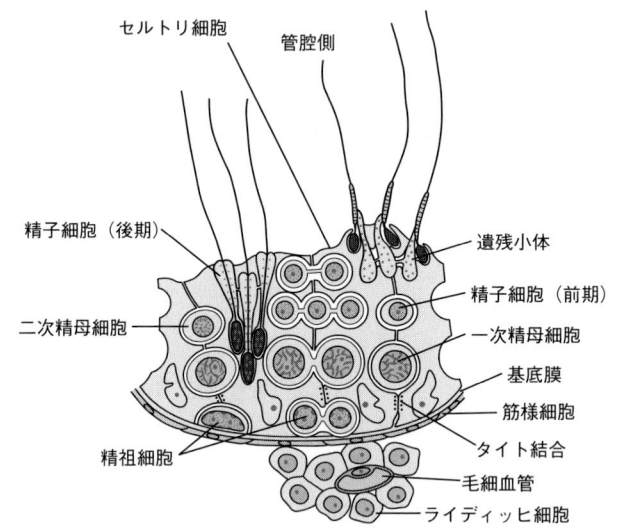

図1 細精管とライディッヒ細胞

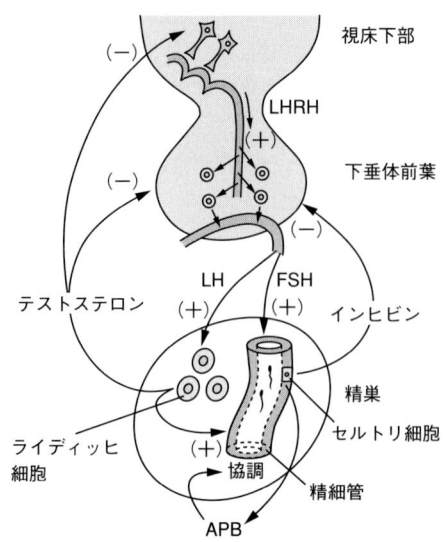

図2 男性ホルモン系と精子形成

CHAPTER 9 生殖

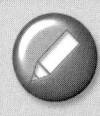

ここが要点
This is the main point.

男性の生殖腺である精巣において精子が形成される．精子の形成にはライディッヒ細胞から分泌されたテストステロンとFSHの作用が必要である．精原細胞はセルトリ細胞によって支持され，栄養を与えられて精子となる．形成された精子は精巣上体で運動能を獲得する．受精能は射精後，女性生殖器内で初めて獲得される．

◆構造

- 精巣（図1）：細精管と間質細胞（ライディッヒ細胞）からなる．細精管で精子が形成され，ライディッヒ細胞でテストステロンの分泌．
  前立腺，精嚢，尿道球腺において精液が生成される．

  精子の形成（図2） セルトリ細胞は，細精管の壁細胞．精原細胞を支持し，精子形成を行う．
  テストステロン（ライディッヒ細胞から）とFSH（下垂体前葉）が共同してセルトリ細胞に精子形成を促す．
  セルトリ細胞から分泌されるアンドロゲン結合タンパク質（APB）がテストステロンの濃度を高める．
  ライディッヒ細胞のテストステロンの合成，分泌はLHの刺激により行われる．
  精原細胞から精子形成まで約75日かかる．

- 精子形成でのホルモン制御：視床下部からのLHRHは下垂体前葉からLHとFSHを分泌させる．LHはライディッヒ細胞を刺激しテストステロンを分泌させる．テストステロンは，視床下部と下垂体前葉に負のフィードバック機構をもつ．FSHはセルトリ細胞の機能を刺激する．セルトリ細胞はインヒビンを分泌し，これは下垂体前葉のFSH分泌を抑える．

  精子の成熟 形成された精子は精巣上体に移り，運動能を獲得する．
  精嚢，前立腺，尿道球腺の分泌液と混じり精液が作られる．
  射精により放出される．
  女性生殖器内で一定時間を経て受精能を獲得する．

女性生殖器, 卵巣の機能

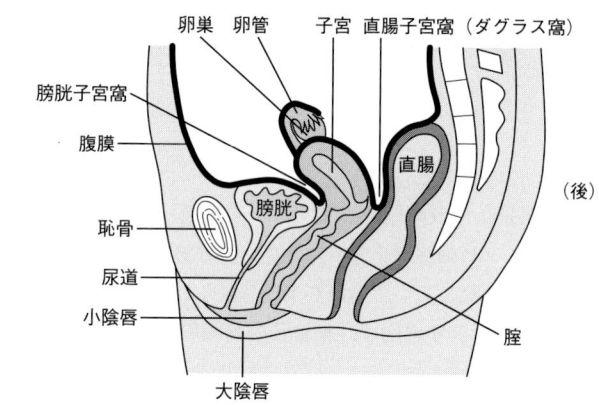

図1 女性生殖器全景（矢状断）

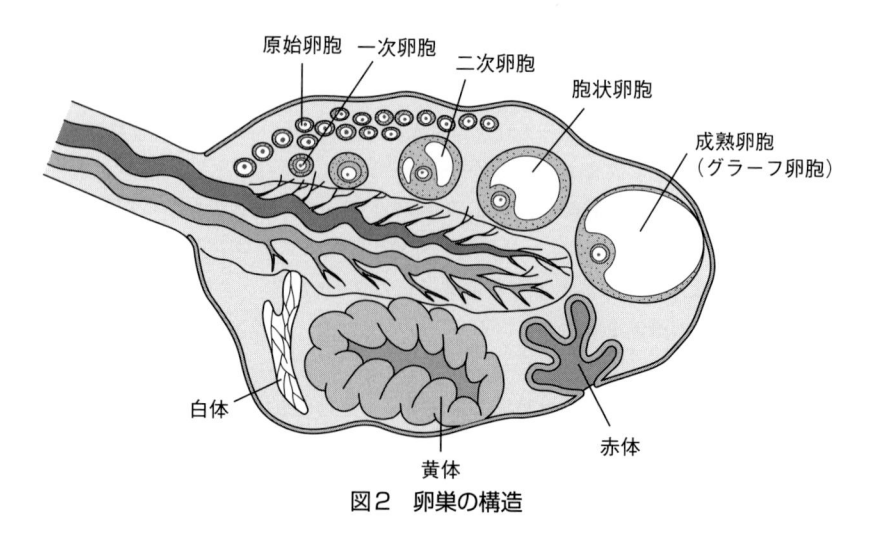

図2 卵巣の構造

CHAPTER 9　生殖

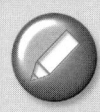

ここが要点
This is the main point.

女性生殖器は腟，子宮，卵管，卵巣からなる．卵巣は卵子を成熟させ，排卵するとともに女性ホルモンを合成，分泌する．女性ホルモンは卵胞で作られるが，排卵前はエストロゲンが分泌され，排卵後はプロゲステロンを分泌し，性周期の形成に重要である．

◆ **構　成**（図1）
- 内生殖器：腟，子宮，卵管，卵巣など妊娠に必要
- 外生殖器：恥丘，大陰唇，小陰唇，陰核など性交に必要

◆ **卵巣の周期**

月経期から卵胞の成熟が始まり，排卵が起こるまでの時期が卵胞期という．卵胞期は，おおむね14～16日ぐらいである．

排卵の後には卵胞が黄体に変化する．黄体の寿命は14±2日で，黄体の退化とともに次の月経が開始される．

卵巣の周期は月経の開始から次の月経の開始までで，28～30日程度である．

卵胞期　月経期の始めに15～20個の原始卵胞が発育し始める．

そのうち1個は急速に成熟し成熟卵胞（グラーフ卵胞）となる．

残りは退化し閉鎖卵胞となる．

成熟卵胞の卵胞上皮細胞は顆粒細胞となりエストロゲンを合成分泌する．

排卵と黄体期　卵巣周期の14日ごろにグラーフ卵胞が破れ，卵子の放出（排卵）がある．

卵子は卵管采に捕らえられ，卵管内へ導かれる．

排卵した卵胞は黄体に変化し，プロゲステロンを合成分泌し始める．

黄体の寿命は14±2日で，次の月経の4日前ぐらいから退化し始める．

退化し，白体となると，月経が開始される．

卵子の成熟　卵子は成熟卵胞で減数分裂の前期にあり，排卵直前に第1回の減数分裂が完了する．

第2回目の減数分裂は排卵後，受精してから完了する．

>>>TITLE
月経周期

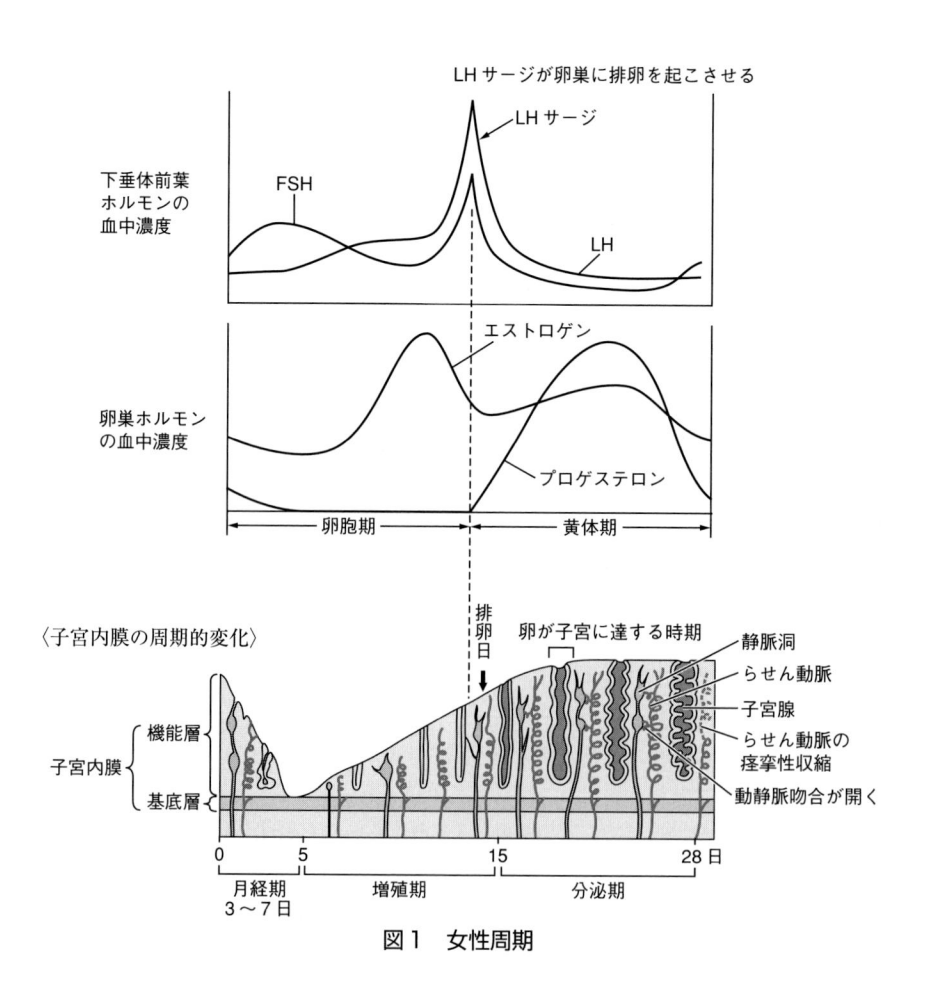

図1　女性周期

ここが要点

This is the main point.

月経周期は子宮内膜の増殖,脱落により起こり,女性ホルモンの作用による.女性ホルモンは卵巣周期により支配される.卵巣の周期は下垂体のホルモンにより調節されている.卵巣と下垂体前葉の相互作用により排卵の時期は決定される.

◆下垂体前葉の周期（図1）
- 卵胞刺激ホルモン（FSH）：月経開始のころ分泌が高まる.
  初期はエストロゲンの負のフィードバックにより分泌レベルが一定.
  卵胞期後半にはエストロゲンは正のフィードバックに転じ,分泌が急に高まる.
- 黄体形成ホルモン（LH）：卵胞期前半は少量の分泌.
  エストロゲンの正のフィードバックによりLHサージが起こり,排卵となる.

◆卵巣の周期
FSHの作用により卵胞の成熟が進む→エストロゲンの分泌（卵胞期）
LHサージにより排卵が起こる.
LHの作用により黄体が形成される→プロゲステロンの分泌（黄体期）
女性ホルモンの消長　卵胞期にはエストロゲンの分泌が盛んになり,後半は正のフィードバックにより分泌は亢進する.黄体期にはプロゲステロンの分泌が盛んになる.

◆子宮内膜の周期
- 増殖期：子宮内膜が肥厚増殖する（10日程度）.エストロゲンの作用.
- 分泌期：子宮内膜の分泌が盛んになり,着床の準備.プロゲステロンの作用による.黄体の寿命だけ継続（14±2日）.
- 月経期：子宮内膜の崩壊（5日程度）プロゲステロンの消失により起こる.

◆基礎体温
- 低温期：プロゲステロンの分泌のない卵胞期は基礎体温が低い.
- 高温期：黄体期にはプロゲステロンの作用により基礎体温は0.2～0.4℃上昇する.
  ※基礎体温の測定により,排卵の有無や周期を知ることができる.

妊　娠

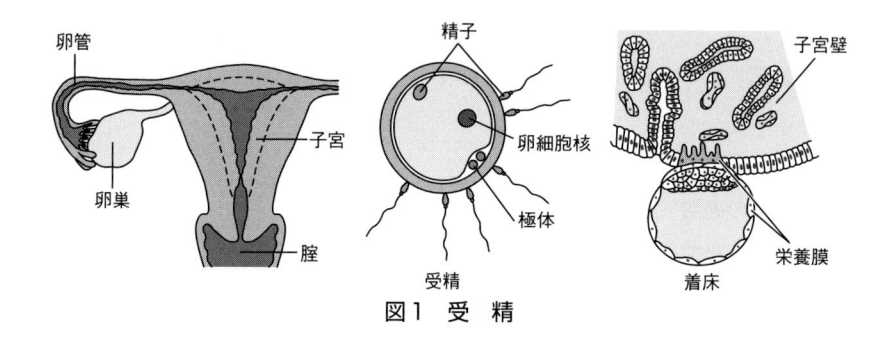

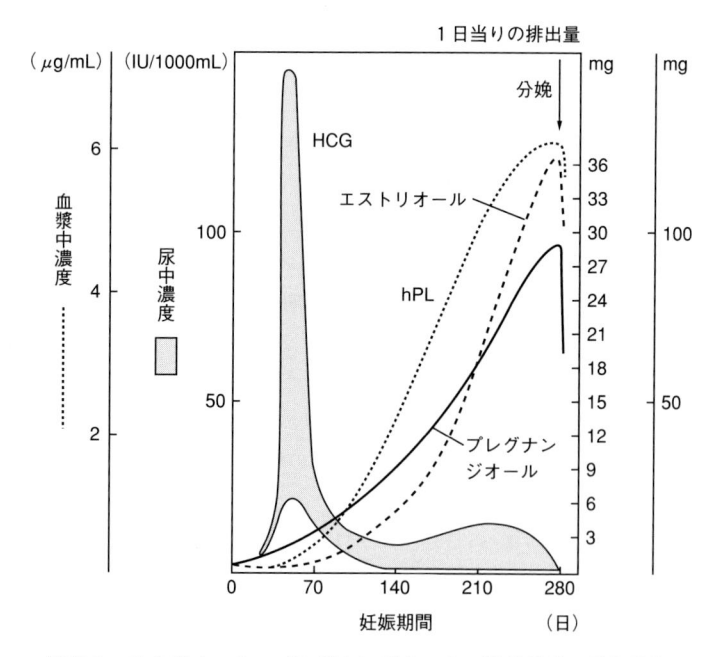

図1　受　精

尿中のエストリオール，プレグナンジオールの排拙量は，それぞれ血中エストロゲン，プロゲステロン濃度を反映している．

図2　正常妊娠期中のホルモン量

根来英雄，貴邑冨久子：生理学（改訂第2版），南江堂，東京，1998

ここが要点

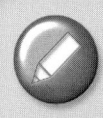

This is the main point.

受精可能期間は排卵日と前後2日である．受精は卵管内で起こり，1週間後に子宮内膜に着床する．着床後，胎盤が形成される．胎盤からは妊娠を維持するHCGが分泌される．

◆**受 精**（図1）
- 排卵された卵子の寿命：2〜3日
- 射精された精子の生存期間：2日
  月経期間中の受精可能期間は，排卵日と前後各2日．
- 受精：卵管膨大部で起こる．

着床と胎盤形成 排卵後，1週間で子宮内膜に到着し，受精していれば着床．
（受精していなければ内膜と一緒に排除され，月経となる）
着床後，胎児の組織から胎盤が形成される（脱落膜の形成）．妊娠16週までに完成．

胎盤の機能 母児間の物質移動は，酸素，グルコース，アミノ酸，脂質を胎児へ，二酸化炭素，老廃物を母体へ行われる．

- ホルモンの産生（図2）：① ヒト絨毛性性腺刺激ホルモン（HCG）は，妊娠第7〜8週にピーク．母体の尿中に出る（妊娠反応）．妊娠黄体機能の促進と胎盤でのホルモン産生を促す．

  ② ヒト絨毛性乳腺刺激ホルモン（hPL）は胎児への脂質，グルコース供給を促進する．泌乳作用．妊娠中のエストロゲンとプロゲステロンは胎盤から分泌される．

分娩，授乳

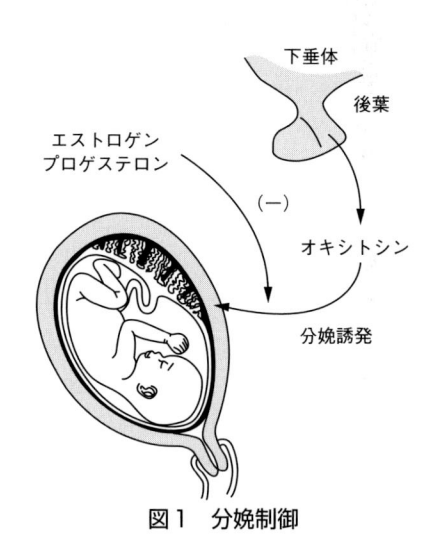

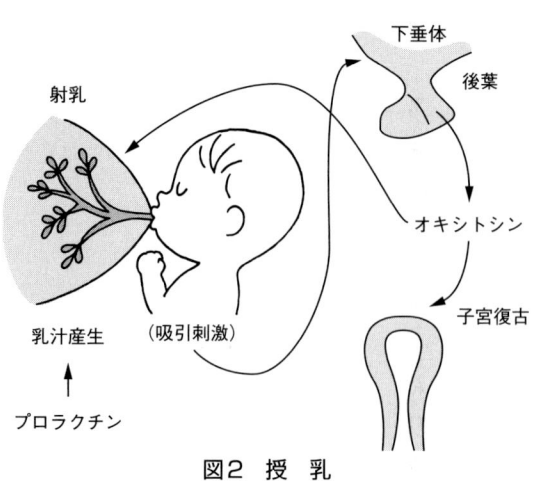

図1 分娩制御

図2 授乳

CHAPTER 9 生殖

ここが要点
This is the main point.

最終月経初日より平均280日で分娩が起こる．分娩を起こすホルモンは，オキシトシンである．分娩後の授乳では，プロラクチンとオキシトシンの作用が必要である．

◆ 分　娩

　最終月経初日から約280日（40週間，10か月）で陣痛（子宮収縮）が起こり，胎児の分娩が始まる．

　陣痛の発来は下垂体後葉のホルモンであるオキシトシンによる．（P127参照）

　妊娠末期までは，エストロゲンとプロゲステロンがオキシトシンに対する子宮筋の感受性を抑えて陣痛を抑制している．

◆ 授　乳

　乳汁の産生と分泌はホルモンにより制御されている．

　産生は主にプロラクチンの作用（P125参照）であり，射乳はオキシトシンの作用（P127参照）である．

　プロラクチンは排卵を抑制するので，授乳時期は妊娠が起こらない．

・射乳反射：乳児による乳頭への刺激によりオキシトシンが分泌され，射乳が起こる．
・ファーガソン反射：膣や子宮頚部への刺激でオキシトシンの分泌が起こり，子宮が収縮する．

CHAPTER 10
骨の生理

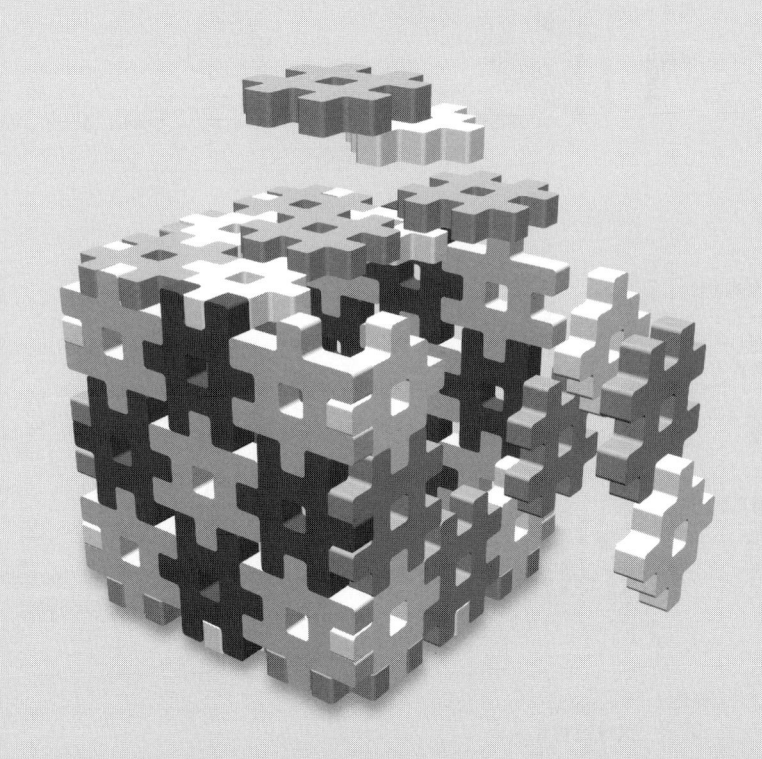

骨の形成と再吸収

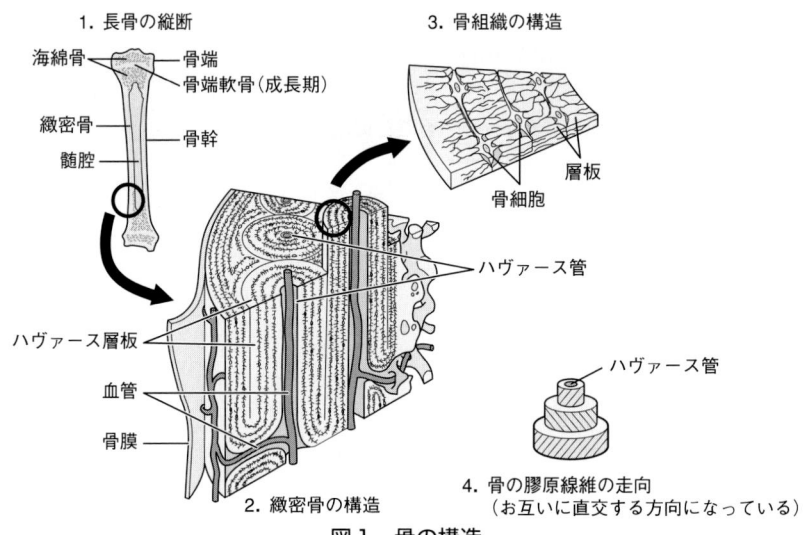

図1　骨の構造

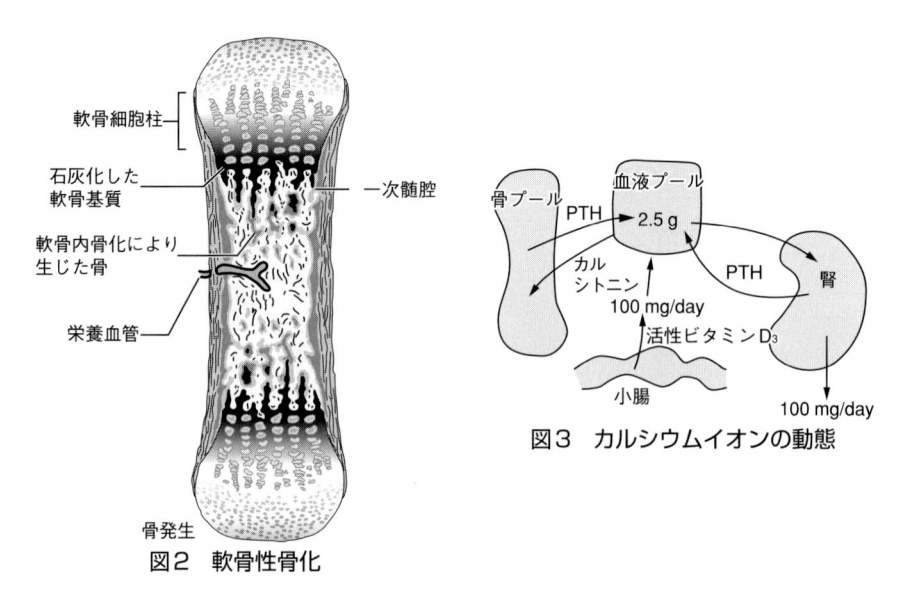

図2　軟骨性骨化

図3　カルシウムイオンの動態

CHAPTER 10 骨の生理

> ## ここが要点
> This is the main point.
>
> カルシウムは骨の材料としてだけでなく，さまざまな細胞機能の発現に必要なイオンである．血液中のカルシウムを調節するために，骨は再形成と再吸収を繰り返している．つまり，骨は身体を支え保護する役割に加えて，巨大なカルシウムの貯蔵庫として機能していることになる．

◆**骨の構造**（図1）

骨は骨質，軟骨質，骨髄，骨膜からなる．
- 骨質：緻密質，海綿質からなる．カルシウムとリン酸塩などにより作られるアパタイトで構成される．

  血管や神経の通路としてハヴァース管，フォルクマン管が通る．
- 骨軟骨：関節軟骨，骨端軟骨（骨端線を形成する）
- 骨髄：赤色骨髄（造血を行う），黄色骨髄

◆**骨の形成**
- 膜性骨化：発生，成長期に中胚葉性組織から直接骨を形成する（頭蓋骨，下顎骨など）．
- 軟骨性骨化（図2）：軟骨が形成されてから，中心から骨化が起こる（四肢の骨，骨盤，椎骨など）．

◆**骨の再吸収と再形成**（図3）

骨は常に再吸収と再形成を繰り返している．→骨を形成するカルシウムは常に入れ替えられる（全身の5％程度）．

入れ替わったカルシウムは血液中にカルシウムイオンとして供給される．

血中カルシウムは，骨での再吸収や再形成，小腸からの吸収，腎での排泄との間のバランスによって厳重に調節される．

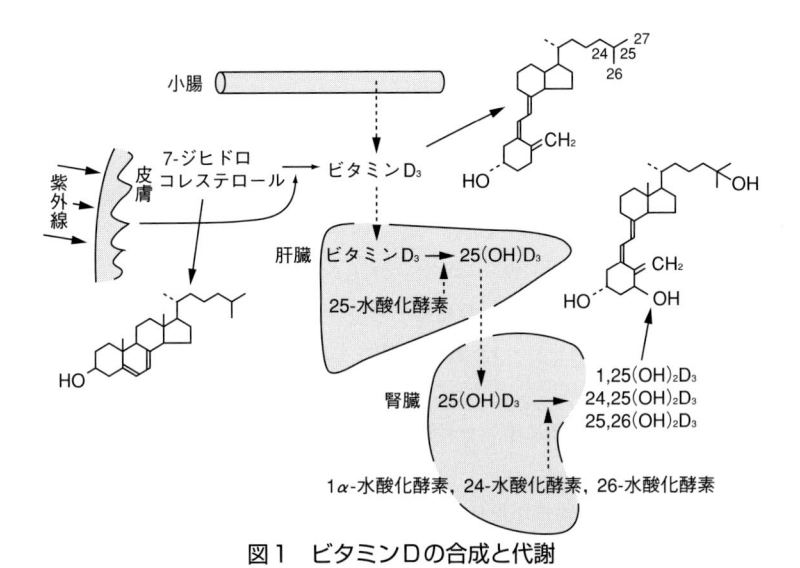

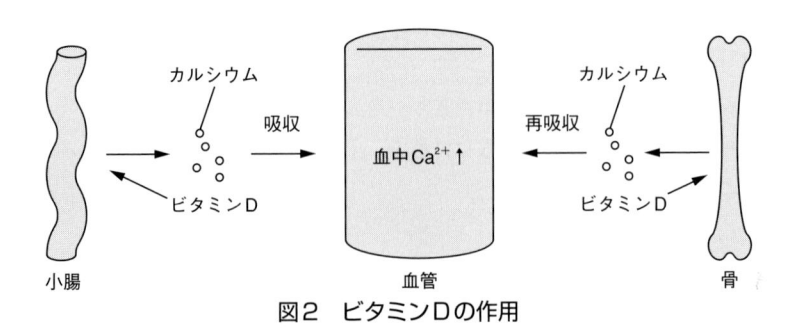

ビタミンD

図1 ビタミンDの合成と代謝

図2 ビタミンDの作用

CHAPTER 10　骨の生理

✎ ここが要点
This is the main point.

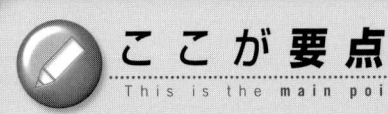

ビタミンDはカルシウムイオンの腸管からの吸収に必要なビタミンである．ビタミンDは食物内に含まれていて，腸から吸収されるだけでなく，皮膚において紫外線の作用により生合成される．したがって，日光不足はビタミンD不足を引き起こす．

◆ビタミンDの合成と代謝（図1）

ビタミンDは食物内にあり，腸管から吸収される．また皮膚内にはプロビタミンD_3が蓄えられていて，紫外線の作用でビタミンD_3となる．

ビタミンD_3は肝臓で水酸化され，25(OH)ビタミンD_3さらに腎臓で水酸化を受け，1,25(OH)ビタミンD_3など2つの水酸基を持つ．1,25(OH)ビタミンD_3が一番作用が強い．

◆ビタミンDの作用（図2）

腸での作用　ビタミンDは腸上皮細胞に作用して，カルシウムイオンとリン酸イオンの吸収を促進する．

骨への作用　ビタミンDは骨からカルシウムイオンとリン酸イオンを遊離させる．

結果として血中のカルシウム濃度を高め，さまざまな臓器でカルシウムを利用しやすくしている．

◆ビタミンDの欠乏

摂取不足，日光不足などによりビタミンDが不足すると，低カルシウム血症となり，骨の再形成が障害され，骨格の変形などが起こる（くる病）．

成人ではくる病になりにくいが，腸での脂肪吸収不全が起こると，ビタミンDが不足して骨軟化症となる．また，腎不全でビタミンDが不足しても起きる．

上皮小体ホルモン

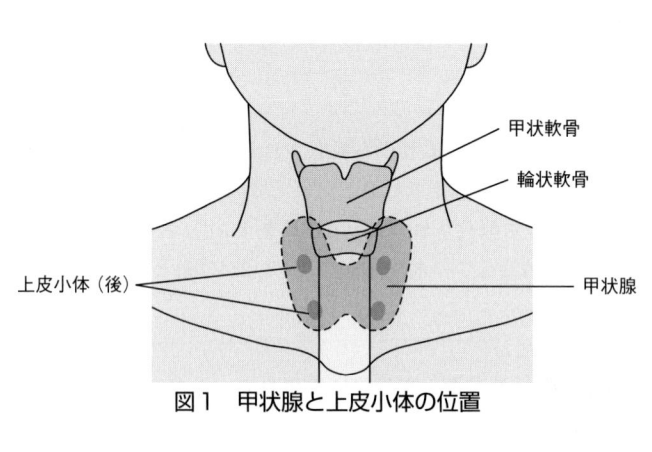

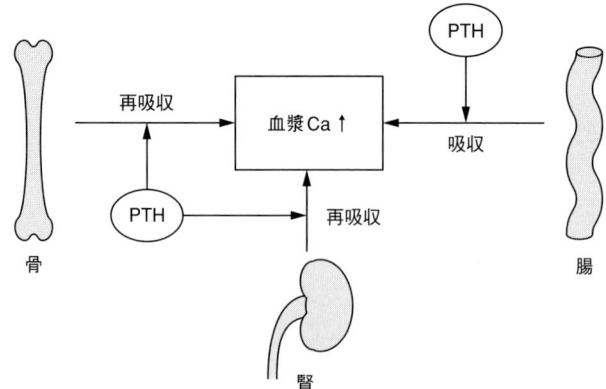

図1 甲状腺と上皮小体の位置

図2 上皮小体ホルモンの作用

CHAPTER 10 骨の生理

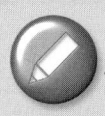

> ## ここが要点
> This is the main point.
>
> 甲状腺の裏にある上皮小体から上皮小体ホルモンが分泌される．上皮小体ホルモンは骨の再吸収を抑制し，血漿カルシウムイオン濃度を高める作用を持つ．一方，血漿リン酸濃度は低下させる．骨からカルシウムを動員して，全身で利用するために必要なホルモンである．

◆上皮小体ホルモンの性質と分泌調節（図1）
- 上皮小体の位置：甲状腺の裏側の左右に合計4つ存在する．副甲状腺という呼び名もある．
- 上皮小体ホルモン（副甲状腺ホルモン：PTH）：84個のアミノ酸からなるペプチドホルモン
- 分泌調節：血漿カルシウムイオン濃度が低下すると分泌され，上昇すると分泌は抑えられる（ビタミンDの作用は，上皮小体ホルモンの分泌を抑える）．

◆上皮小体ホルモンの作用（図2）
血漿カルシウムの維持を目的とする．
① 骨の再吸収を促進する．
② 腎の近位尿細管でのリン酸の再吸収を減少させる．
③ $1,25(OH)_2D_3$の産生促進する．
④ 腎からのカルシウム再吸収促進
⑤ 腸からのカルシウム吸収促進

以上の作用により，血漿カルシウムイオン濃度を上昇させて，血漿リン酸濃度を減少する．

※上皮小体腫瘍では上皮小体ホルモンの分泌が高まり，高カルシウム血症となる．
また，分泌低下では低カルシウム血症となり，四肢の骨格筋の痙攣を主徴とする低カルシウム血性テタニーが起こる（クボステック徴候，トルーソー徴候）．

カルシトニン

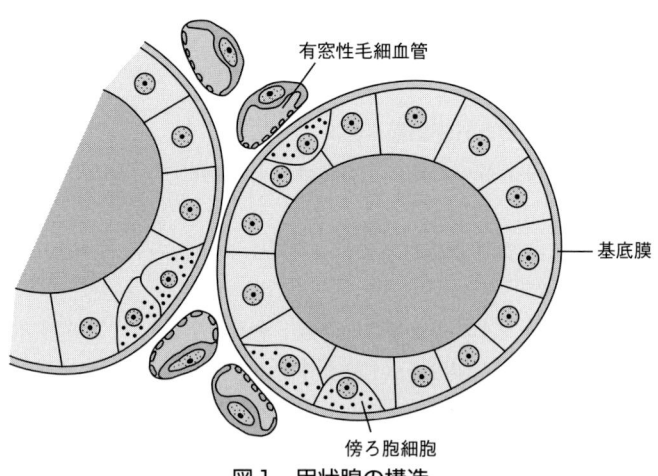

図1　甲状腺の構造

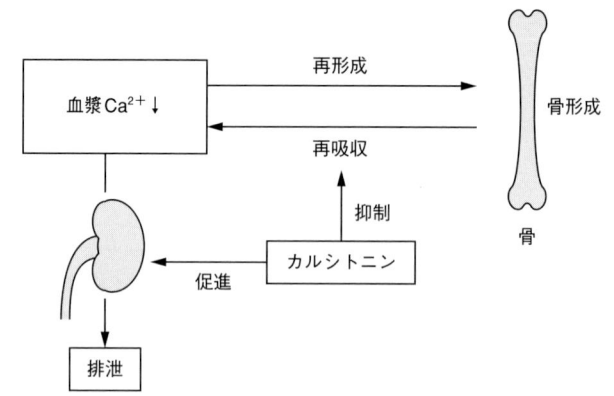

図2　カルシトニンの作用

ここが要点
This is the main point.

甲状腺の傍ろ胞細胞からカルシトニンが分泌される．カルシトニンは骨の再吸収を抑制し，結果的に骨の再形成を促進するホルモンである．このため，血漿カルシウムイオン濃度は低下する．

◆**カルシトニンの分泌調節**（図1）

甲状腺の傍ろ胞細胞（C細胞）から分泌される32個のアミノ酸からなるペプチドホルモン．

血漿のカルシウムイオン濃度が上昇すると，分泌が促され，濃度が低下すると分泌は抑制される．

◆**カルシトニンの作用**（図2）

① 骨の再吸収を抑制する→骨の再形成が進行する．

② 血漿カルシウムイオン濃度を減少する．

③ 尿中へのリン酸とカルシウムイオンの排泄を促進する．

◆**骨に影響するそのほかのホルモン**

女性ホルモンであるエストロゲンは，骨芽細胞の活動を促進する．

閉経後の女性はエストロゲンがなくなり，骨の再形成が抑制され，骨質が菲薄化する．これを骨粗鬆症（オステオポローシス）といい，骨強度が低下し，簡単に骨折するようになる．

CHAPTER 11
神経

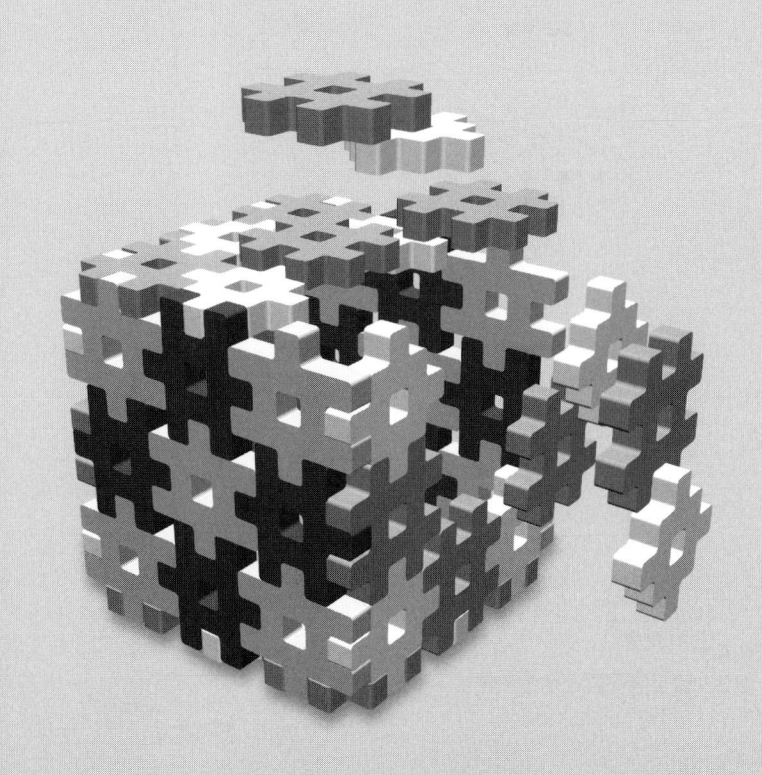

ニューロンと膜電位

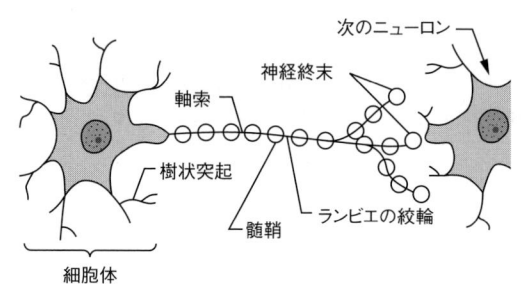

図1　ニューロンの形態

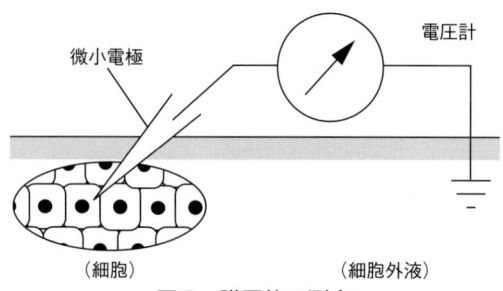

図2　膜電位の測定

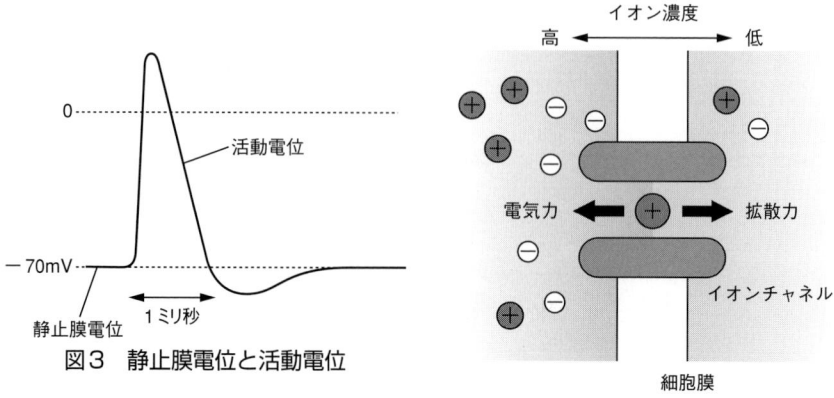

図3　静止膜電位と活動電位

図4　平衡電位の成り立ち

CHAPTER **11** 神経

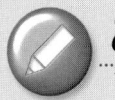

ここが要点
This is the main point.

神経系で，その機能を発揮する細胞をニューロン（神経細胞）という．ニューロンは基本的に樹状突起と軸索をもち，興奮を生じて樹状突起から軸索の方向に伝える．このニューロンが基本単位となって組み合わされて，脳や神経系の機能が形作られる．

◆ニューロン（神経細胞）の形態（図1）

大きな核をもつ細胞体から樹状突起が伸びている．

1本の長い別な突起があり，これを軸索と呼ぶ（長いものは1メートル以上）．

軸索は髄鞘に覆われているもの（有髄神経）と覆われていないもの（無髄神経）がある．髄鞘はシュワン細胞からできている．

髄鞘にはところどころ切れ目があり，軸索の細胞膜が露出している（ランビエの絞輪）．

※軸索の先端である神経終末が，次のニューロンとシナプスをつくり連絡する．

◆膜電位（図2）

細胞は細胞膜を境にして，細胞外より細胞内の電位が低い．これを膜電位という．

膜電位は一定ではなく，大きく2つの状況に分かれる．

・静止膜電位（図3）：膜電位が一定の値をとり安定している状態（神経で約 $-70\mathrm{mV}$）
・活動電位：膜電位がプラスの方向に偏移し，再び静止膜電位に戻るもの．

これが生じている時を"興奮している"とみなす．

◆静止膜電位の成り立ち（図4）

あるイオンが内外の濃度の差により膜を通過するとき，移動の逆方向に電気力がかかり，平衡に達して移動が起こらなくなる．このときの膜電位をそのイオンの平衡電位という（ネルンストの式で定義）．

神経の細胞膜にはイオンがそれぞれ専用に通過する通路がある（イオンチャネル）．イオンが膜を通過する度合いをイオン透過性という．

静止時の膜では，カリウムチャネルの開口が圧倒的に多く，他のイオンが通りにくい（選択的透過性）．そこで，膜電位はKの平衡電位の付近で安定する．

静止膜電位の状態は真の平衡電位ではないので，イオンの移動は依然として起こる→細胞内外のイオンの濃度を維持するためにナトリウムポンプが使われる．

活動電位の成り立ち

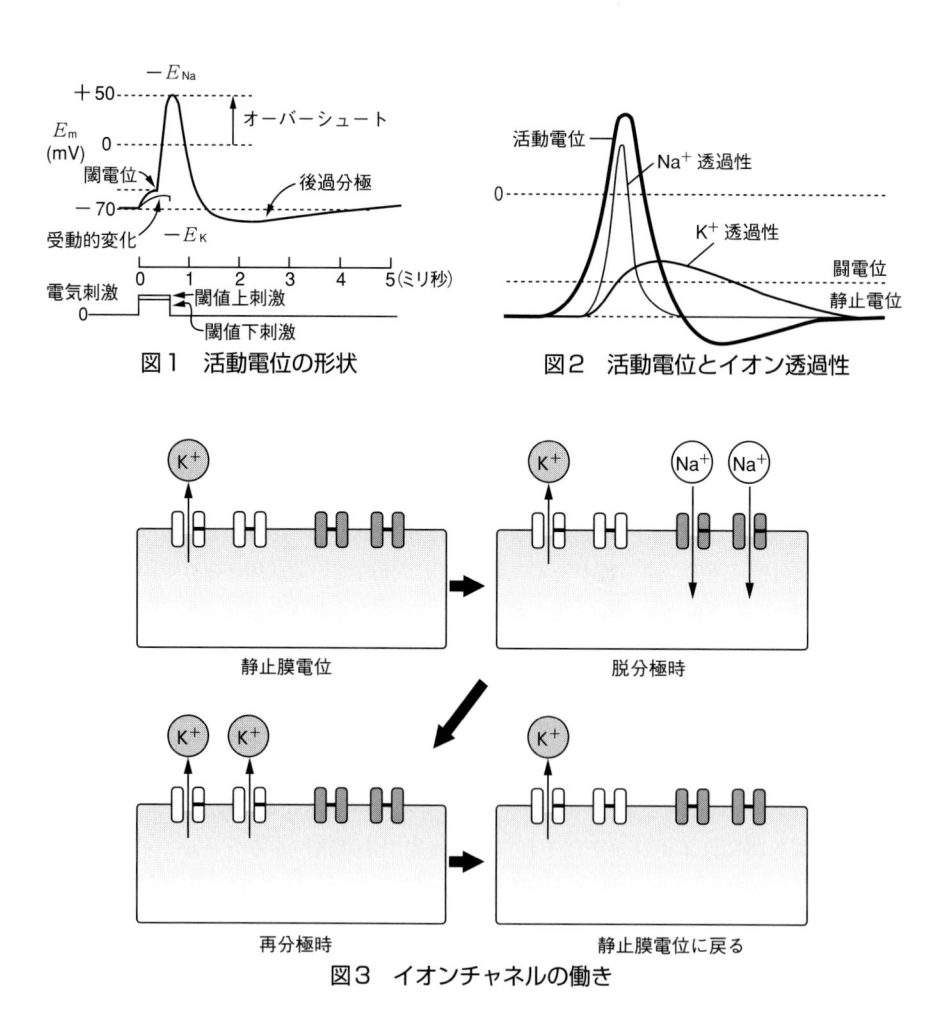

図1 活動電位の形状

図2 活動電位とイオン透過性

図3 イオンチャネルの働き

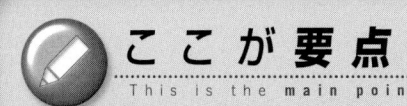

CHAPTER 11 　神経

> ### ここが要点
> This is the main point.
>
> 　神経が興奮しているとき，活動電位が観察される．つまり，活動電位の発生が興奮そのものなのである．活動電位は細胞の種類によりそれぞれ決まった時間経過（すなわち形）を示す．しかし，静止膜電位から脱分極し，細胞内外の電位をいったん逆転させ，再分極して静止膜電位に再び戻るという共通の特徴を持つ．

◆**活動電位の時間経過（形状）**（図1）
・脱分極相：静止膜電位からプラスの方向に膜電位が急速に変化する．
・再分極相：脱分極した膜電位が再び静止膜電位に向かって，マイナス方向に変化．
・後過分極相：再分極相のあとに，膜電位が一時的に静止膜電位よりマイナスになる．
・オーバーシュート：活動電位の中で膜電位がプラスになる．活動電位に必須．
・活動電位の継続時間：神経細胞の場合，おおむね数ミリ秒である．

◆**活動電位とイオン透過性**（図2）

　脱分極相でのイオン透過性　刺激を受けた神経は，ナトリウムのイオン透過性が急速に高まり，それにより脱分極が開始される．脱分極によりナトリウムイオンの透過性は高まり，膜の脱分極は促進される（正のフィードバック）．強い脱分極となると，ナトリウム透過性は減弱し，脱分極は停止する．

　再分極でのイオン透過性　脱分極により，カリウムイオンの透過性が徐々に高まる．ナトリウムの透過性が減弱すると，カリウムイオンの透過性が優勢となり，膜電位は再分極する．後過分極相は一時的なカリウム透過性の亢進による．

　イオンチャネル（図3）　細胞膜のイオン透過性を決定しているタンパク分子をイオンチャネルと呼ぶ．ナトリウムの透過性はナトリウムのみを通過させるナトリウムチャネルの開口により決まる．カリウムの透過性を決めるのはカリウムチャネルである．

　膜電位依存性　イオンチャネルは膜電位が脱分極すると開口し，イオンを通過させるという特徴を持つ→膜電位依存性．
　ナトリウムチャネルは膜電位が脱分極すると，いったん開口した後，再び閉じる→不活性化状態（オーバーシュートでナトリウム透過性が低下する一因）．

活動電位の特徴

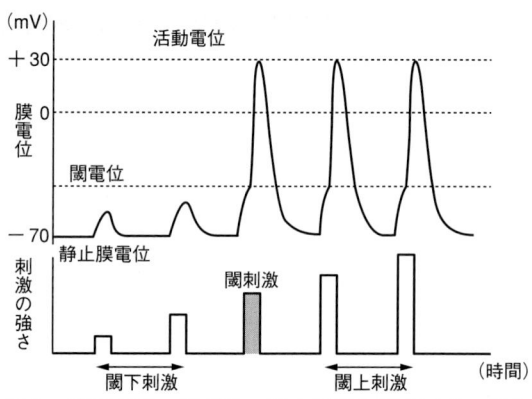

図1 閾下刺激，閾刺激，閾上刺激と活動電位の発生

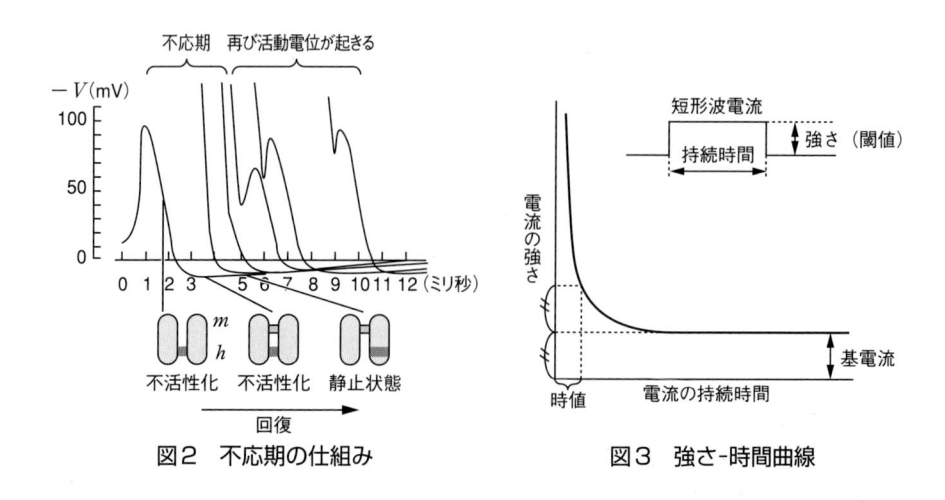

図2 不応期の仕組み

図3 強さ-時間曲線

CHAPTER 11 神経

ここが要点
This is the main point.

活動電位はさまざまな特徴をもつ．発生に一定以上の強さの刺激が必要であること，いったん発生した活動電位の形状は常に同じであること，いったん活動電位が生じた後，少しの間，刺激を加えても活動電位が生じないこと，などである．これらの特徴は神経の情報を運ぶために必要な特徴である．

◆閾刺激（図1）

神経細胞に電気刺激を行うと，活動電位が生じる．活動電位の生じさせることのできる最小の強さの刺激を閾刺激という．

電気刺激により静止膜電位から脱分極が起こり，これが一定の膜電位に達すると活動電位が生じる．その電位を閾電位という．閾刺激とは，閾電位に到達できる刺激のことである．

全か無かの法則　閾刺激以下の強さの刺激（閾下刺激）→活動電位は発生しない．
閾刺激以上の強さの刺激（閾上刺激）→刺激の強さとは無関係に一定の振幅の活動電位が発生する．

◆不応期（図2）

閾上刺激を加えて活動電位が生じた最中やその直後に同じ閾上刺激を加えても，活動電位は生じない．この時期を不応期という．このうち，活動電位終了の時期にさらに強い閾上刺激を加えると，活動電位が生じる時期を相対不応期といい，いかなる刺激によっても活動電位が生じない時期を絶対不応期という．活動電位によりナトリウムチャネルは不活性化するが，活動電位の後半や直後にはまだ，その状態から回復していないので，脱分極が生じないのである．

◆強さ-時間曲線（図3）

神経を矩形波電流で刺激をして活動電位を生じさせ，閾値を測定すると，活動電位の発生は，矩形波電流の強さだけでなく，その時間にも関係があることがわかる．この強さと時間の関係を表したグラフを強さ-時間曲線という．この曲線は，弱い刺激でも長く通電すれば活動電位を生じさせることができることを示している．この曲線を代表する数値として時値（クロナキシー）が用いられる．クロナキシーが小さいほど，興奮しやすい細胞であることになる．

興奮伝導

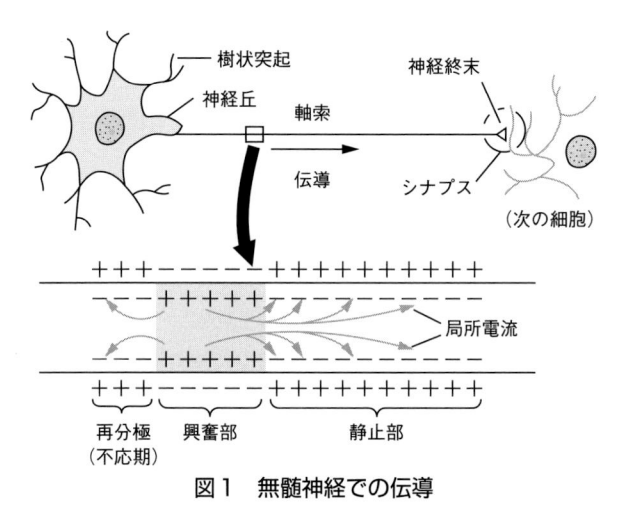

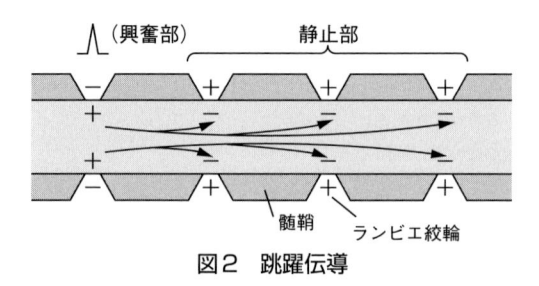

図1　無髄神経での伝導

図2　跳躍伝導

CHAPTER 11 神経

✎ ここが要点
This is the main point.

神経細胞で活動電位が生じることを興奮という．活動電位すなわち興奮は，軸索を細胞体から神経終末の方向に伝わっていく．これを興奮の伝導という．脳から身体へ興奮を伝えたり，皮膚感覚を脳に知らせたりするために，神経線維を用いているが，神経線維は軸索の束であり，そこで興奮伝導の仕組みを介して行われる．

◆興奮伝導の仕組み

無髄神経での伝導（図1）　活動電位が生じている軸索部分と隣接した静止膜電位にとどまっている軸索部分の間には，細胞膜の内側同士，外側同士で瞬間的に電位差が生じる．

この電位差によって局所電流が流れ，隣接部分が脱分極する．

脱分極が閾電位に達し，隣接部分に活動電位が生じる．

以上の現象が連鎖的に繰り返され，活動電位が伝導される．

跳躍伝導（図2）　有髄神経では，軸索が髄鞘に覆われていて，ランビエ絞輪のところでのみ軸索の細胞膜が露出し，ここに膜電位が生じる．

ひとつのランビエ絞輪で活動電位が生じると，局所電流は隣のランビエ絞輪まで流れる．

隣のランビエ絞輪で活動電位が生じる．

このように，ランビエ絞輪でのみ活動電位が生じるので，軸索を活動電位が飛び飛びに伝わるので，「跳躍伝導」という→伝導速度がきわめて速い．

興奮伝導の特徴

a) 両側性伝導

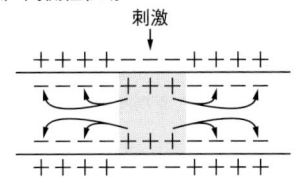

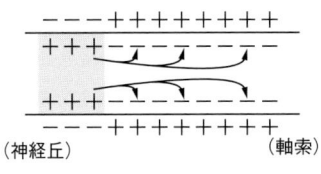

b) 一方向性伝導　　（伝達の途中）

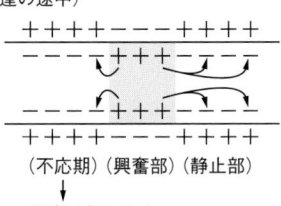

（神経丘）　（軸索）　（不応期）（興奮部）（静止部）

興奮は伝わらない

図1　興奮伝導の特徴

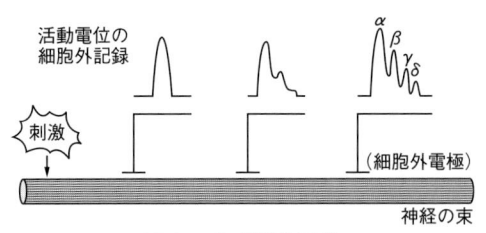

図2　合成活動電位

表1　神経線維の分類

a) 文字式分類

種類		役割	直径(μm)	伝導速度(m/秒)
A	α	筋紡錘からの求心性情報 骨格筋支配	15	100
	β	触覚，圧覚	8	50
	γ	筋紡錘への遠心性情報	5	20
	δ	痛覚，温覚，冷覚	3	15
B		交感神経節前線維	<3	7
C		痛覚，交感神経節後線維	1	1

b) 数字式分類（感覚性ニューロンの分類に用いられる）

種類	役割	直径(μm)	伝導速度(m/秒)
I a	筋紡錘からの求心性情報	13	75
I b	腱受容器からの求心性情報		
II	触覚，圧覚	9	55
III	痛覚，温覚，冷覚	3	11
IV	痛覚	1	1

CHAPTER 11 神経

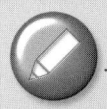

ここが要点
This is the main point.

興奮伝導は，神経の軸索で行われるので，単なる電気の伝導と異なり，さまざまな特徴を有する．その特徴は，興奮伝導が活動電位の発生が伝わっていく現象であることによる．したがって，興奮伝導の速度とは活動電位の伝播の速度のことである．末梢神経は通常神経線維（軸索）の束であるから，異なる伝導速度の神経線維が含まれる．これを細胞外電極で一度に測定したのが合成活動電位である．

◆伝導の種類（図1）
両側性伝導　軸索の一部を刺激するとその両側に活動電位が伝導する．
一方向性伝導　通常は細胞体の神経丘ではじめの活動電位が生じるため，軸索の興奮伝導は一方向になる．この際，すでに活動電位が生じた部分は不応期となるので，局所電流が流れても活動電位が出ないため，逆行することはない．
絶縁性伝導　興奮は隣の軸索に乗り換えることはない．
不減衰伝導　細胞膜に生じる活動電位は，全か無かの法則により振幅は一定であるので，伝導した活動電位も減衰しない．

◆興奮伝導速度と神経線維の分類（表1）
活動電位を軸索が伝導していく速度を興奮伝導速度という．
興奮伝導速度は，軸索が太いほど速くなり，有髄神経で速くなる．
伝導速度により神経線維の分類が行われる（文字式分類，数字式分類）．

◆合成活動電位（図2）
一般に末梢神経は興奮伝導速度が異なるさまざまな神経線維（軸索など）の束となっているので，神経の一端を電気刺激して，刺激点から近接した部分で活動電位を細胞外から測定すると，すべての神経線維で生じた活動電位が一つの山として観察される．しかし，離れた場所で測定すると，伝導速度の違いにより，いくつかの山からなる活動電位が観察される．これを「合成活動電位」という．神経線維の分類に利用される．

シナプス伝達

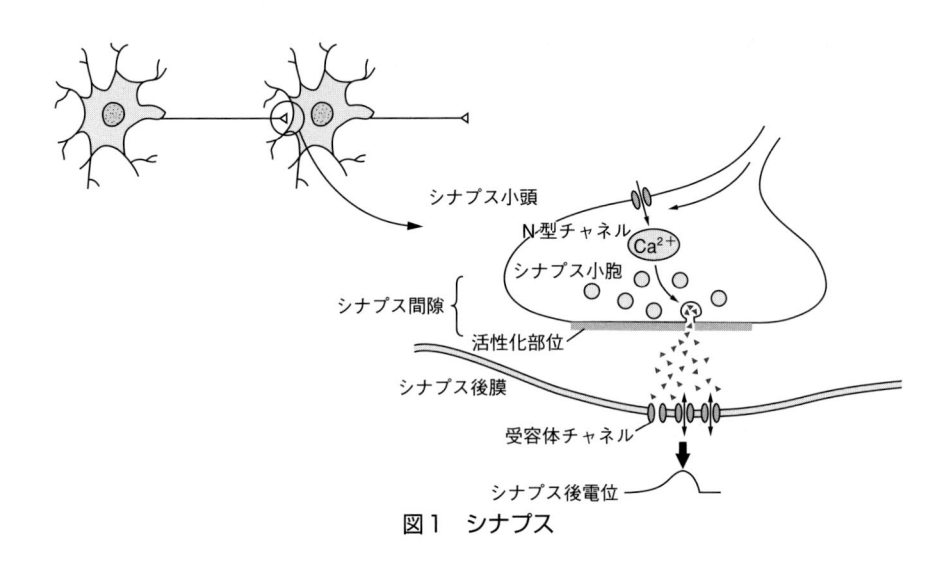

図1 シナプス

表1 主な神経化学伝達物質と受容体

物質名	受容体名
アセチルコリン	ムスカリン性受容体，ニコチン性受容体
ノルアドレナリン	アドレナリン受容体（α，β）
ドーパミン	ドーパミン受容体（D_1，D_2）
セロトニン	5-HT 受容体（1, 2, 3）
GABA（γ-アミノ酪酸）	GABA 受容体（A, B）
グルタミン酸	NMDA 型受容体，AMPA 型，カイニン酸型
サブスタンスP	タキキニン受容体
エンケファリン	オピオイド受容体（μ，δ，κ）

|CHAPTER 11　神経|

> ## ここが要点
> This is the main point.
>
> 神経細胞は次の神経細胞に興奮を伝えるためのシナプスと呼ばれる構造を持つ．シナプスでは，2つの神経の細胞膜が非常に近接しているが付着しておらず，一方の神経終末から放出される神経化学伝達物質が，もう一方の細胞膜の受容体に結合することにより興奮を伝達する．

◆シナプス（図1）

構　造

・シナプス：神経終末と次の神経細胞が接合する構造．
　シナプスでは双方の細胞膜は接しておらず，シナプス間隙を形成する．
・シナプス小頭：シナプス前ニューロンの神経終末のふくらみ．中にシナプス小胞を多数含む．
・シナプス小胞：神経化学伝達物質を含む．

シナプス伝達　シナプス前ニューロンの興奮がシナプス小頭に達すると，シナプス小胞が細胞膜（シナプス前膜）に結合し，中の神経化学伝達物質をシナプス間隙に放出する．
　放出された神経化学伝達物質は，次の神経の細胞膜（シナプス後膜）上にある専用の受容体に結合する．これによりシナプス後膜の膜電位が変化し，情報が次の神経に伝達される．

神経化学伝達物質（表1）　通常，一つの神経は1種類の伝達物質を放出する．シナプス後膜には，それらの物質を受け止める受容体が存在する．

シナプス伝達の特徴

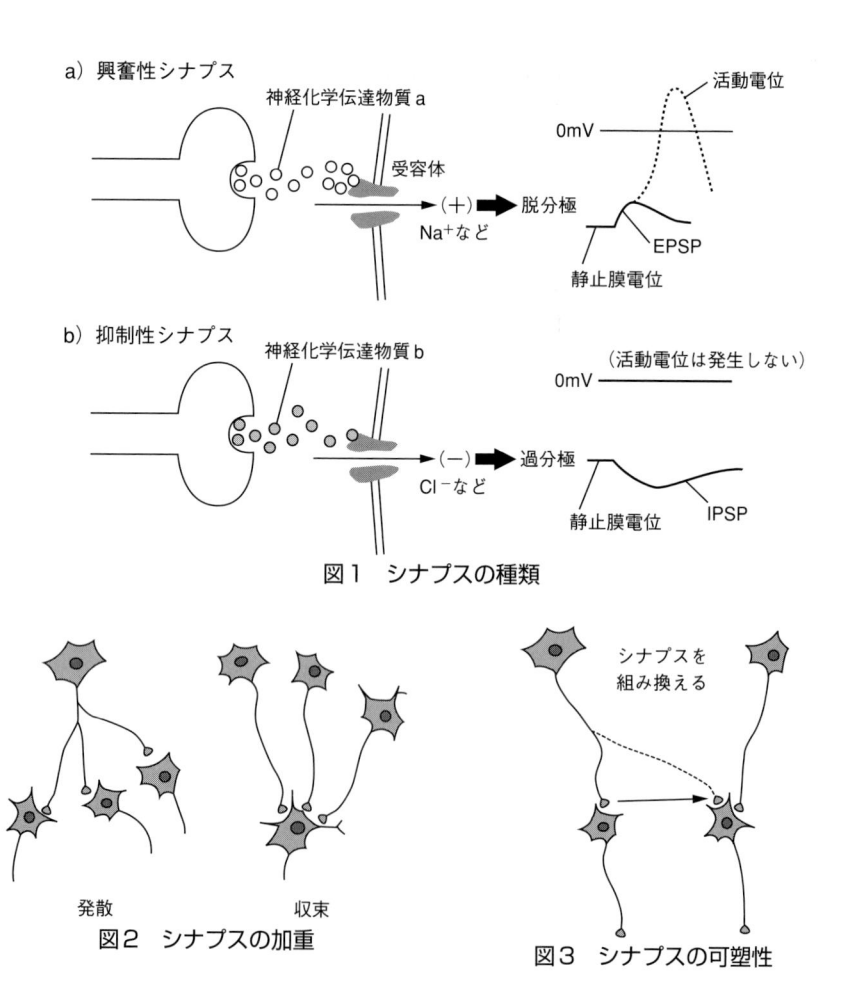

a) 興奮性シナプス 神経化学伝達物質a 受容体 活動電位 0mV (＋) Na⁺など 脱分極 EPSP 静止膜電位

b) 抑制性シナプス 神経化学伝達物質b (活動電位は発生しない) 0mV (−) Cl⁻など 過分極 静止膜電位 IPSP

図1 シナプスの種類

発散　　収束

図2 シナプスの加重

シナプスを組み換える

図3 シナプスの可塑性

CHAPTER 11 神経

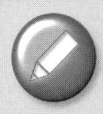

ここが要点
This is the main point.

シナプスの仕組みによって伝達される情報は,「興奮を伝えること」と,「興奮を抑制すること」である.興奮を次に伝えるのを興奮性シナプス,次のニューロンの興奮を抑えるのを抑制性シナプスという.一つのニューロンには多くのシナプスができており,それらのシナプスの働きの総合によって,ニューロンは興奮したり抑制されたりする.

◆シナプスの種類（図1）

興奮性シナプス 受容体に神経化学伝達物質が結合したとき,シナプス後膜の膜電位が脱分極するシナプス.この脱分極を興奮性シナプス後電位（EPSP）と呼ぶ.EPSPにより膜電位が閾電位に達し,シナプス後ニューロンに活動電位が生じるので,興奮性シナプスと呼ぶ.

抑制性シナプス 受容体に神経化学伝達物質が結合したとき,シナプス後膜の膜電位が過分極するシナプス.この過分極を抑制性シナプス後電位（IPSP）と呼ぶ.IPSPにより膜電位が閾電位から離れるので,隣接した興奮性シナプスが働いても,閾電位に達しないのでシナプス後ニューロンの興奮は起こらない.このようなシナプスを抑制性シナプスと呼ぶ.

◆特　徴

一方向性伝達 神経化学伝達物質と受容体の結合が不可欠であるので,情報は放出する側から受け取る側に一方向にしか伝達されない.

加重（図2）　一つのニューロンの細胞体には複数のシナプスが形成されているので,EPSPやIPSPは加重され,その結果がニューロンの興奮を左右する.また,空間的には,収束や発散といったニューロンの結合がある.

シナプス遅延　シナプス伝達は電気ではなく,物質の拡散によるので,伝達には一定の時間を要する.これをシナプス遅延という.刺激から反応までにかかる反射時間はシナプス遅延が主たる要因である.

シナプスの可塑性（図3）　シナプス結合はさまざまな条件により組み換えが起こる.これをシナプスの可塑性という.学習や記憶の仕組みに関与すると考えられている.

神経系の成り立ちと末梢神経

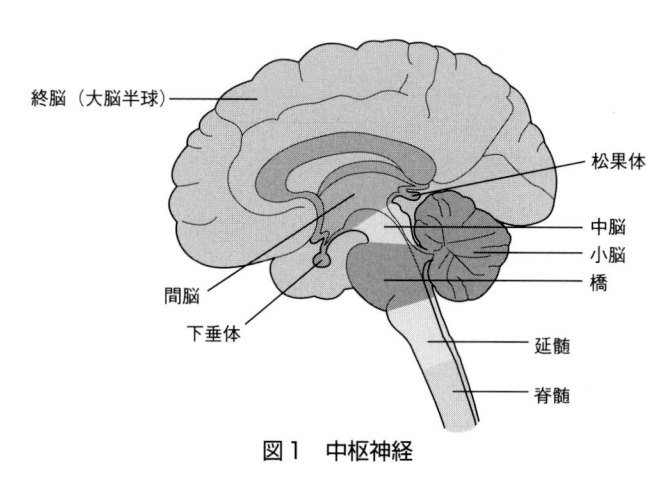

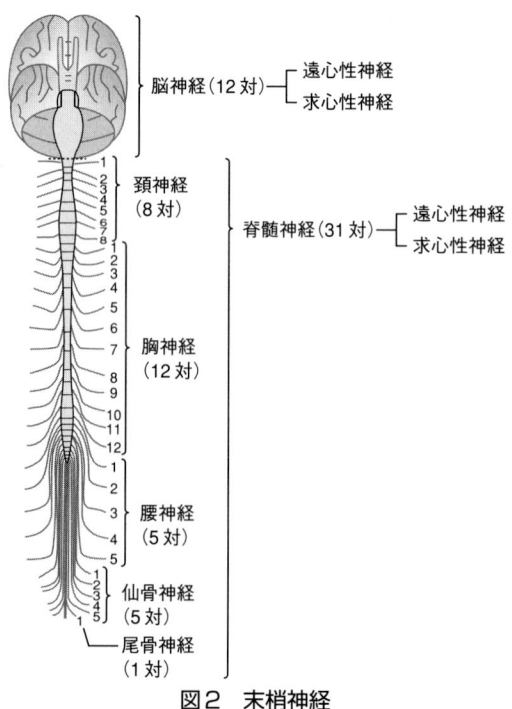

図1　中枢神経

図2　末梢神経

CHAPTER **11** 神経

ここが要点
This is the **main point**.

神経系は脳，脊髄からなる中枢神経と，主に神経線維からなる末梢神経から成り立つ．中枢神経は神経細胞体を多数含み，判断，処理を行う．末梢神経は，中枢神経と全身の器官との連絡を行う神経線維がほとんどであるが，一部，連絡にかかわる神経細胞体が含まれていて，その場所を神経節という．

◆神経系

神経系は中枢神経と末梢神経から成り立つ．

中枢神経（図1） 大脳，間脳，中脳，小脳，橋，延髄，脊髄から構成される．なお，中脳，橋，延髄を含めて脳幹と呼ぶ．神経細胞体を無数に含む．実際に神経細胞体が存在する部分は，灰白質あるいは神経節などと呼ばれ，神経線維（軸索および樹状突起）だけがある部分を白質と呼ぶ．

中枢神経内の神経細胞は相互にシナプスにより複雑に連絡しあっており，これにより情報をやり取りして，処理，判断を行っている．とくに大脳の大きな灰白質である大脳皮質はその機能が高度に発達しており，より高次な意識，感情，思考，意志などの働きは，大脳皮質において行われる．

末梢神経（図2） 末梢神経は中枢神経と全身の臓器，組織とをつなぐ連絡路であり，ほとんどは神経線維のみで構成されている．ただ，一部では連絡のための神経細胞体が必要で，その細胞体とその周りのシナプスを守るため，（末梢）神経節という構造を作っている．

情報の伝わる方向により2つに分けられる．

- 遠心性神経：中枢→臓器・組織
- 求心性神経：臓器・組織→中枢

解剖学的には，発する部位により2つに分けられる．双方とも遠心性と求心性神経を含む．

- 脳神経（12対）：頭蓋内で中枢から発する末梢神経
- 脊髄神経（31対）：脊髄から発する末梢神経

>>>TITLE
反射と反射弓

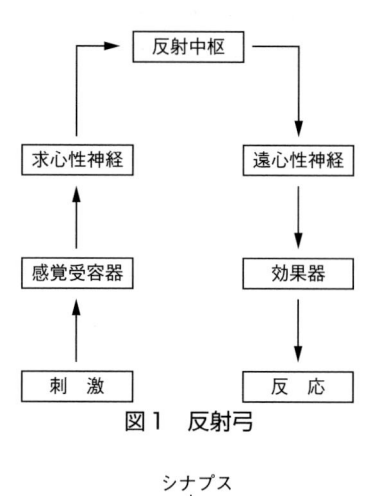

図1 反射弓

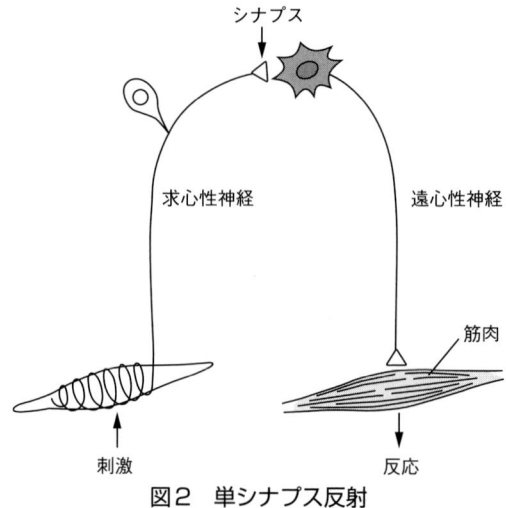

図2 単シナプス反射

CHAPTER 11　神経

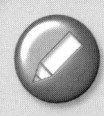

✎ ここが要点
This is the main point.

　反射とは，生体において決まった部位への決まった種類の刺激により決まった種類や形の反応が起こることをさす．反射のためには神経系において一定の決まった神経回路が存在し，それを反射弓という．反射は刺激と反応の基本形と考えられ，反射弓は神経回路の基本である．これを複雑に組み合わせたのが中枢神経そのものである．

◆**反　射**

　環境の変化を受け止めること→受容

　行動すること→反応

　決まった器官，部位で刺激を受容し，それによって決まった種類，形の反応を引き出すことを反射という．反射には，一般的な意味での思考，判断は必要なく，"無意識"に行われる．

◆**反射弓**（図1）

　反射を形成するには，刺激を受容する感覚受容器とそれを中枢に伝える神経（求心性神経）が必要で，次に中枢で刺激を処理し，命令を発する反射中枢が必要となる．次に，命令を伝える遠心性神経を経て，実際に反応を引き起こす筋肉や臓器などの効果器がある．この一連の回路を反射弓という．

- ・単シナプス反射（図2）：反射弓にシナプスが1つのみのものを単シナプス反射といい，求心性ニューロンと遠心性ニューロンの2つからなる一番単純な反射弓である．複数のシナプスを含むものは多シナプス反射という．

◆**反射中枢**

　反射を処理する反射中枢は，脊髄，脳といったいわゆる中枢神経に存在する（脊髄反射，脳幹反射）．

　1つの反射に専用の反射弓と反射中枢があると考えられている．

脊髄と脊髄神経

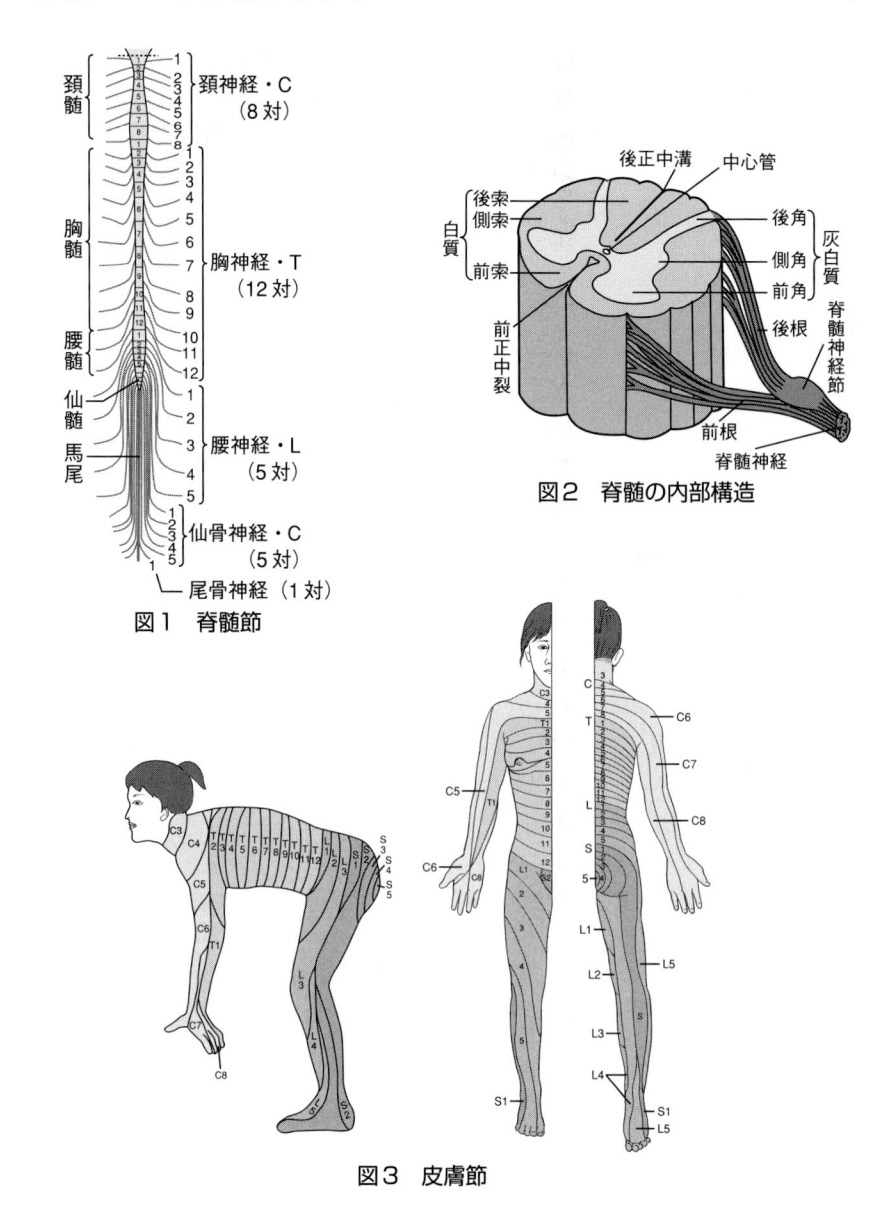

図1 脊髄節

図2 脊髄の内部構造

図3 皮膚節

CHAPTER 11　神経

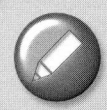

ここが要点
This is the main point.

　脊髄神経は脊髄の基本構造である脊髄節から前根と後根として発し，途中で合流して左右1対ずつとなり左右の半身に分布する．その分布は脊髄節の順に並んでおり，皮膚感覚神経は皮膚節，筋肉支配の運動神経は筋節として認識される．前根には遠心性神経が含まれ，後根には求心性神経が含まれる（ベルマジャンディーの法則）．

◆脊髄の構造

脊髄節（図1）　脊髄は31の脊髄節に分かれる．
　頚髄（C_1～C_8），胸髄（T_1～T_{12}），腰髄（L_1～L_5），仙髄（S_1～S_5），尾髄（C_0）
　左右から神経線維の束である前根および後根が出ている．

内部構造（図2）
・灰白質：前角，後角，側角（胸髄のみ）
　神経細胞体が存在する．前角にα運動ニューロン，側角に交感神経細胞体が分布．
・白　質：前索，側索，後索
　上下の脊髄節および脳へ連絡する神経線維の束（伝導路）が通る．

◆ベルマジャンディーの法則

　前根は，主に前角に分布する運動神経細胞からの線維を含む．後根は，全身からの感覚神経の神経線維を含み，感覚に関係する神経細胞体をおさめる後根神経節がある．これをベルマジャンディーの法則という．

◆脊髄神経と皮膚節，筋節

　前根と後根は途中で必ず合流し，1つの脊髄節で左右1対の神経の束となる．これを脊髄神経という．したがって，脊髄神経は31対ある．
　脊髄神経の全身への支配領域は，脊髄節の順番どおりにほぼ決まっている．
　皮膚への分布を示すものを皮膚節，筋への分布を示すものを筋節という．

◆脊髄の役割

　首より下の感覚はすべて脊髄に入力され，首より下の筋肉などの運動は脊髄からの指令により動く．脊髄には種々の神経細胞体が含まれ，相互にシナプスを形成し連絡している．→一定程度の情報の処理と反射を脊髄のみで行える（脊髄反射）．

脳神経

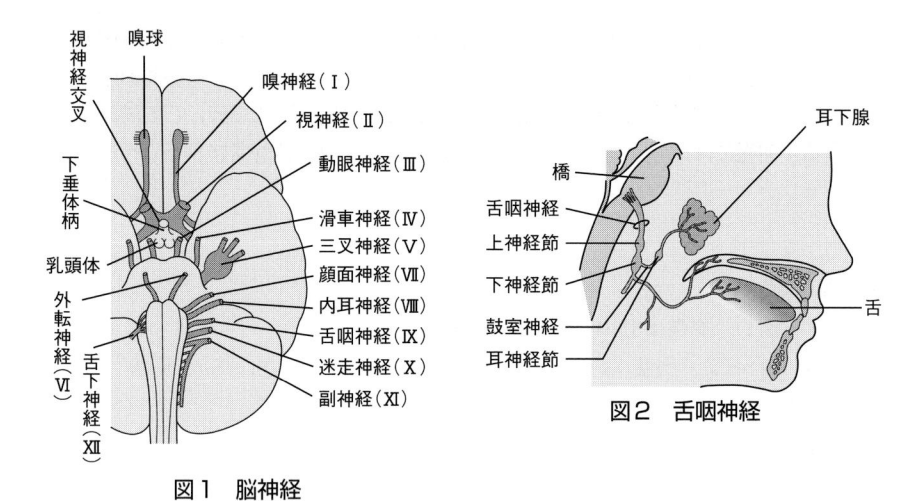

図1 脳神経

- 視神経交叉
- 嗅球
- 嗅神経（Ⅰ）
- 視神経（Ⅱ）
- 動眼神経（Ⅲ）
- 下垂体柄
- 滑車神経（Ⅳ）
- 三叉神経（Ⅴ）
- 乳頭体
- 顔面神経（Ⅶ）
- 外転神経（Ⅵ）
- 内耳神経（Ⅷ）
- 舌咽神経（Ⅸ）
- 舌下神経（Ⅻ）
- 迷走神経（Ⅹ）
- 副神経（Ⅺ）

図2 舌咽神経

- 橋
- 耳下腺
- 舌咽神経
- 上神経節
- 下神経節
- 鼓室神経
- 耳神経節
- 舌

図3 迷走神経

- 橋
- 頸動脈小体
- 喉頭
- 反回神経
- 迷走神経
- 心臓
- 肺
- 食道
- 腹腔神経叢
- 脾臓
- 胃
- 肝臓
- 腎臓
- 結腸
- 小腸

CHAPTER 11　神経

> ### ここが要点
> This is the main point.
>
> 脳神経とは頭蓋内の中枢より発して顔面や頭部に分布する末梢神経である．第Ⅰ〜第Ⅻの12対の神経がある．顔面頭部に分布する視力などの特殊感覚や発語に必要な舌や唇の運動など，人の機能に必要な仕組みを支配している重要な末梢神経である．

◆**脳神経の仕組み**（図1）

脳神経は，間脳，中脳，橋，延髄から発している．

間脳から発する脳神経　第Ⅰ脳神経・嗅神経は間脳から発する嗅索・嗅球から発する．嗅覚を担当する．

第Ⅱ脳神経・視神経は視床の外側膝状体を経て大脳の視覚野にいたる．視覚を支配．

中脳から発する脳神経　第Ⅲ脳神経・動眼神経と第Ⅳ脳神経・滑車神経は中脳から発し，外眼筋に分布する．眼球運動を支配する．

橋から発する脳神経　第Ⅴ脳神経・三叉神経は顔面の知覚を支配する．額付近を支配する眼神経，上顎付近を支配する上顎神経，下顎付近を支配する下顎神経の3つに分岐するので三叉神経という．

延髄から発する脳神経（図2，3）
・第Ⅵ脳神経・外転神経：延髄と橋の境界部分に発するが，外眼筋に分布する．
・第Ⅶ脳神経・顔面神経：顔面表情筋の運動と舌前2/3の味覚を支配する．
・第Ⅷ脳神経・内耳神経：内耳に入り，聴覚と平衡感覚を支配する．
・第Ⅸ脳神経・舌咽神経：のどの運動や舌後1/3の味覚を支配する．
・第Ⅹ脳神経・迷走神経：胸部，上腹部の臓器を支配する副交感性神経．
・第Ⅺ脳神経・副神経：胸鎖乳突筋と僧帽筋を支配する運動性神経．
・第Ⅻ脳神経・舌下神経：舌の運動を支配する．

体性神経系と自律神経系

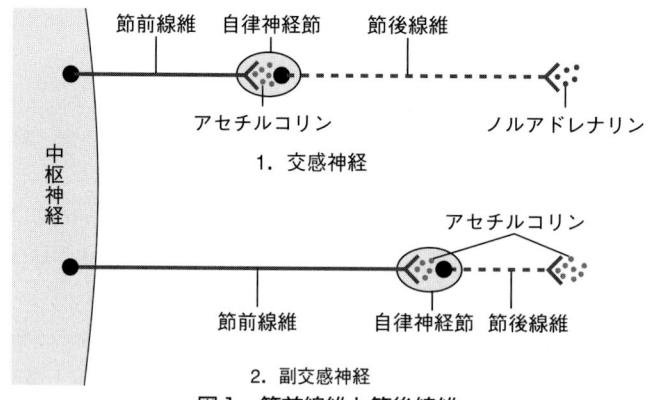

図1 節前線維と節後線維

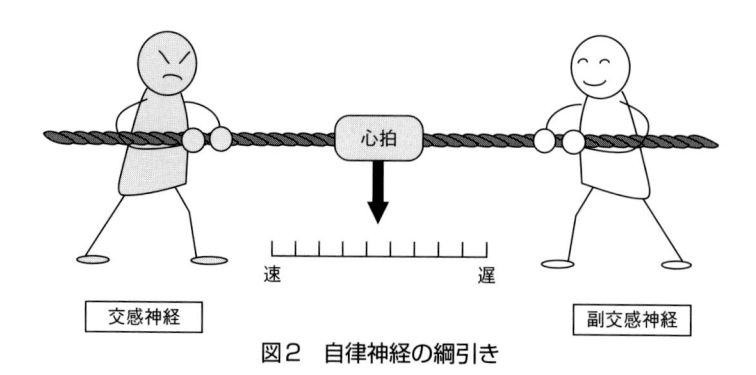

1. 交感神経
2. 副交感神経

図2 自律神経の綱引き

CHAPTER 11　神経

✎ ここが要点
This is the main point.

末梢神経系はその機能によって，体性神経系と自律神経系に大別される．このうち自律神経系は，主に内臓，血管，分泌腺など運動，機能を制御する．通常，意識されずに自動的に働いているので，自律神経と呼ばれるが，その中枢は脳・脊髄に存在する．身体の機能を維持するのに不可欠な仕組みである．

◆**末梢神経の機能的分類**

末梢神経は体性神経系と自律神経系に大別される．

体性神経系　主に意識に上って，その制御を受ける．このうち遠心性神経は運動神経といい，骨格筋を支配し，身体の運動に関与する．求心性神経は感覚神経であり，身体の感覚を大脳に伝える．

自律神経系（図1）　主に，内臓，血管，分泌腺など機能を制御する遠心性神経と内臓，血管からの求心性神経を含む．意識に上らないので，無意識に自動的に起こるように思われるが，決して勝手に動作しているわけではない．中枢と臓器の間にニューロンが必ず2つつながっており，神経節を形成している．機能的に交感神経と副交感神経に分けられる．

・**交感神経系**：胸髄の側角に分布するニューロンから発する．脊椎の前にある交感神経幹の神経節や腹腔神経節などで，ニューロンを換えて，全身の臓器に分布する．節前ニューロンは伝達物質としてアセチルコリンを放出し，節後ニューロンはノルアドレナリンを放出し臓器に作用する．活動的な状態を支える神経．

・**副交感神経系**：中脳，橋，延髄と仙髄に分布するニューロンから発する．頭蓋内を除いて，神経節は目的の臓器の中に含まれているので，節後ニューロンはきわめて短い．節前ニューロン，節後ニューロンともアセチルコリンを放出する．リラックスした状態で働く神経．

◆**自律神経支配の特徴**（図2）

交感神経と副交感神経の2つがあるため，以下のような特徴がある．

・**二重支配**：多くの臓器は交感神経と副交感神経の両方の支配を受ける．
・**拮抗支配**：多くの臓器では交感神経と副交感神経は臓器の機能を逆の方向に進めるので，両神経の作用が拮抗している（一部は協調して作用する）．
・**トーヌス**：自律神経は常に活動（トーヌス）．活動の度合いを変えて調節する．

以上により，両神経の作用は一種の"綱引き"をしていることになる．

交感神経系

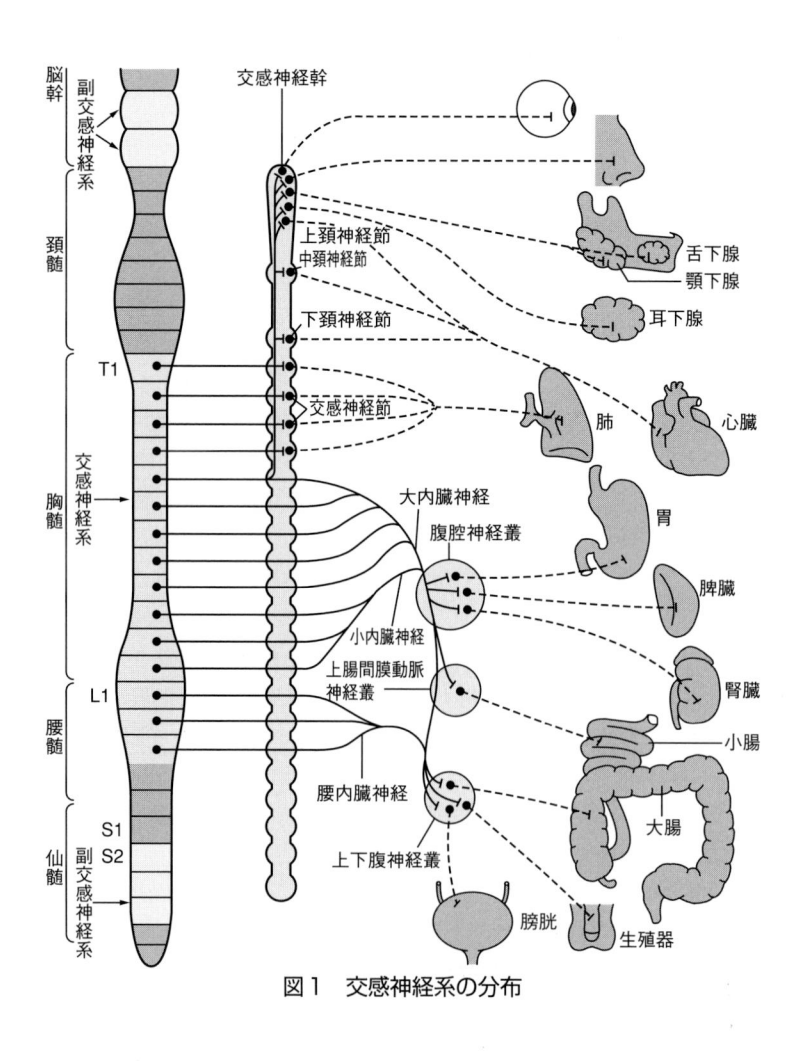

図1　交感神経系の分布

ここが要点
This is the main point.

交感神経系は，人が活動，運動などするときに，それに適するように内臓の機能を制御する神経である．血流を促進し，呼吸を促進し，さらに蓄積していたエネルギー源を動員して，主に骨格筋に供給する．これにより身体活動の能力を高める．

◆アドレナリン受容体

交感神経節後線維からはノルアドレナリンが放出される．
臓器にはノルアドレナリンを受け止めるアドレナリン受容体がある．
・2つのサブタイプ：① アドレナリンα受容体（血管，汗腺，脂肪組織など）
　　　　　　　　② アドレナリンβ受容体（心筋，冠状動脈，気管支など）

◆交感神経系の作用（図1）

心臓への作用（β受容体）　心拍数増加，心収縮力増強，また冠状動脈は拡張し，血流を増す．

血管系への作用　次の2つが同時に作用するので，血圧は上昇し，心臓および骨格筋へ，皮膚その他の臓器から血流の再分配が起こる．
・α受容体を介する収縮：皮膚，粘膜，腹部臓器，脳に向かう動脈および静脈
・β受容体を介する拡張：大動脈，腎動脈，冠状動脈，骨格筋内の動脈

中間代謝への作用　肝グリコーゲン分解→糖が動員され，血糖が上昇する（αおよびβ作用）．
脂肪組織では脂肪の分解が進行する（α作用）．
※体内に蓄積されていたエネルギー源を動員し，筋肉などに供給する．

そのほかの作用　次のような作用がある．
① 消化管運動→抑制　　　⑤ 腎臓→レニン分泌促進
② 消化管の括約筋→収縮　⑥ 膀胱→排尿抑制（排尿筋弛緩，括約筋収縮）
③ 気管支→拡張　　　　　⑦ 立毛筋→収縮
④ 瞳孔→散大　　　　　　⑧ 褐色脂肪組織→分解（β作用）

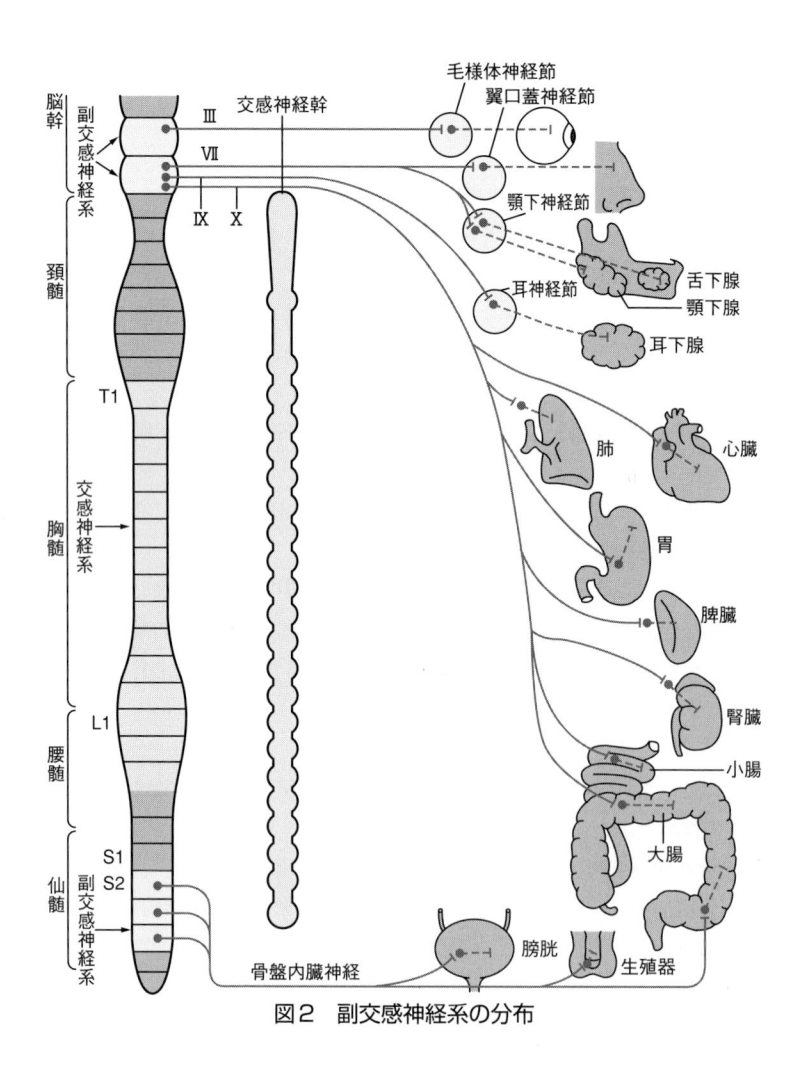

>>>TITLE
副交感神経系

図2　副交感神経系の分布

ここが要点

This is the main point.

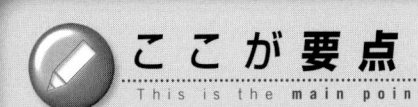

副交感神経は身体がリラックスした状態で働く．次の緊張，活動状態に備えて，栄養補給のため，消化管運動は活発になり，エネルギーを蓄積する．また，排尿，排便を促進する．一方，心臓は緩やかになり，血圧は低下傾向になる．

◆アセチルコリン受容体

　副交感神経の節後線維はアセチルコリンを放出する．

　臓器ではムスカリン性アセチルコリン受容体が受け止める（神経節内はニコチン性アセチルコリン受容体）．

◆副交感神経系の作用（図1）

　心臓と血管への作用　心拍数は減少する．

　　心房筋の収縮力抑制．心室筋は交感神経刺激下では収縮力抑制．

　　脳動脈や冠状動脈は拡張する．しかし，他の血管への影響はほとんどない．

　消化管への作用　消化管運動は活発になる．消化液の分泌も高まる．

　　括約筋は拡張させる．

　中間代謝への作用　肝臓でグリコーゲンの合成を促進する．

　　インスリンの分泌が促進される→糖の細胞への取り込みが進む．

　その他の作用　膀胱では排尿が促進される（利尿筋収縮，括約筋弛緩）．

　　瞳孔は収縮する（縮瞳）．

　　気管支筋は収縮する（気道は狭くなる）．

視床下部の機能

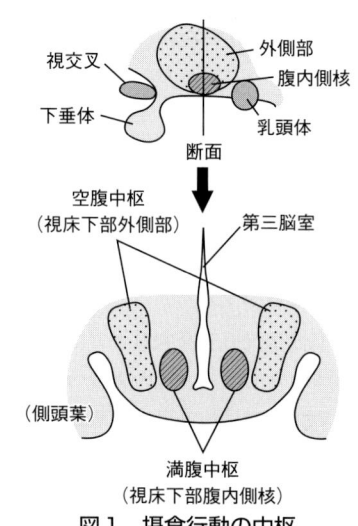

図1　摂食行動の中枢

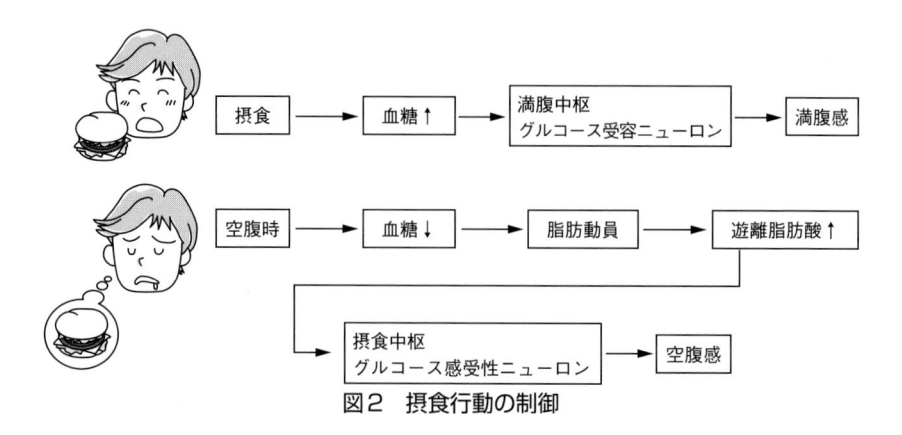

図2　摂食行動の制御

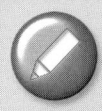

ここが要点
This is the main point.

視床下部は自律神経系や内分泌系を介して，内臓の機能を総合的に制御する．内臓の機能と基本的感情である「欲」とは密接に関係しており，食欲，渇き，性行動などの本能行動の中枢は視床下部に存在する．また，視床下部と隣接する大脳辺縁系は情動を伴う反応（情動行動）の中枢ともなっている．

◆ 視床下部にある内臓の機能を統合する中枢

摂食行動中枢（満腹中枢，摂食中枢，血糖調節中枢），飲水行動中枢（渇中枢，浸透圧調節中枢），性行動中枢，体温調節中枢，生物時計（視交叉上核），下垂体ホルモンの分泌，情動行動中枢がある．

摂食行動の調節（図1，2）
- 満腹中枢：① 視床下部の腹内側核に存在する．
  ② 摂食後の血中グルコース濃度上昇により作動する．
  ③ 満腹感を形成し，摂食行動を終了させる．
- 摂食中枢：① 視床下部外側部に存在する．
  ② 空腹時には血中グルコース濃度は低下傾向であるが，それ以上に血中遊離脂肪酸が増加する．これを中枢が受容する．
  ③ 空腹感を形成し，摂食行動を開始する．

満腹中枢を破壊すると，過食状態となり，摂食中枢を破壊すると拒食傾向となる．

情動行動（視床下部と大脳辺縁系が関与） 情動とは，主観的な感情の基本的要素と考えられる（愛と憎，快と不快，怒りと怖れ，喜びと悲しみ，驚きなど）．

情動には必ず身体の反応を伴う．これを情動行動と呼ぶ．

逃避行動（怖れ），攻撃行動（怒り），近接行動（快），回避行動（不快）などが代表例．

骨格筋の感覚と制御

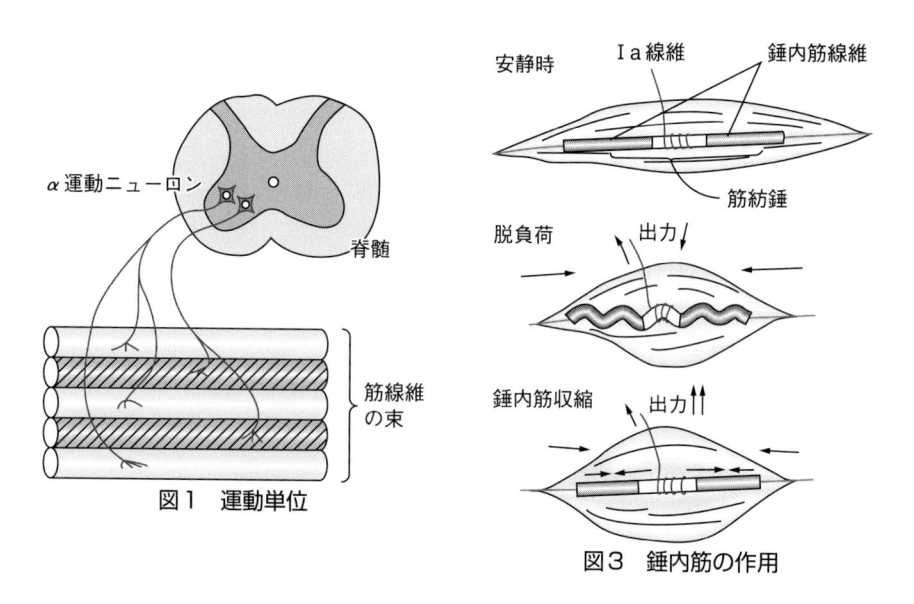

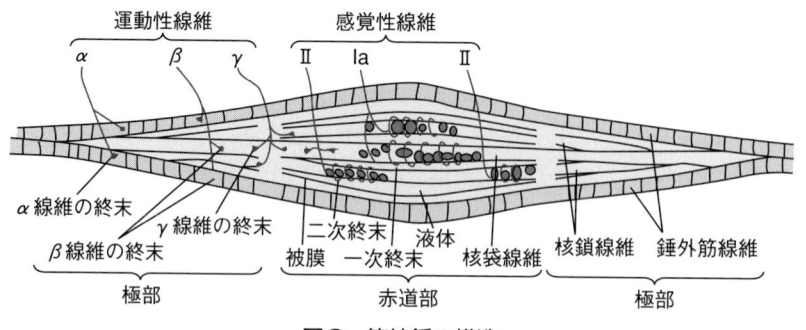

図1　運動単位

図2　筋紡錘の構造

図3　錘内筋の作用

ここが要点
This is the main point.

骨格筋の働きにより，身体の運動や姿勢の保持が行われる．骨格筋を制御するのは運動ニューロンである．その制御のためには骨格筋の収縮の様子を知る必要があり，骨格筋の様子を伝える骨格筋の感覚器が筋紡錘と腱紡錘である．

◆運動ニューロンと運動単位（図1）

脊髄前角に分布する大型のα運動ニューロンは，筋節にしたがって全身の骨格筋を支配する．α運動ニューロンの興奮は神経線維を経て骨格筋の筋線維（筋細胞）に伝えられ，筋線維を収縮させ力が発生する．

運動単位 α運動ニューロンは常に複数の筋線維を支配下においている．支配下の筋線維は一斉に収縮するので，これを運動単位と呼ぶ．

運動単位の神経支配比（支配される筋線維の数）は指や外眼筋では小さく，体幹や四肢の筋で大きい．これは運動の細かさと関係がある．

◆骨格筋の感覚器

骨格筋の収縮の様子を感知する感覚器には，筋の長さを感知する筋紡錘と筋の張力を感知する腱紡錘がある．

筋紡錘（図2） 筋紡錘は，すべての骨格筋の中心部に，筋の長さと同じ長さで存在する特別な筋線維．中央部に知覚神経であるIa群求心性線維の終末が分布し，筋紡錘の伸ばされ具合を感知している．筋が長いと興奮し，短いと興奮しない神経である．

・**筋紡錘の働き**：筋が収縮すると筋が短くなり，筋紡錘がたるんで，そのままでは筋の長さが感知できない（脱感作）．そのため，筋紡錘内の錘内筋線維が収縮し，中央部の張りを一定に保つと，筋紡錘は常に筋の長さを感知できる．

錘内筋を制御する神経をγ運動ニューロンという．γ運動ニューロンの活動はα運動ニューロンの活動と並行して起こる．これをα-γ連関という．

腱紡錘 腱紡錘（ゴルジ腱紡錘）は腱の中にあり，腱にかかる筋が発生した張力を感知する．感知された情報はIb群感覚神経により中枢へ伝えられる．

>>>TITLE
脊髄反射

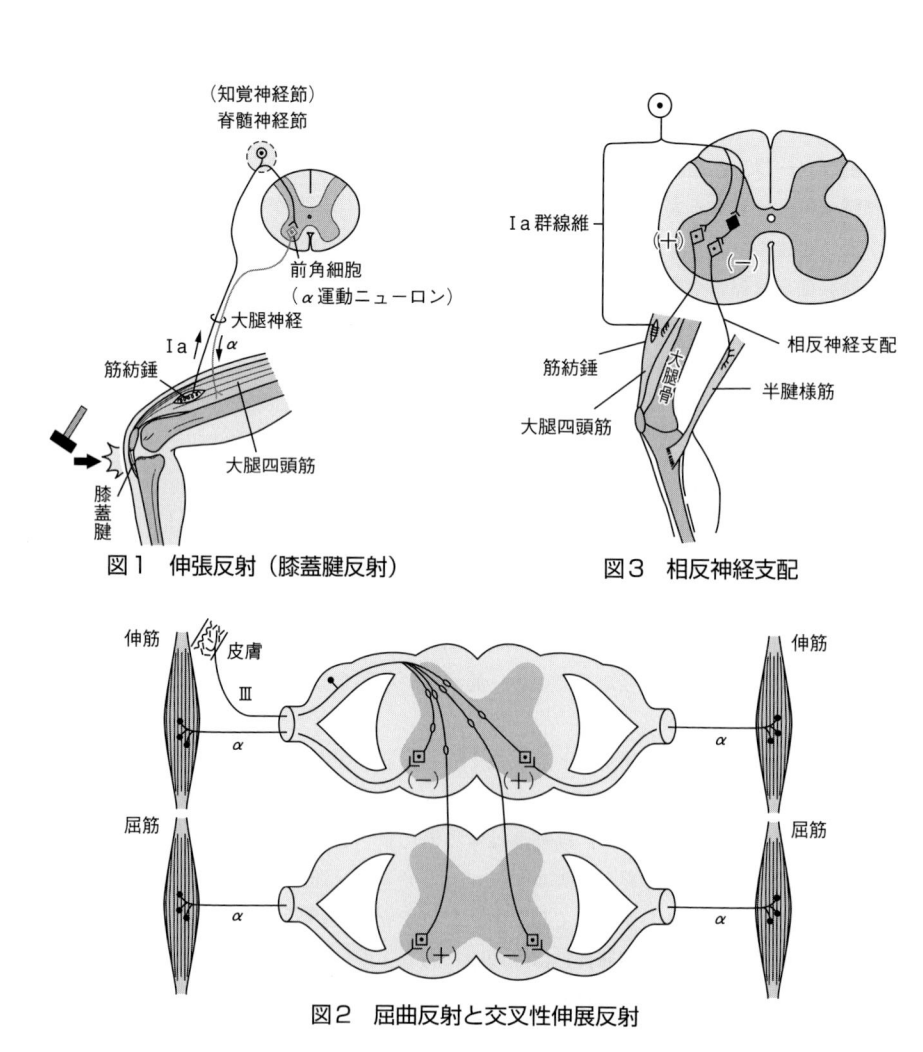

図1 伸張反射（膝蓋腱反射）

図3 相反神経支配

図2 屈曲反射と交叉性伸展反射

CHAPTER 11 神経

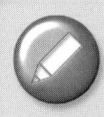

> ## ここが要点
> This is the main point.
>
> 脊髄内に反射中枢があるものを脊髄反射と呼ぶ．脊髄は主に体性神経の中枢であり，脊髄反射は姿勢を維持し，固有の運動を引き起こすために用いられる．上位中枢は，この脊髄反射を利用してより複雑な運動制御を行っている．

◆脊髄反射の種類

伸張反射（腱反射）（図1）

骨格筋が伸張される→筋が反射的に収縮する．

筋の伸張を筋紡錘が感知し，Ia群線維は当該筋のα運動ニューロンに直接シナプスを作っているので，このニューロンを興奮させ，筋収縮が起こる．

四肢の腱を打腱器でたたくと，この反射が引き起こされるので，通常，これを腱反射という（膝蓋腱反射，アキレス腱反射など）．

体幹の筋では，この反射が常に引き起こされ，姿勢の維持に役立っている．

屈曲反射（図2） 四肢の皮膚などに熱や痛覚などの有害刺激が加えられると，これらを感知する求心性線維が，その四肢の屈筋を担当するα運動ニューロンに刺激を加え，同時に伸筋のニューロンを抑制し，反射的に肢は屈曲する→有害刺激への逃避行動．

交叉伸展反射（図2） 屈曲反射の際に，反対側の肢は伸展が反射的に起こる．四足動物では，屈曲反射が起こった際の姿勢の保持のために，反対側が踏ん張る必要があるためと考えられる．人では，下肢において最も重要．

相反神経支配（図3） 伸張反射や屈曲反射のとき，肢の動きに拮抗する筋の活動が同時に抑制される仕組み．

腱紡錘の反射 腱に強い張力がかかると，腱紡錘がこれを感知し，Ib群求心性線維が該当の筋のα運動ニューロンを抑制する．こうして，筋と腱に過度の張力がかかり，破壊が起こることを防ぐ（逆伸張反射ともいう）．

除脳動物では，全身の四肢に硬直が起こっているが，これを無理に曲げようとすると，ある程度曲げると急に抵抗がなくなり肢がスムーズに屈曲する．この急な屈曲は逆伸張反射によるものと考えられ，折りたたみナイフ反射とも呼ばれる．

病的反射 病的な状態で起こる脊髄反射として，バビンスキー反射がある．脳卒中など錐体路の障害があると引き起こされる（生後1歳半頃までは正常に認められる）．

脳幹反射

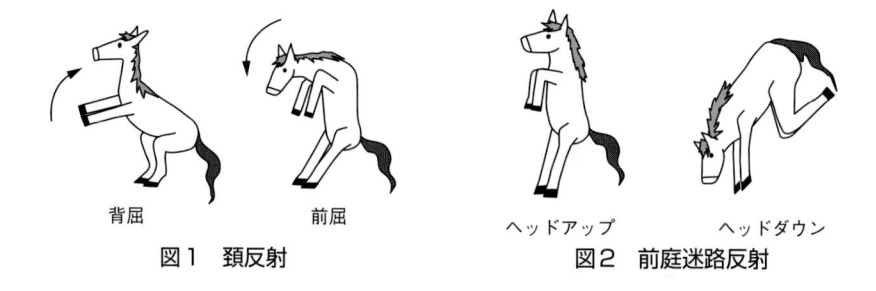

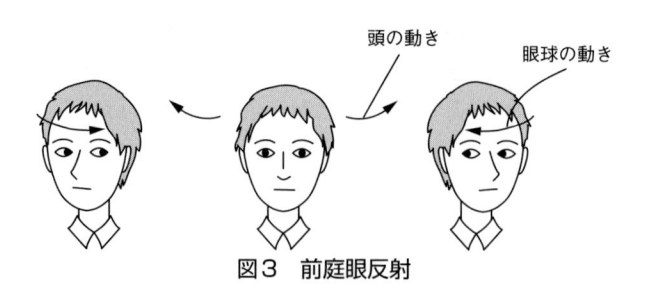

背屈　　　　前屈

図1　頚反射

ヘッドアップ　　ヘッドダウン

図2　前庭迷路反射

頭の動き　　眼球の動き

図3　前庭眼反射

ここが要点
This is the main point.

脳幹には平衡感覚をつかさどる第Ⅷ脳神経の入力や，視覚から得られる体の位置，姿勢の情報，首から下の位置覚，運動覚の情報が入ってきて，これを統合する中枢が存在する．これらの情報は，頭の位置や眼球の動きを調節して視野を安定させ，姿勢を制御するのに用いられる．この仕組みのうち，反射的に行われるのが，脳幹反射である．

◆体性運動反射（図1～3）
頚反射 上位中枢により抑制されているが，無意識な行動や脳障害時などに起こる．頭と頚の位置関係により引き起こされる姿勢反射．頚を曲げた方の肢が伸展し，反対側の肢が屈曲する．四足動物では次のようになる．
- 頚の背屈：前肢の伸展，後肢の屈曲
- 頚の前屈：前肢の屈曲，後肢の伸展

前庭迷路反射 四足動物で明らかになる姿勢反射．頭部と体幹の上下の関係により引き起こされる．
- 頭部が体幹より高い位置（ヘッドアップ）：前肢の屈曲，後肢の伸展
- 頭部が体幹より低くなる（ヘッドダウン）：前肢の伸展，後肢の屈曲

前庭眼反射 頭部の動きに伴って，外眼筋を動かし，眼球の位置を安定させ，視野のブレを少なくする反射．
前庭から前庭神経核を経て外眼筋のニューロン（第Ⅲ，Ⅳ，Ⅵ脳神経）を制御する．

立ち直り反射 猫などで著明である．空中から身体が落下するとき，まず，眼球を回転させ，頭部を水平にし，前肢，後肢の順で元に戻す．前庭への重力の入力を元に行う脳幹の姿勢反射である．

◆除脳固縮
中脳の高さで脳幹を完全に切断した動物は，四肢と頚部が伸展硬直し，背をそり，尻尾をそらしたまま，自発運動を失う．これを「除脳固縮」という．

上位中枢からのα運動ニューロンとγ運動ニューロンへの抑制がとれ，α-γ連関が高まり，そのために伸張反射が広範に起こるためと考えられている．

小脳の機能

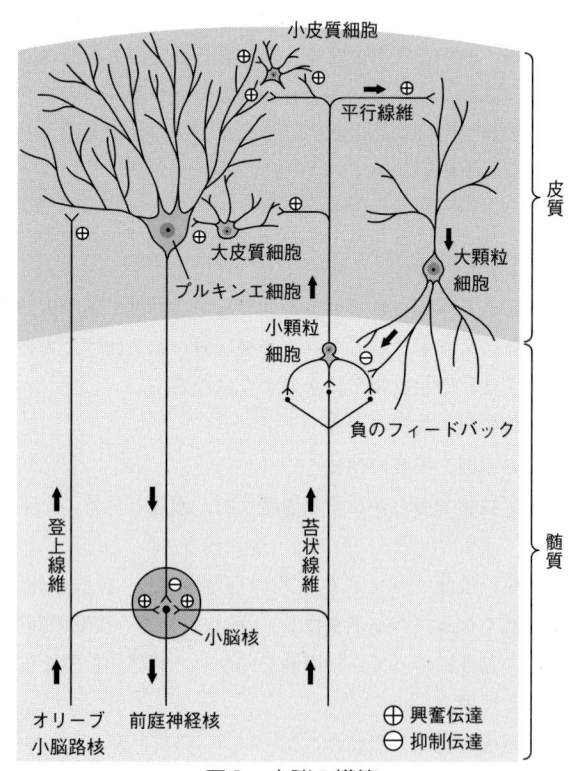

図1　小脳の構築

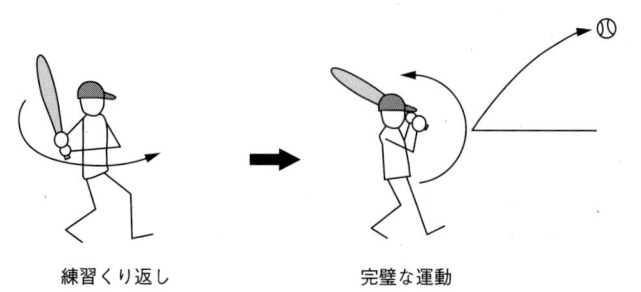

図2　運動学習機能

CHAPTER 11　神経

> ### ここが要点
> This is the main point.
>
> 　小脳は，脳幹の上に載る形で存在する．身体の運動をつかさどる伝導路は，大脳から脳幹を経て脊髄へいたるが，その情報を受け取り，脳幹に入る前庭感覚や全身の位置覚，運動感覚を統合して，身体運動を適切に円滑に行わせるための調節を行う．

◆**小脳の機能的構造**（図1）
・小脳の遠心路：小脳のプルキンエ細胞は，小脳核を経て，視床や脳幹の神経核に出力する．これらの出力により大脳皮質や脊髄などの運動神経の調整を行う．
・小脳への求心路：プルキンエ細胞への入力は顆粒細胞の平行線維やオリーブ核からの登上線維から入る．顆粒細胞へは，大脳皮質や前庭器官，筋紡錘などからの情報が，苔状線維として入力する．

◆**随意運動の調節**
　小脳の働きにより，随意運動は滑らかに行われる．運動中においても，身体各部分からの感覚情報により，運動を微妙に修正することができる．また，前庭や全身の筋紡錘や腱紡錘，筋膜や関節の伸展受容器（これらを固有受容器と総称する）からの入力により，身体の平衡や姿勢の保持が行われる．

◆**運動学習機能**（図2）
　小脳には，一連の運動のプログラムを記憶することができる．はじめは，個々の身体の動きを固有受容器などの情報を元に，大脳皮質で考えながら，ぎこちなく行うことになるが，これらの情報が小脳に記憶されると，徐々に，情報への照会なくスムースに的確に行えるようになる（運動の熟練）．スポーツでの練習は，この小脳での運動学習を反復して行っていることになる．

◆**小脳性運動失調**
　小脳が傷害されたとき，次のような症状が現れる．
　　筋の固縮，伸展反射亢進，オピストトーヌス，運動分解，推尺異常，意図振戦（企図振戦）など．

運動における大脳基底核の機能

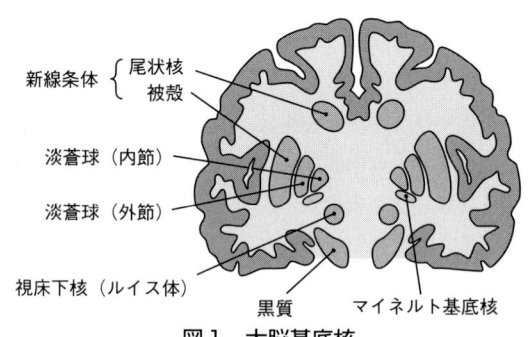

図1　大脳基底核

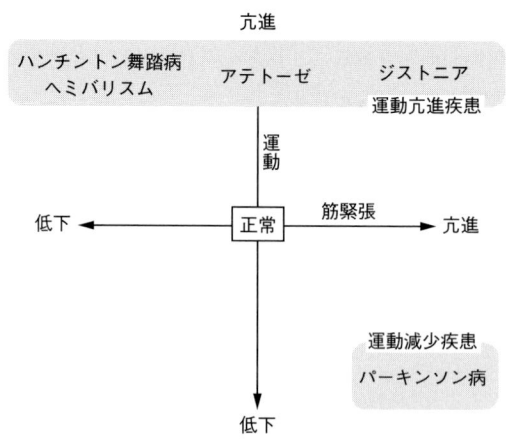

図2　大脳基底核疾患の分類

本郷利憲ほか監修；南部　篤：標準生理学（第6版），医学書院，東京，2005

CHAPTER 11　神経

ここが要点
This is the main point.

　大脳基底核は，大脳皮質と視床の間にあって，大脳皮質からの出力を処理し，視床を介して，大脳皮質にフィードバックしている．運動は大脳皮質により決定されるが，その決定の背景となる状況を作り出し，運動全体の強度を適正化し，円滑に運ぶ役割を持っている．

◆運動を促進する仕組み（図1）
　黒質や視床下核が傷害されると，筋の緊張が高まり，運動が緩慢になる．つまりこれらの部位が，運動を活発に行わせるのに重要であることを示している．とくに，黒質から伸びるドーパミン線維は新線条体に働いて，運動を活発化させるのに重要な仕組みである．

◆パーキンソン症候群
　何らかの理由で，黒質のドーパミンが減少すると現れる症状（原因不明のものをパーキンソン病という）．筋の固縮，静止振戦，運動減少，無動症を主徴とする．
　運動の開始が遅延し（たとえば"凍りついた脚"），表情が乏しくなる（仮面様顔貌）などの症状を示す．

◆運動を抑制する仕組み
　新線条体や淡蒼球は，主にアセチルコリンの作用を介して運動を制御し，運動の無駄な発動を抑える→障害を受けると，筋の緊張が減少し，運動が亢進し，不随意運動が頻発するようになる．

- 不随意運動：舞踏病（四肢，顔の不随意運動，筋の緊張低下），バリスムス（四肢の飛び出すような運動をくり返す），アテトーゼ（四肢末梢をくねらせる．筋の緊張は正常），ジストニー（体幹，頸，四肢の捻転．筋の緊張は高い）．

205

運動野

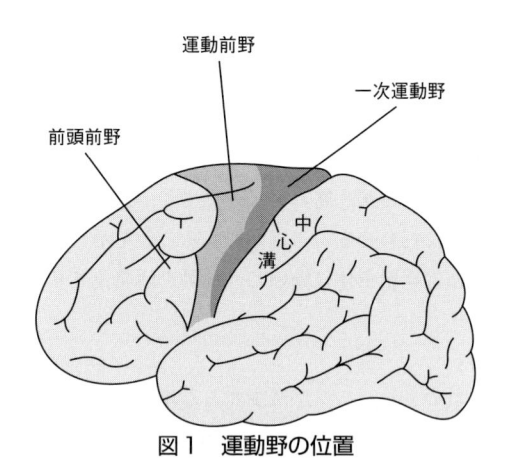

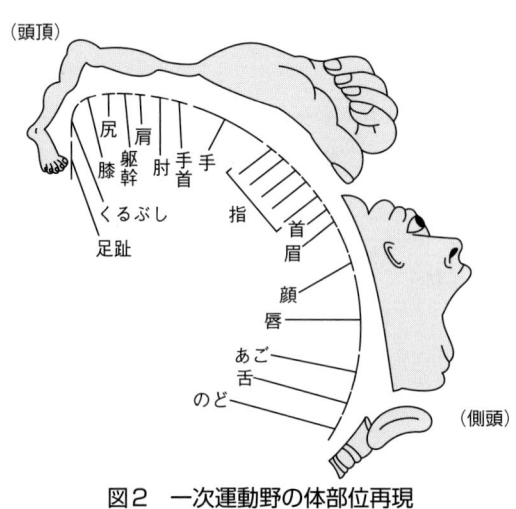

図1　運動野の位置

図2　一次運動野の体部位再現

CHAPTER 11　神経

> ## ✎ ここが要点
> This is the main point.
>
> 全身の運動の発動は，大脳皮質にある運動野によって行われる．右の運動野は左半身，左の運動野は右半身を支配している．

◆ **運動野の構造と機能**（図1）

- **一次運動野**：大脳皮質の中心溝より前頭葉側の中心前回に存在する．
  ブロドマン4野．
  一次運動野より前には，運動野の判断の前処理をする運動前野が広がっている．
- **大錐体細胞（ベッツ細胞）**：一次運動野に多数存在する大型のニューロン．この細胞の軸索が全身に伸びて，α運動ニューロンと直接シナプスを作る．大錐体細胞を二次運動ニューロンともいう．
- **一次運動野の機能区分（体部位再現）**（図2）　身体の各部分の運動は，一次運動野の特定の部分のニューロンにより支配されている．つまり，一次運動野には身体各部分の地図が再現されている→体部位再現（皮質再現）．
  この場合，右の大脳半球の一次運動野は，頭部を含めて左半側を支配し，左の半球は右半身を支配している→錐体交叉（P209参照）．
- **随意運動の仕組み**　視床や大脳皮質の連合線維などからの入力を参考にして，運動前野で準備状態を作り，運動野で随意運動の決定がなされる．この際，小脳からの運動プログラムの参照がある．
  ※運動の800ミリ秒先行して判断が始まっている→準備電位として測定．

錐体路

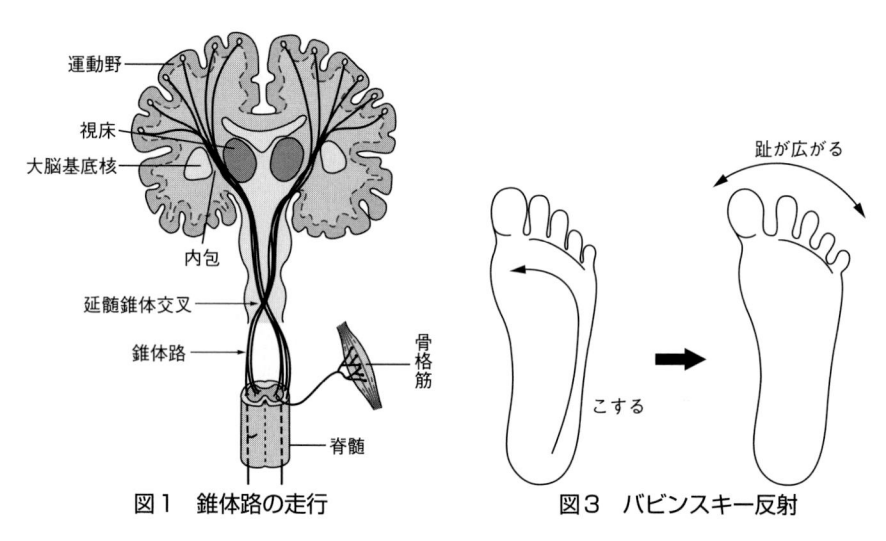

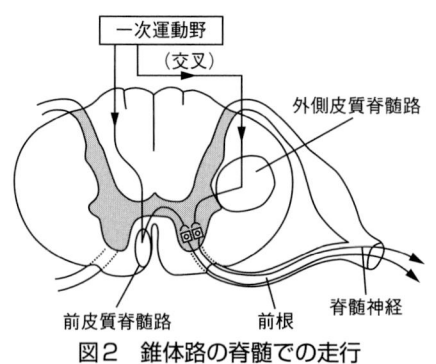

図1　錐体路の走行

図3　バビンスキー反射

図2　錐体路の脊髄での走行

CHAPTER 11　神経

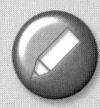

> ### ここが要点
> This is the main point.
>
> 運動野のニューロンからの出力を全身に到達させるための伝導路を錐体路（皮質脊髄路）という．錐体路は左右の大脳皮質から始まって，延髄の前面で交叉し（錐体交叉），脊髄の側索を降りながら，脊髄の各レベルの前角細胞に出力している．

◆**錐体路の走行**（図1，2）

① 二次運動ニューロンの神経線維は束となって，左右の大脳半球の白質を降りてゆく（内包）．
② 脳幹で反対側の運動性の脳神経核に線維を出しながら下がり，延髄前面の錐体にいたる．
③ 錐体で左右の線維の大半は交叉する（錐体交叉）．
④ 左右の脊髄の側索（外側皮質脊髄路）を降りて，脊髄各レベルの同側前角のα運動ニューロンに直接連絡する．
⑤ 一部は，錐体で交叉せずに，脊髄前索の前皮質脊髄路を降り，各脊髄レベルで交叉してからα運動ニューロンに連絡する．

錐体路の障害（図3）　脳卒中などで，錐体路が脳内で障害されると，反対側の半身が弛緩性に麻痺する（片麻痺）．

しばらくすると，麻痺側でバビンスキー反射が認められるようになり，診断の助けになる．

片麻痺は長期化すると，腱反射が亢進し，痙縮（けいしゅく）を起こす（痙性麻痺）．

大脳皮質と高次機能

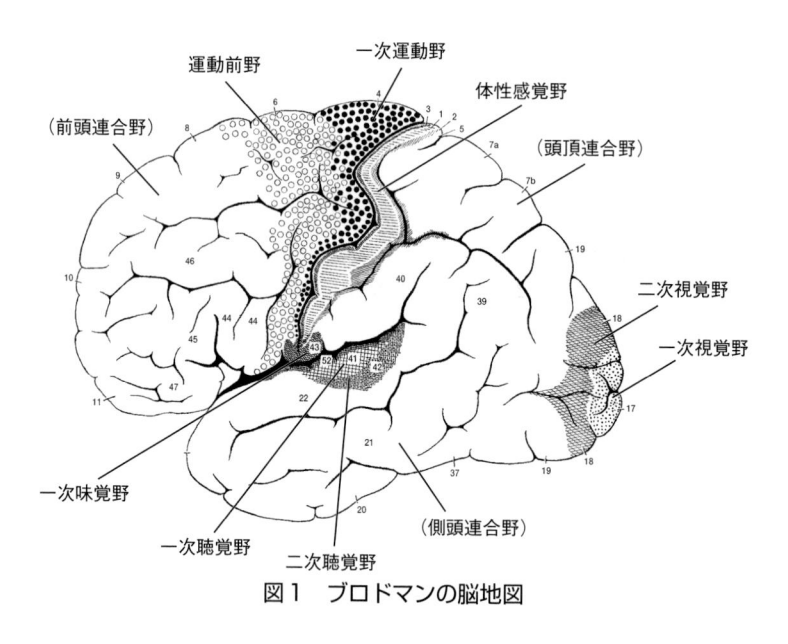

図1 ブロドマンの脳地図

CHAPTER 11 神経

ここが要点
This is the main point.

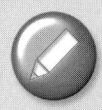

　大脳皮質には，他の動物に比べてヒトにおいてとくに発達している機能が集中して存在する．その機能は，皮質の特定の部位にそれぞれ分かれて行われている．そこで，大脳皮質の機能区分を明らかにしたのが，ブロドマンの脳地図である．脳地図を見ると，特定の機能を持たない領域が多く広がっているが，これを連合野といい，より高度な機能（脳の高次機能）を担っている．

◆**大脳皮質の構築**

　大脳皮質の区分
　・新皮質：高等動物で発達，基本的に6層構造．
　　運動，感覚，高次機能に関与する．
　・辺縁皮質：古皮質（海馬体）と旧皮質（梨状葉，扁桃体）からなる．
　　学習，記憶，情動などに関与する．
　ブロドマンの脳地図（図1）　新皮質の機能は，その局在が明らかになっている．
　　ブロドマンは大脳皮質を52の領野に区分して，その機能局在を明らかにした．
　新皮質の機能分化　次のように分化する．
　　① 一次運動野：ブロドマン4野　　　⑤ 一次聴覚野：ブロドマン41，42野
　　② 運動前野：ブロドマン6野　　　　⑥ 二次聴覚野：ブロドマン22野
　　③ 体性感覚野：ブロドマン1，2，3野　⑦ 一次視覚野：ブロドマン17野
　　④ 一次味覚野：ブロドマン43野　　　⑧ 二次視覚野：ブロドマン18，19野

◆**連合野**

　大脳皮質には感覚や運動にかかわる領野以外に大きな部分が存在する．
　それぞれを前頭連合野，頭頂連合野，側頭連合野といい，言語，理性，意志などの高次機能に関与する．

脳波と意識レベル

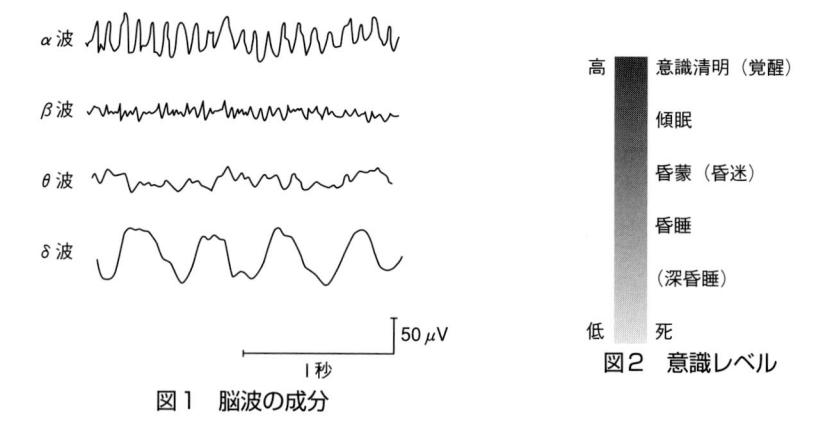

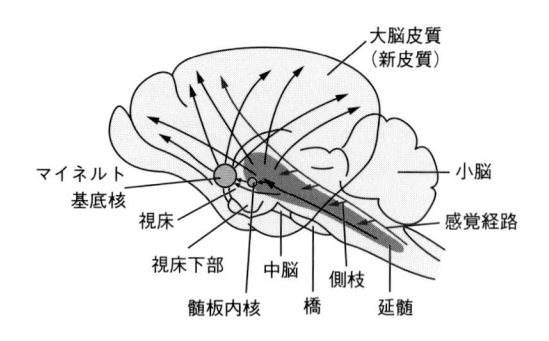

図1　脳波の成分

- α波
- β波
- θ波
- δ波

50μV
1秒

図2　意識レベル

高　意識清明（覚醒）
　　傾眠
　　昏蒙（昏迷）
　　昏睡
　　（深昏睡）
低　死

図3　上行性網様体賦活系

- 大脳皮質（新皮質）
- 小脳
- マイネルト基底核
- 視床
- 感覚経路
- 視床下部
- 中脳
- 側枝
- 髄板内核
- 橋
- 延髄

■脳幹網様体賦活系

CHAPTER 11　神経

ここが要点
This is the main point.

脳波とは，大脳のニューロンの電気活動の総体を体外電極で記録したものである．脳波は大脳の活動の程度を知ることができ，周波数の多い，振幅の小さい波は活発な活動を示している．脳波を使うと，大脳の活動の様子を知ることができ，意識レベルを知ることができる．

◆ **脳　波**（図1）

脳波は頭皮に装着した体外電極を用いて大脳の電気活動を記録したものである．無数のニューロンの活動を同時に記録して，一見単なる細かい波となる．

- β波：振幅の小さい高周波（14～30Hz）で，通常の開眼状態で記録される．
- α波：振幅のやや大きな周波数8～13Hzの波．閉眼，安静状態で記録される．開眼すると，β波に変わるので，これをα波阻止という．
- θ波：振幅の大きい徐波（4～7Hz），睡眠時で記録される．小児では基礎的律動である．大人では脳の活動が低下していることを示す．
- δ波：振幅の大きい遅い波（0.5～3.5Hz），睡眠時で見られる．新生児では基礎的律動である．

　異常脳波　正常で観察されない脳波．てんかんや脳に障害があった場合に見られ，診断に活用される．棘波，鋭波，徐波などがある．

◆ **意識レベル**（図2）

ヒトの意識レベルは，意識清明の覚醒状態（高いレベル）から昏睡，死までいくつかのレベルに分けられる．

◆ **上行性賦活系**（図3）

間脳から脳幹に存在する上行性賦活系が大脳の意識レベルを支持．

　上行性網様体賦活系（マグーン）　脳幹網様体には脇の内側毛帯を通る全身の感覚情報が入力される．この情報は網様体の中で情報を失い，単なる信号として非特殊化される．非特殊化された信号は，髄板内核を経て大脳皮質に投射され，大脳皮質の覚醒を促すと考えられる．

　マイネルト基底核　近年はさらにマイネルト基底核が覚醒に重要な役割をしていると考えられるようになっている．

睡眠の仕組み

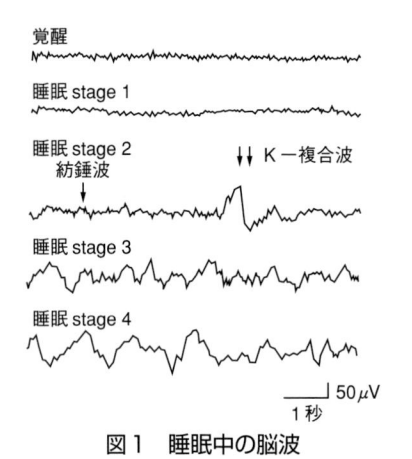

覚醒
睡眠 stage 1
睡眠 stage 2　紡錘波　↓↓ K－複合波
睡眠 stage 3
睡眠 stage 4

$50\mu V$
1秒

図1　睡眠中の脳波

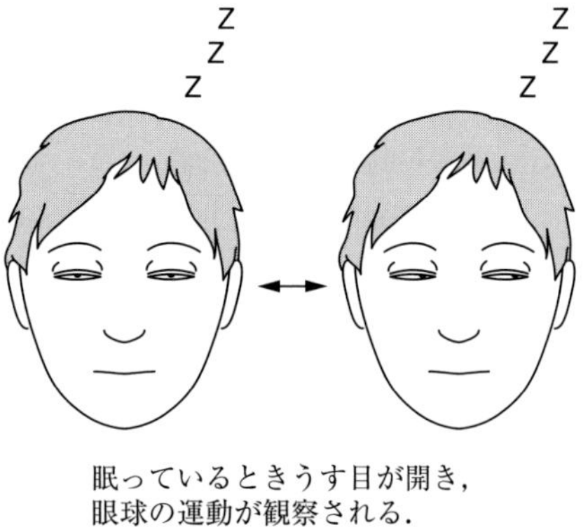

眠っているときうす目が開き，眼球の運動が観察される．

図2　急速眼球運動（REM）

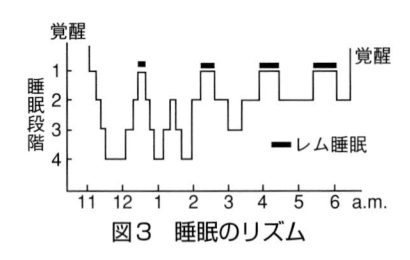

覚醒
睡眠段階 1 2 3 4
覚醒
■レム睡眠
11　12　1　2　3　4　5　6 a.m.

図3　睡眠のリズム

CHAPTER 11　神経

ここが要点
This is the main point.

睡眠は人の脳の活動が安定的に行われるために必要不可欠と考えられる．睡眠時の脳の活動の様子は，脳波を測定することで知ることができる．その結果，人の睡眠にはノンレム睡眠とレム睡眠があり，これを交互に繰り返していることが明らかとなった．

◆ 睡　眠

睡眠中の脳波（図1, 2）　睡眠中の脳波は大きく変化する．
　はじめはα波優位であるが，急速にθ波やδ波が優位となり深い眠りに入る．stage 1～4に分けられる．しばらくすると，突然，覚醒時のような速波と低振幅のθ波が出現し，このときに急速眼球運動（rapid eye movement）が見られ，レム（REM）睡眠と呼ばれる．

レム睡眠　レム睡眠は急速眼球運動で特徴付けられる睡眠である．
　よく眠っているはずであるが，覚醒に近い脳波を示し，大脳の活動はむしろ高まっている．
　心拍数や血圧の変動が激しく，呼吸の変化も大きい．筋の緊張は全く取れている．夢と関係があるといわれている．

ノンレム睡眠　ノンレム睡眠（stage 1～4）はレム睡眠でない時期の睡眠をさし，脳波では高振幅徐波を中心にした波が見られ，大脳の活動レベルは低い．心拍数は少なく，血圧も下がるが，安定している．呼吸数も安定している．徐波睡眠とも呼ばれる．

睡眠のリズム（図3）　1回の睡眠では，レム睡眠とノンレム睡眠が交互に観察される．寝入りはノンレム睡眠であるが，その後，レム睡眠の時期を経て，再びノンレム睡眠となり，これを繰り返す．1サイクルは大体90分であり，一晩で4～6サイクルを繰り返し，覚醒となる．この間，stage 3とstage 4が少なくなり，徐々に眠りは浅くなる．

言語，認知，記憶

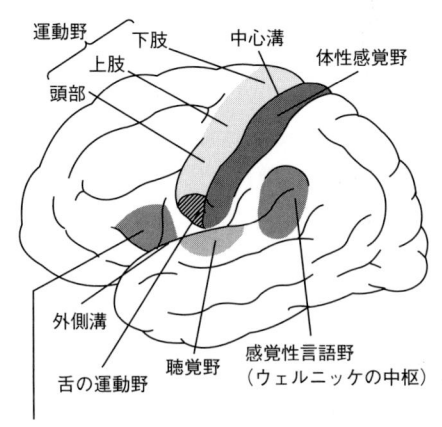

図1 言語中枢

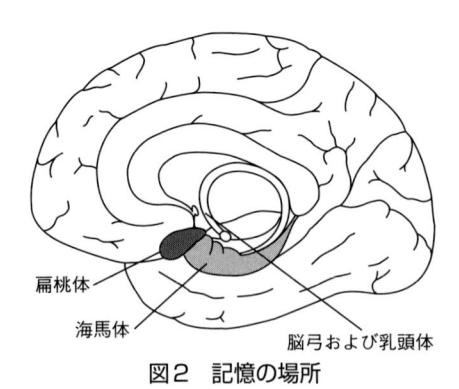

図2 記憶の場所

CHAPTER 11　神経

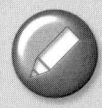

ここが要点
This is the main point.

大脳皮質の高次機能としては言語，認知，記憶などがある．これらの機能は，大脳皮質の連合野にその機能が存在する．また，記憶には新皮質だけでなく，辺縁皮質が重要な役割をしている．

◆言語機能
言語の機能はヒトの大脳半球の片方にだけ局在し，言語中枢の存在するほうを優位半球という．ヒトの90％は左半球が優位半球である（これは"利き手"とは関係がない）．

言語中枢（図1）　運動性と感覚性の言語中枢がある．
- ブローカの中枢（運動性言語中枢）：発語のための中枢である．障害されると，声は出るのにうまく発音できなくなる（運動性言語障害）．
- ウェルニッケの中枢（感覚性言語中枢）：音を聞いたり，文字を読んだりして言語を理解するための中枢である．障害されると，自発的に話したり書いたりはできるが，話し言葉や書かれた文字の意味が理解できなくなる（感覚性言語障害）．

◆認　知
一次感覚野で受けた情報は，二次感覚野や連合野で処理され，受け取った情報が確認され，記憶に基づき判断される．これによりはじめて，意識に感覚が上がることになり，これを認知という．

◆学習と記憶
意識や認知には過去の経験，つまり記憶と照らし合わせることにより判断されることが必要である．

学習には3つの型がある．
- 慣れ：不必要な入力を捨てる．
- 条件付け：条件反射の形成などで行われる．
- オペラント行動：積極的に環境にかかわって経験を獲得すること．その際，好ましい結果をもたらす行動を反復する（オペラント学習）．

記憶には数秒から数分だけ持続する短期記憶と，半永久的に記憶される長期記憶がある．長期記憶の獲得には海馬体と扁桃体と間脳の役割が大きい．

CHAPTER 12
筋肉の機能

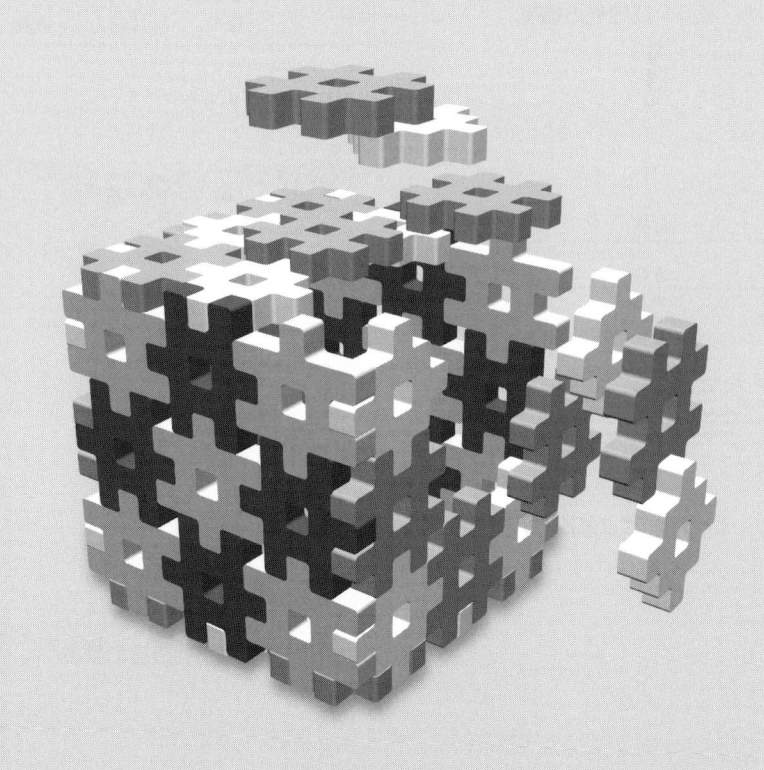

骨格筋の構造

図1 筋線維の構造

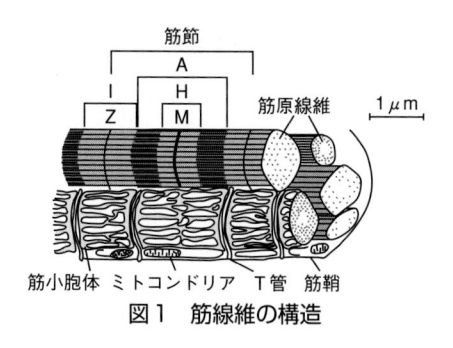

表1 骨格筋筋線維の種類

筋線維	Ⅰ型	ⅡA型	ⅡB型
ミトコンドリア	多い	多い	少ない
ミオグロビン	多い	多い	少ない
エネルギー源	酸化的リン酸化	酸化的リン酸化	嫌気的解糖
収縮速度	遅い	速い	速い
疲労速度	遅い	中等度	速い
運動様式	姿勢の維持	中等度の持続力	素早い運動

図2 筋節と筋原線維

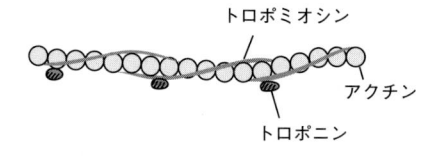

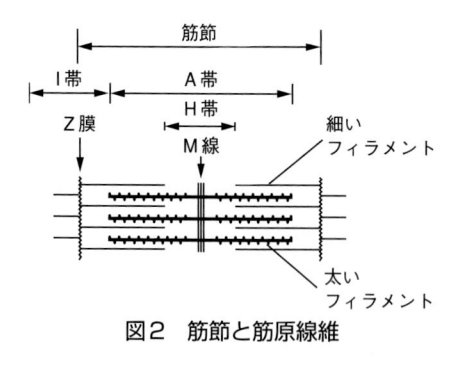

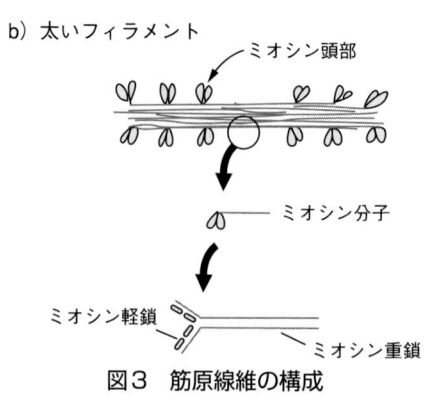

a) 細いフィラメント
トロポミオシン
アクチン
トロポニン

b) 太いフィラメント
ミオシン頭部
ミオシン分子
ミオシン軽鎖
ミオシン重鎖

図3 筋原線維の構成

CHAPTER 12 筋肉の機能

> ### ここが要点
> This is the main point.
>
> 骨格筋は筋線維と呼ばれる筋細胞が無数の束になって構成されている．1本の筋線維は筋肉の全長と同じ長さを持ち，両端は腱につながっている．筋線維内には筋原線維と呼ばれる線維が束になって存在し，これが収縮を生じる装置である．筋原線維には太いフィラメントと細いフィラメントが含まれていて，両者の相互作用により収縮が起こる．

◆ 骨格筋の構造

骨格筋は，表情筋など一部を除いて，両端が骨に付着して存在する．

骨格を動かし運動したり骨格を支え姿勢を維持する．

骨格筋は筋線維（筋細胞）が束になって形成される．

筋線維の構造（図1） 筋線維内には筋原線維が束になって詰まっている．

筋原線維には横紋が認められる．筋線維内では，この横紋が揃って配列しているので，筋線維にも横紋が認められる（横紋筋）．

筋原線維の周囲には筋小胞体が分布する．

筋線維の細胞膜はところどころ細長く管状に陥凹している（横行小管）．

横行小管の両脇に沿うように筋小胞体のふくらみ（終末槽）が分布する（三つ組み構造）．

筋線維の種類（表1） 筋線維は機能上3種類に分類される．Ⅰ型は体幹，大腿の筋に多く含まれる．ⅡB型は外眼筋に多い．

筋原線維（図2） 筋原線維にはいくつかの縞模様が規則正しく並んでいる．

太いフィラメントと細いフィラメントの2つのフィラメントが相対して構成．

・細いフィラメント（図3a）：アクチン（球状タンパク），トロポミオシン（ひも状タンパク），トロポニンで構成される．

・太いフィラメント（図3b）：ミオシンの束である．重鎖2本と軽鎖4本で構成される．

頭部が側方に飛び出し，架橋となる．

・筋節：Z膜－Ⅰ帯－A帯－Ⅰ帯－Z膜

>>>TITLE
筋収縮機構

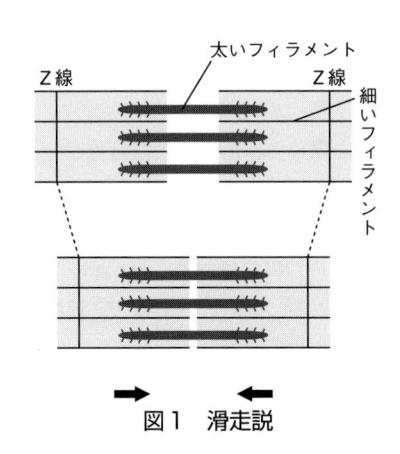

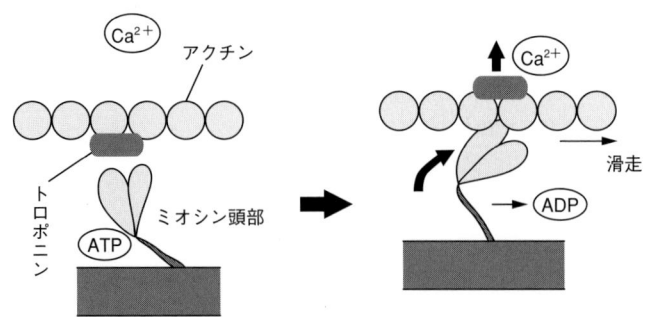

図1 滑走説

図2 ミオシンとアクチンの反応とトロポニン

ここが要点
This is the main point.

筋の収縮は筋節を一つの単位として行われる．筋節では太いフィラメントと細いフィラメントが相対しており，これの相互作用で，細いフィラメントが太いフィラメントに滑り込んで収縮する（滑走説）．したがって，フィラメントの長さは変わらずに，筋節の長さが短縮する．

◆ミオシン頭部とアクチンの反応

架橋はミオシン頭部が太いフィラメントから飛び出した部分である．
・ミオシン頭部：ミオシン重鎖2本とミオシン軽鎖4本で構成される．
ミオシン頭部とアクチンはきわめて結合しやすい．
① 結合すると頭部の付け根が倒れ（あるいは縮み）アクチンを引き込む（滑走説図1）．
② 倒れたミオシン頭部を元に戻すためにATPの分解によるエネルギーが必要．

◆トロポニンの役割

トロポニンは細いフィラメントに点在し，ミオシン頭部と相対している．
① ミオシン頭部とアクチンの結合を阻害．
② 収縮させない．

◆カルシウムイオンの作用（図2）

カルシウムイオンがトロポニンに結合．
① トロポミオシンを軸としてトロポニンがずれる．
② アクチンがミオシン頭部に対して露出→結合→滑走
カルシウムイオンがはずれる．
① トロポニンが再びミオシン頭部とアクチンの結合を阻害．
② 筋は弛緩する．

興奮収縮連関

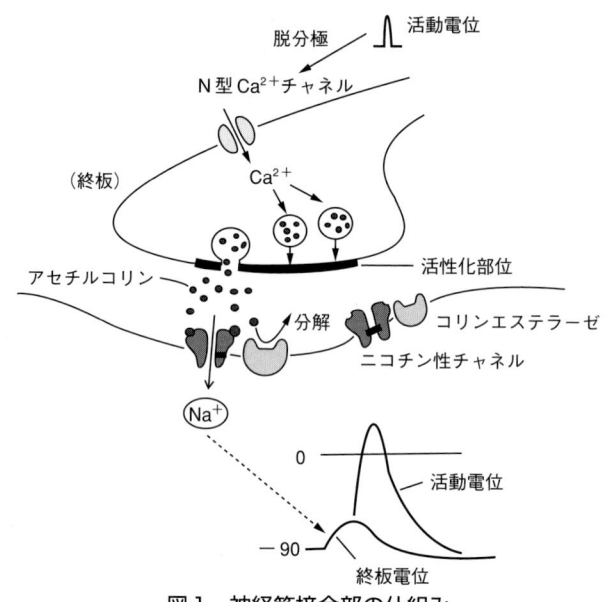

図1　神経筋接合部の仕組み

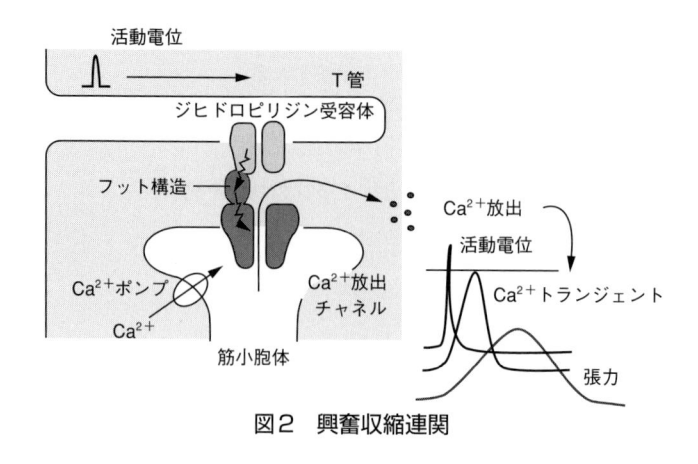

図2　興奮収縮連関

CHAPTER 12 筋肉の機能

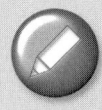

ここが要点
This is the main point.

α運動ニューロンの刺激により，骨格筋に活動電位が生じる．活動電位は，横行小管に伝わり，筋小胞体を刺激して，カルシウムイオンを細胞質内に放出させる．カルシウムイオンはトロポニンに結合し滑走が起こり，筋収縮となる．活動電位により収縮が起こる仕組みを興奮収縮連関という．

◆**神経筋接合部**（図1）

α運動ニューロンは筋線維と神経筋接合部を形成する．

神経終末は大きく広がり，終板と呼ばれる．

ニューロンが興奮し，活動電位が終板に到達すると，終板内にカルシウムイオンが流入し，シナプス小胞が細胞膜に移動し，アセチルコリンを放出する．

アセチルコリンは筋線維膜上のニコチン性受容体に結合する．

ニコチン性受容体が活性化し，内向き電流が流れ膜の脱分極が起こり，終板電位となる．

結合したアセチルコリンは，近傍にあるコリンエステラーゼによりすぐに分解される．

◆**終板電位と活動電位**

神経の興奮が高まり，活動電位の発射頻度が多くなるとアセチルコリンの放出が多くなり，終板電位の振幅が大きくなる．

→閾電位に達すると筋線維に活動電位が発生する．

◆**興奮収縮連関**（図2）

筋線維に生じた活動電位は横行小管を伝わる．

横行小管にあるジヒドロピリジン受容体を活性化する．

その活性化により，筋小胞体のカルシウム放出チャネルが活性化する．

筋小胞体にためられていたカルシウムイオンが細胞質内に放出される．カルシウムイオンがトロポニン結合し，筋収縮が始まる．

◆**弛緩機構**

細胞質内のカルシウム濃度が高くなると，筋小胞体のカルシウムポンプが作動し，放出したカルシウムイオンを回収する．この際，ATPを消費する．

カルシウムイオン濃度が下がると，カルシウムイオンがトロポニンから外れ，収縮が終了する．

骨格筋収縮の特徴

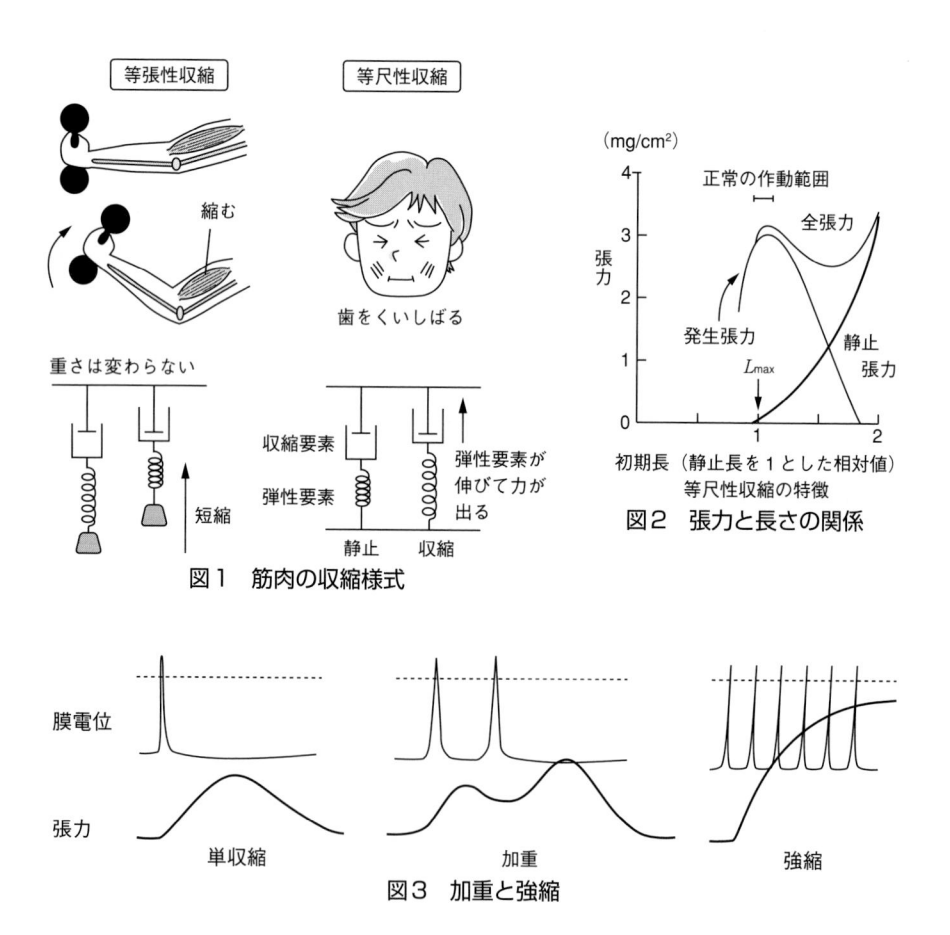

図1 筋肉の収縮様式

- 等張性収縮
- 等尺性収縮
- 重さは変わらない / 短縮
- 収縮要素 / 弾性要素 / 弾性要素が伸びて力が出る
- 静止 / 収縮
- 縮む
- 歯をくいしばる

図2 張力と長さの関係

(mg/cm^2)

張力 — 正常の作動範囲、全張力、発生張力、静止張力、L_{max}

初期長（静止長を1とした相対値）
等尺性収縮の特徴

図3 加重と強縮

膜電位 / 張力

単収縮 / 加重 / 強縮

CHAPTER 12 筋肉の機能

ここが要点
This is the main point.

骨格筋の収縮様式には，等尺性収縮と等張性収縮があり，通常の収縮はそれの組み合わせで起こる．収縮の基本型は単収縮であり，1回の活動電位によって引き起こされる．単収縮は加重され，強縮となり，これが通常の収縮である．

◆**等尺性収縮と等張性収縮**
- 等尺性収縮：筋長が変化しないで力を生じている状態．姿勢を維持したり，物を保持したりする時の収縮．
- 等張性収縮：筋肉にかかる負荷が変わらないで，筋長が短縮する収縮．四肢を動かしたりものを持ち上げたりするときの収縮．

◆**張力と長さの関係**

筋肉の収縮力は収縮する直前の筋の長さ（初期長）に関係する．

初期長が静止長より短い→収縮により生じる張力（発生張力）と初期長は比例関係になる．

初期長が静止長より長い→発生張力が次第に弱くなる．

静止長の時，発生張力は最大となる．張力と長さの関係では，発生張力は逆Uの字になる．

静止長以上に伸ばされた筋肉では，引き伸ばされただけで，張力が出る．これを静止張力という．これは筋肉の弾力性によって生じる．

- **単収縮** 筋線維で1回活動電位が生じたことで引き起こされる収縮と，それに引き続く弛緩を一つのまとまりとして，単収縮という．

◆**加重と強縮**
- 加重：1回目の単収縮が起こり，完全に弛緩する前に，2回目の活動電位が生じた場合，2回目の単収縮は1回目に加算された張力となる．これを加重という．
- 強縮：活動電位が短い間隔で連続的に生じると，弛緩が起こらないで，収縮の融合が進み強い張力が生じる．これを「強縮」という．このうち，単収縮の要素が区別できる程度のものを「不完全強縮」，単収縮が全く区別できなくなっているのを完全強縮という．完全強縮は単収縮の数倍の張力になる．通常の筋収縮は，強縮の形で行われる．

筋収縮のエネルギー源

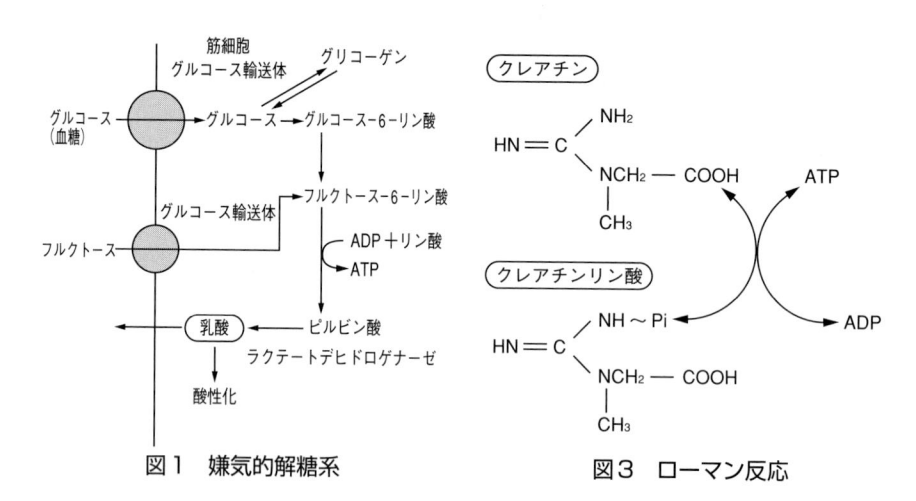

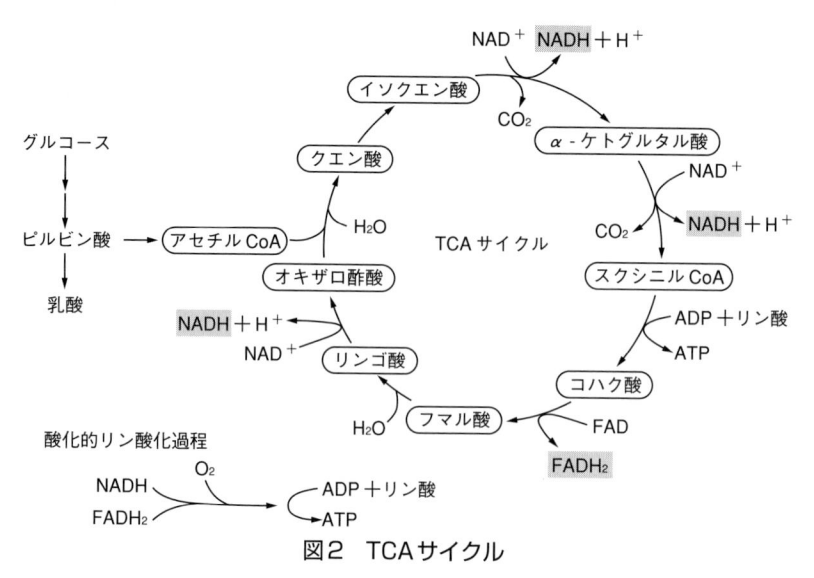

図1 嫌気的解糖系

図3 ローマン反応

図2 TCAサイクル

CHAPTER 12 筋肉の機能

ここが要点
This is the main point.

筋収縮のエネルギーはATPの分解によって得られる．ATPは主にグルコースを分解することで取り出される．グルコースの分解の過程は，酸素を要しない解糖過程と酸素を消費するクエン酸回路（TCAサイクル）からなる．ATPのエネルギーを保存するためには，クレアチンとのローマン反応を利用する．グルコースは筋肉内ではグリコーゲンとして蓄積される．

◆エネルギー源としてのATP

ATPは筋収縮のエネルギー源，ミオシン頭部の復元と筋小胞体へのCaの回収に消費される．

筋の疲労 連続的収縮で，細胞内のATPが枯渇する．これにより収縮力が減衰する現象を疲労という．

◆ATPの産生

グルコースの分解によってATPを得る．

解糖過程（図1） グルコースをピルビン酸2分子に分解する．2分子のATPが得られる．

ピルビン酸はそのままでは乳酸に変化する．乳酸は疲労物質と考えられている

クエン酸回路（TCAサイクル）（図2） ピルビン酸はクエン酸回路に入ると，酸素を用いて，さらに分解される．36分子のATPを得る二酸化炭素と水が生じる．

◆ローマン反応（図3）

ATPは壊れやすいため，エネルギーを保持するために，リン酸をクレアチンに転移させる．クレアチンリン酸のリン酸はいつでもADPに転移してATPを復元できる．

◆グリコーゲン

血液から供給されたグルコースのうち，余剰のものはグリコーゲンの合成に用いられ，蓄積され，次の機会に利用される．

◆筋の熱産生

・初期熱：筋の収縮過程で生じる熱．
・回復熱：筋肉が弛緩後しばらくの時間にわたって熱が産生される．消費したATPやクレアチンを元に戻すために生じるものである．

筋電図，平滑筋，心筋

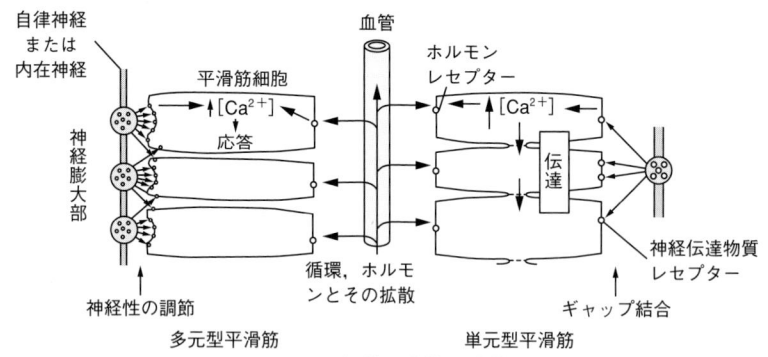

図1　平滑筋の種類と制御

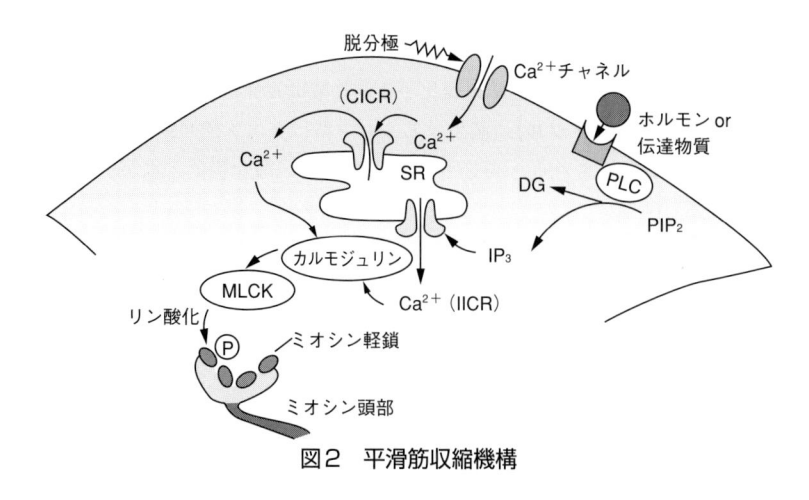

図2　平滑筋収縮機構

CHAPTER 12 筋肉の機能

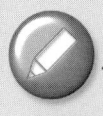

> ## ここが要点
> This is the main point.
>
> 筋肉に生じる活動電位を細胞外電極で記録したものを筋電図という．平滑筋は横紋が明らかでないが，筋原線維による持続的収縮が起こる．活動電位の発生は必須ではない．心筋は横紋筋であるが，活動電位の継続が長く，加重は起こらず，単収縮のみである．

◆筋電図

　筋肉は活動電位が生じると収縮する．この活動電位を細胞外あるいは皮膚の表面に取り付けた電極により測定したものを筋電図という．筋肉の興奮の状態を観察することができ，神経筋疾患の診断に有用である．

◆平滑筋（図1）

　特徴　内臓や血管などに分布する筋肉を平滑筋という．
　　横紋が見られないが，筋原線維（太いフィラメント，細いフィラメント）は存在し，滑走により収縮力を生じる．
　　自律神経の支配を受ける．神経筋接合部は作らず，神経膨大部を作り，伝達物質を放出し拡散する．
・**単元型平滑筋**：ギャップ結合によりお互いの平滑筋細胞が結合し，一体になって収縮する自動性をもち，自律的に収縮する．
・**多元型平滑筋**：ギャップ結合はなく，個々の平滑筋細胞が独立して収縮する．自動性は示さず，自律神経の支配で収縮する．

　収縮機構（図2）　平滑筋はトロポニンを欠く．
　　カルシウムはカルモジュリンを介してミオシン軽鎖キナーゼを活性化する．キナーゼはミオシン軽鎖をリン酸化しこれによりミオシン頭部は，アクチンと結合し滑走が起こる．ミオシン軽鎖の脱リン酸化が起こらないと弛緩しないので，持続的な収縮となる．

CHAPTER 13
感覚の生理

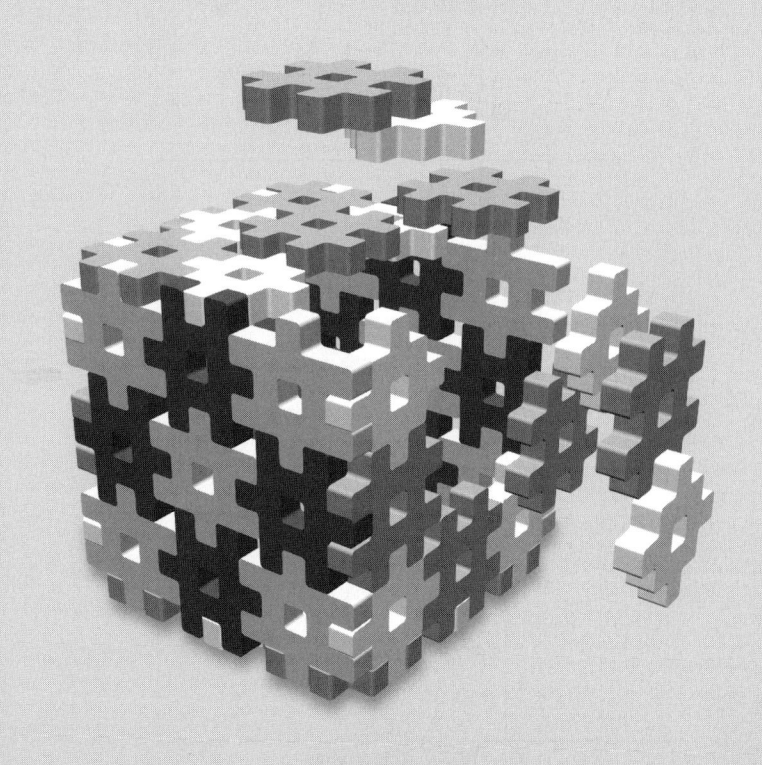

感覚器の働き，種類

a) 自由神経終末

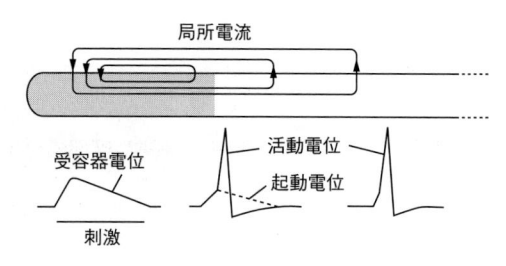

b) 受容器細胞と神経

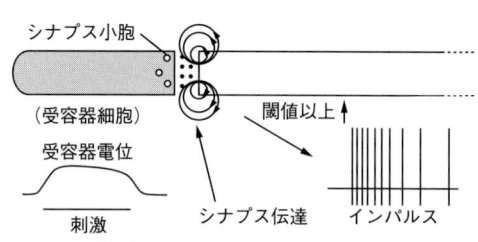

図1　感覚受容器と神経

感覚	特殊感覚	視覚 聴覚 嗅覚 味覚 平衡・加速度覚	
	一般感覚	皮膚感覚	触―圧覚 温覚 冷覚 痛覚 かゆみ
		深部感覚	関節等の位置覚 筋の長さ 腱の張力 関節機械刺激 痛覚
		内臓感覚	痛覚 空腹感 満腹感 口渇感 嘔気 便意 尿意

図2　感覚の種類

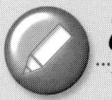

ここが要点
This is the main point.

人は，周辺環境の状況や身体の様子を感知し，中枢に送って反応や判断の材料としている．この仕組みを感覚という．感覚は身体のさまざまな部位で広く感じることができる一般感覚と，感じ取る部位が特定の部位に限定されている特殊感覚がある．一般感覚には皮膚感覚や深部感覚が含まれる．特殊感覚には視，聴，嗅，味，平衡の感覚が含まれる．

◆**感覚受容器と感覚神経**（図1）

感覚刺激は，感覚受容器で受容される．

感覚受容器には細胞で作られているものと，神経終末の一部が変化してできているもの（自由神経終末）がある．

刺激を受容すると，受容器電位が生じて，隣接した神経に活動電位を生じ，中枢へ情報が伝達される（自由神経終末では神経内で同様のことが起こる）．

感覚受容器の特徴　特定の刺激のみに反応する．1本の感覚神経が感覚を受容する広がりを受容野という．

反応する刺激の強さの最低値，すなわち刺激閾値がある．

刺激が継続すると，徐々に反応が弱くなる．これを順応という．

・相動性受容器：速やかに順応する．

・持続性受容器：順応が緩徐で不完全→常に感覚を生じる．

◆**感覚の種類**（図2）

一般感覚　身体のさまざまな部位で感じ取られる感覚．

・体性感覚：内臓以外の身体の感覚（皮膚感覚，深部感覚）

・内臓感覚：内臓痛覚，内臓感覚

特殊感覚　受容部位が特定されている感覚．

◆**感覚の伝導路**

嗅覚以外の感覚情報は，視床で中継され，大脳皮質に伝わる．

感覚情報の種類が明確なもの→特殊感覚中継核

脳幹網様体を経て視床に入力されると，非特殊視投射系となり，意識を保持する．

・意識にのぼる感覚：体性感覚，特殊感覚

・意識にのぼらない感覚：各種反射の入力，姿勢反射，内臓感覚

視覚器の構成と機能

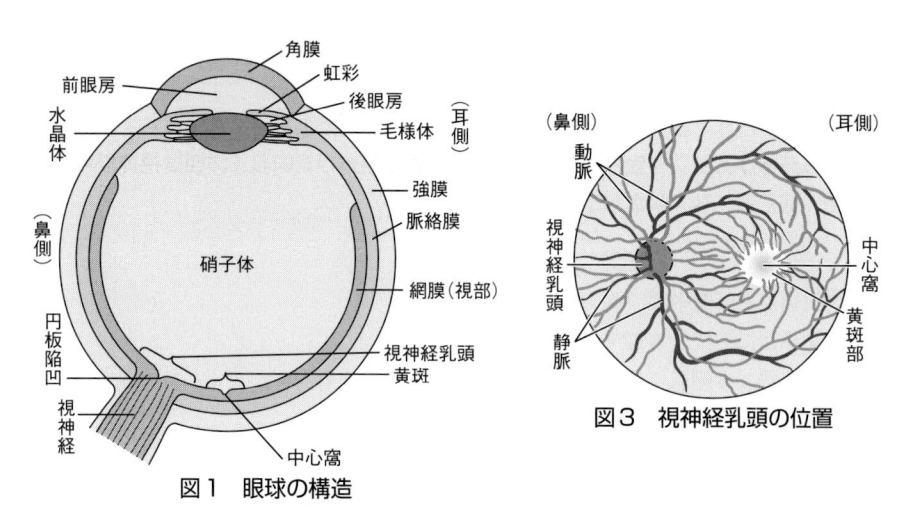

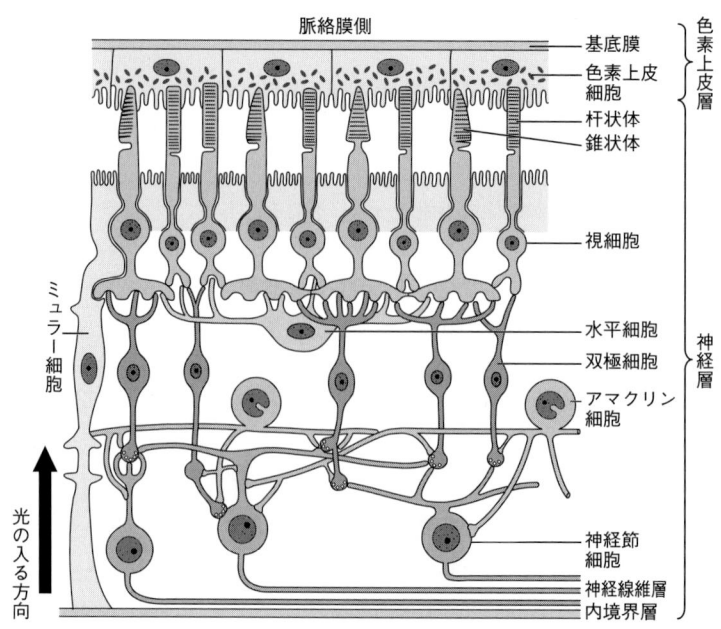

図1 眼球の構造

図3 視神経乳頭の位置

図2 網膜の構造

CHAPTER **13** 感覚の生理

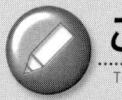

ここが要点
This is the main point.

　視覚の受容器である眼球の構造は，実際に光情報を受け取る網膜と，その網膜に映像を結像させるための通光器官からなる．通光器官は角膜，前眼房，水晶体，硝子体からなり，透明な組織である．網膜には光を受容する錐状体と杆状体があり，情報を受け取る神経線維が一面に分布している．神経は視神経乳頭に集まり，視神経として中枢へ向かう．

◆通光器官（図1）
　光情報は，透明である通光器官を通過して網膜に結像する．通光器官は，網膜に光の焦点がうまく合うように調節する器官でもある．
- 角膜：眼球内や水晶体を保護するための膜．
- 虹彩：角膜の背後には角膜を支える前房水が満たされているが，そこには水晶体へ入る光の量を調節する虹彩が挟まれている．虹彩が瞳孔の大きさを決める．
- 水晶体：凸レンズの形態をし，入ってきた光を屈折させて，網膜に焦点を合わせる．水晶体自体の厚さが毛様体の働きにより変化することで，焦点距離を調節する．白内障は水晶体が白濁することにより起こる．
- 硝子体：水晶体の後方，網膜までの眼球の内腔を満たす透明な物質．

◆網　膜（図2）
　球形の眼球の土台を作っている強膜の内側を覆っている膜．光情報を神経情報に変換する．光情報は，網膜内に分布する錐状体と杆状体で受容され，双極細胞を介して，神経節細胞に伝えられる．神経節細胞からは神経線維が伸びて中枢へ向かう．通光器官を通った光情報は，中心窩に焦点を結ぶ．

◆視神経（図3）
　網膜に広く密集する神経節細胞の神経線維は，視神経乳頭に集まる．
　視神経乳頭には錐状体や杆状体が分布せず，ここに結像した像は感知されない（マリオットの盲点）．
　視神経乳頭で強膜を貫通した神経線維は視神経としてまとまり，視交叉，外側膝状体を経て，大脳皮質後頭葉の視覚野にいたる．

屈折，調節，光量調節

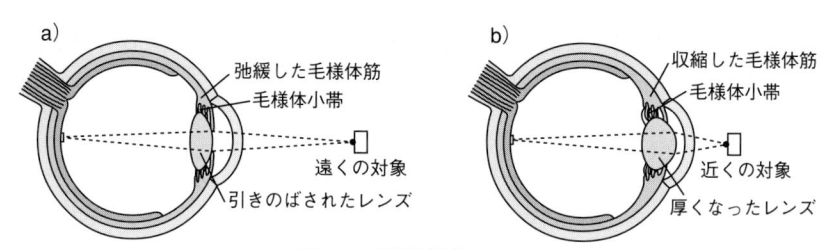

図1　毛様体機能と調節

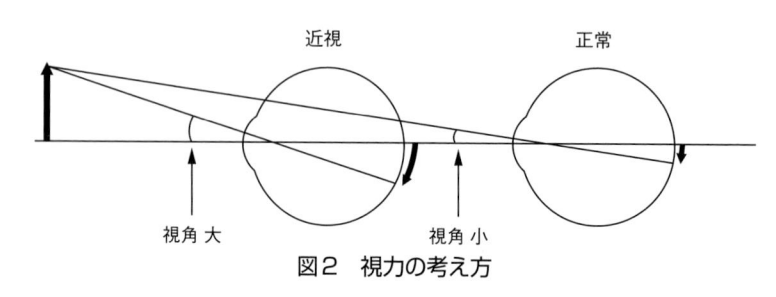

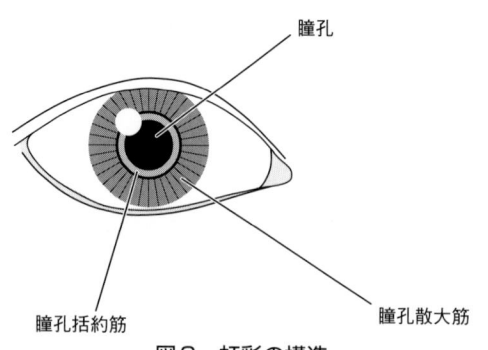

a) 弛緩した毛様体筋／毛様体小帯／遠くの対象／引きのばされたレンズ

b) 収縮した毛様体筋／毛様体小帯／近くの対象／厚くなったレンズ

図2　視力の考え方

近視　正常
視角 大　視角 小

図3　虹彩の構造

瞳孔／瞳孔括約筋／瞳孔散大筋

ここが要点
This is the main point.

　光は水晶体を通るとき屈折し，網膜に焦点を結ぶ．この水晶体の屈折力を変えることを調節という．調節は毛様体により，水晶体の厚さを変化させて行う．これを遠近順応という．網膜に入る光量を調節する仕組みは，水晶体の前にある虹彩を使って瞳孔の大きさを変えることにより行う．

◆水晶体と毛様体（図1）
　水晶体の外周には毛様体筋と毛様体小帯が取り囲んでいる．
　毛様体小帯は常に緊張し，水晶体を引っ張っている→水晶体が薄くなる．
　毛様体筋が収縮すると，毛様体小帯は緩む→水晶体は自分の弾力により厚くなる．

◆調　節（図1）
　次の反応を遠近順応という．
・近見：毛様体筋の収縮→水晶体が厚くなる→屈折力が強くなる→近くの映像が網膜に結像．
・遠見：毛様体筋の弛緩→水晶体が薄くなる→屈折力が低下→遠くの映像が網膜に結像．
　※近視は毛様体筋が緊張していない状態で，焦点が硝子体内にある状態．

◆視　力（図2）
　目に見える2点を分かれていると分別できる能力．
　2点に弁別できる最小の角度（視角）を表したものの逆数で視力を表す．

◆光量調節（図3）
　虹彩の中の2つの筋肉で瞳孔の大きさを調節する．
　瞳孔の大きさで網膜に達する光量を変える．
・瞳孔散大筋：収縮して瞳孔を広げる．交感神経刺激により収縮．
・瞳孔括約筋：収縮して瞳孔を縮小する．副交感神経刺激により収縮．

◆対光反射
　網膜に達した光量に合わせて，瞳孔を自動的に調節する反射．
　網膜，視神経，大脳皮質，中脳，自律神経を介する反射なので，脳にダメージがあると消失する．そのことから死の判定に用いられる．

網膜の特性

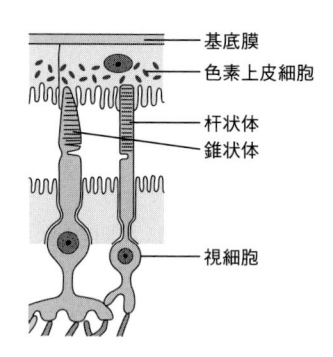

図1　杆状体と錐状体

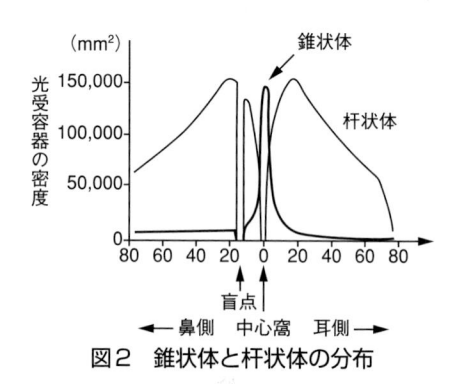

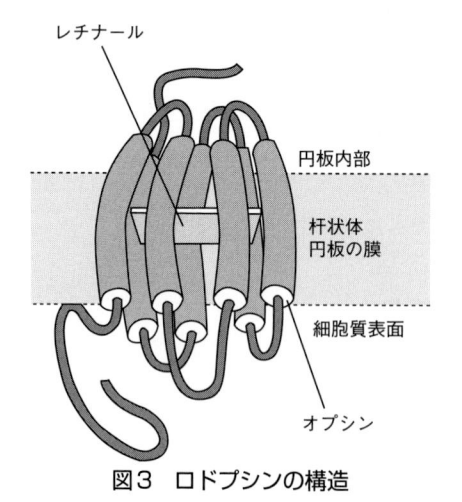

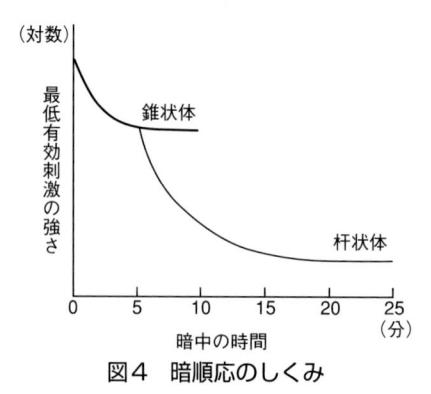

図2　錐状体と杆状体の分布

図3　ロドプシンの構造

図4　暗順応のしくみ

CHAPTER 13 感覚の生理

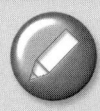

> ## ここが要点
> This is the main point.
>
> 網膜には光を受容する錐状体と杆状体がある．錐状体は明るい光に反応し，色を識別する．杆状体は主に明暗を識別する．錐状体と杆状体の中には視物質があり，これが光を化学反応に変換する．網膜の感度は調節することができ，これを暗順応という．

◆**網膜の特性**（図1，2）

光受容部位 網膜の光受容部位は視細胞の一部が特殊に変化したものである．錐状体と杆状体が含まれる．

・**錐状体**：明るい光に感度が合っている．昼間視に対応し，空間識別や色の識別に優れている．600万個あり，焦点が合う黄斑部の中心窩付近に集中的に分布．

・**杆状体**：暗い光に感度が合っている．夜間視に対応し，明暗の識別が中心．1億2千万個存在し，中心窩以外の部位に多数存在．周辺視力に関与．

視物質 光を化学反応に変換する．ロドプシンと錐状体視物質がある．

・**ロドプシン**（図3）：杆状体の視物質　オプシン（タンパク質）とレチナール（ビタミンA誘導体）からなる．明暗を見分ける．

・**錐状体視物質**：三原色光（青，緑，赤）に対応する錐状体があり，それぞれ専用の視物質を持つ．やはり，レチナールを含んいでる．

暗順応と明順応（図4）　目が暗さに慣れる現象で，網膜の光に対する感度が上昇する．これを暗順応といい，錐状体で先に起こり，杆状体が続く．20分程度で完了する．

暗いところから明るいところに出ると，目がくらむが，すぐに見えるようになる．これを明順応というが，これは暗順応の解除であり5分程度で完了する．

視覚伝導路

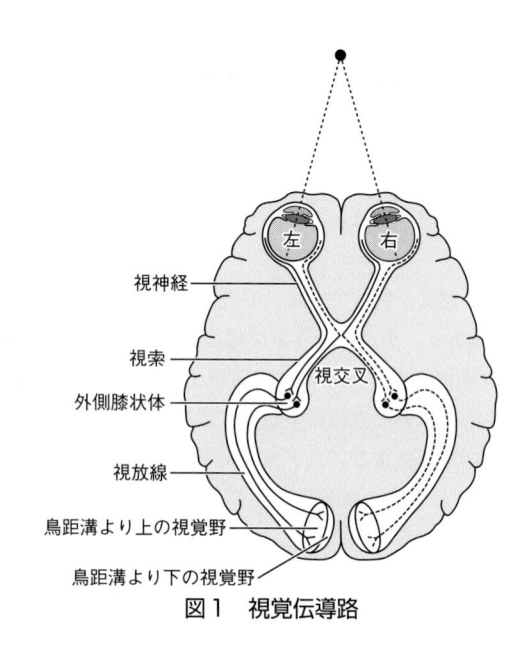

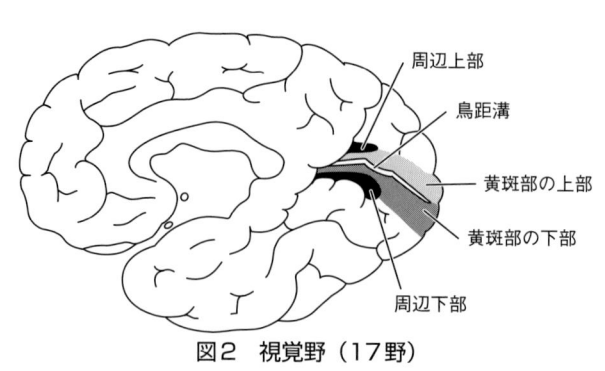

図1 視覚伝導路

図2 視覚野（17野）

CHAPTER 13 感覚の生理

> # ここが要点
> This is the main point.
>
> 網膜に入った視覚情報は，視神経に集まり，左右の眼球からそれぞれ視神経として出て，視交叉を経て視索となる．さらに外側膝状体を経て後頭葉の視覚野に至る．この視覚情報の伝導路を視覚伝導路と呼ぶ．視覚情報は，視野の左右で分けてまとめられ，反体側の視覚野に入る．さらに上下が修正され，実際の視野が作られる．左右の視野の上方のずれは視覚野で認識され，これにより立体視が可能になる．

◆**視覚伝導路**（図1）
　錐状体や杆状体で得られた情報は，神経節細胞に伝えられ，その神経線維は視神経乳頭に集められ，視神経となる．
　水晶体（レンズ）の特性により，網膜には左右上下が入れ替わった像が結ぶ．
　眼球から離れた視神経は，視交叉で一部が交叉する．
　① 鼻側の網膜からの神経線維が交叉（視野の上では両側耳側の視野が交叉する）．
　② 視野の右側の情報は左側視索に，視野の左側は右側視索にまとめられる．
　視床の外側膝状体で神経細胞を変える．
　後頭葉の視覚野（17野）に入力
　入った像は瞬時に処理され，左右上下を修正される．
　両眼視　両眼で得られた視覚情報は，左右で異なる．これを中枢で統合することにより，遠近感が得られ，ものを立体的に把握できる（立体視）．

聴覚器の構成と機能

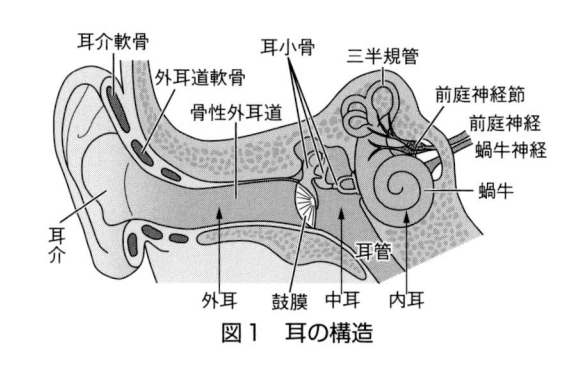

図1　耳の構造

図2　蝸牛の構造

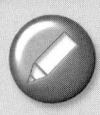

ここが要点
This is the main point.

聴覚器は音を伝える伝音系と音を感じ取る感音系からなる．伝音系は耳介，外耳道，鼓膜，耳小骨からなり，機械的に音を増幅しながら伝える．感音系は蝸牛であり，内部は3つの管状の構造が合わされたものである．管の中にはリンパ液が満たされ，リンパ液の振動が神経情報に変換される．

◆伝音系の構造（図1）

耳介で集められた音は，外耳道に入る．
外耳道の奥にある鼓膜が振動する．
鼓膜の振動は，鼓膜に付着しているツチ骨，ついでキヌタ骨，アブミ骨に伝えられる．
アブミ骨は蝸牛の入り口である卵円窓に付着しており，振動を蝸牛内に伝える．
・音の増幅：外耳道で音圧は3倍になる．鼓膜から耳小骨でさらに28倍に増幅される．

◆蝸 牛（図2）

蝸牛は側頭骨内の空洞で，内部に膜蝸牛を納めて，$2\frac{2}{3}$回転している．
内部はライスネル膜と基底膜により3つに区分され，前庭階，中心階，鼓室階という．
前庭階と鼓室階は先端でつながっており，外リンパ液が満たしている．
中心階は内リンパ液で満たされている．
基底膜にはコルチ器官が並び，その上に蓋膜が載っている．
卵円窓に伝えられた振動はリンパ液に伝わる．

◆コルチ器官

有毛細胞が並んでおり，その感覚毛は上に蓋膜を載せている．
リンパ液の振動により蓋膜と感覚毛が振動すると，有毛細胞がこれを電気的変化（受容器電位）に変換し，神経細胞に情報として伝える．

可聴範囲と聴覚伝導路

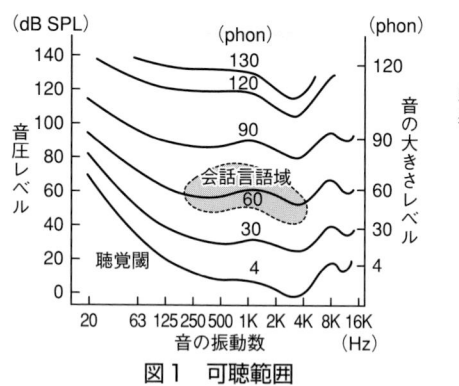

図1 可聴範囲

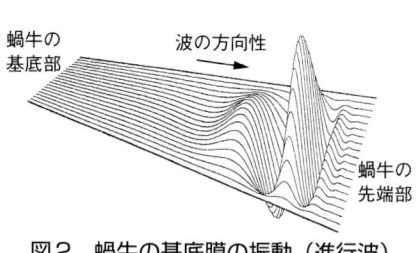

本郷利憲ほか監修；大森治紀：標準生理学（第6版），医学書院，東京，2005

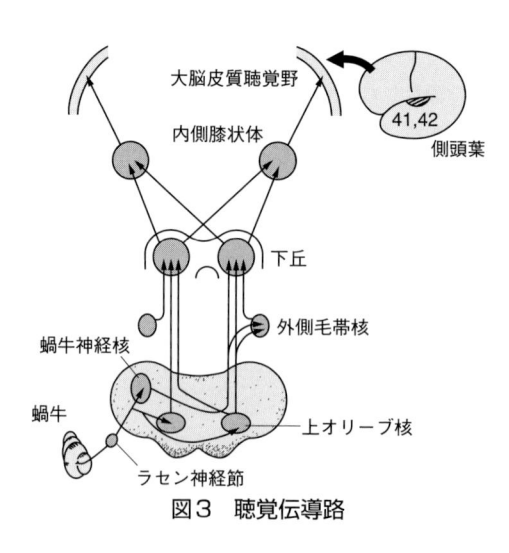

図2 蝸牛の基底膜の振動（進行波）

図3 聴覚伝導路

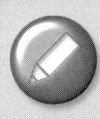

ここが要点
This is the main point.

ヒトは一定範囲の空気の振動を音として感知する．音は音圧と周波数により定義される．人が感知できる周波数は15～20,000Hzである．蝸牛に伝えられた音は，進行波として基底膜を振動させる．振動はコルチ器官で受容され，蝸牛神経核，上オリーブ核，下丘の聴覚伝導路を経て側頭葉の聴覚野に伝えられる．

◆可聴範囲（図1）
周波数と音圧により可聴範囲は決まる．
- 周波数：15～20,000Hzの範囲で聞こえる．
- 音圧：周波数1,000～5,000Hzの範囲ではかなり低い音圧でも聞こえる．120デシベル以上の音圧は，むしろ痛覚となり聞こえない．

音の増幅　音は伝音系で26倍ほど増幅され，音圧が高くなる．とくに耳小骨はテコの原理で振動を増幅する．

進行波（図2）　卵円窓に伝えられた振動は，外リンパ液を振動させる→基底膜が振動する波は卵円窓から蝸牛の奥へ進行するので，進行波と呼ばれる．

　※進行波と基底膜の共振する場所は，アブミ骨に近いほうが高い周波数（高い音）になるので，それぞれの場所のコルチ器官で特定の周波数の音を感知する．

◆聴覚伝導路（図3）
次の経路で音は聴覚野に伝わる．

　コルチ器官→ラセン神経節→蝸牛神経（第Ⅷ脳神経）→橋の蝸牛神経核→交叉して，下丘→側頭葉の聴覚野（41と42野）

　※一部は上オリーブ核に入り，交叉せずに下丘に入る．

平衡感覚

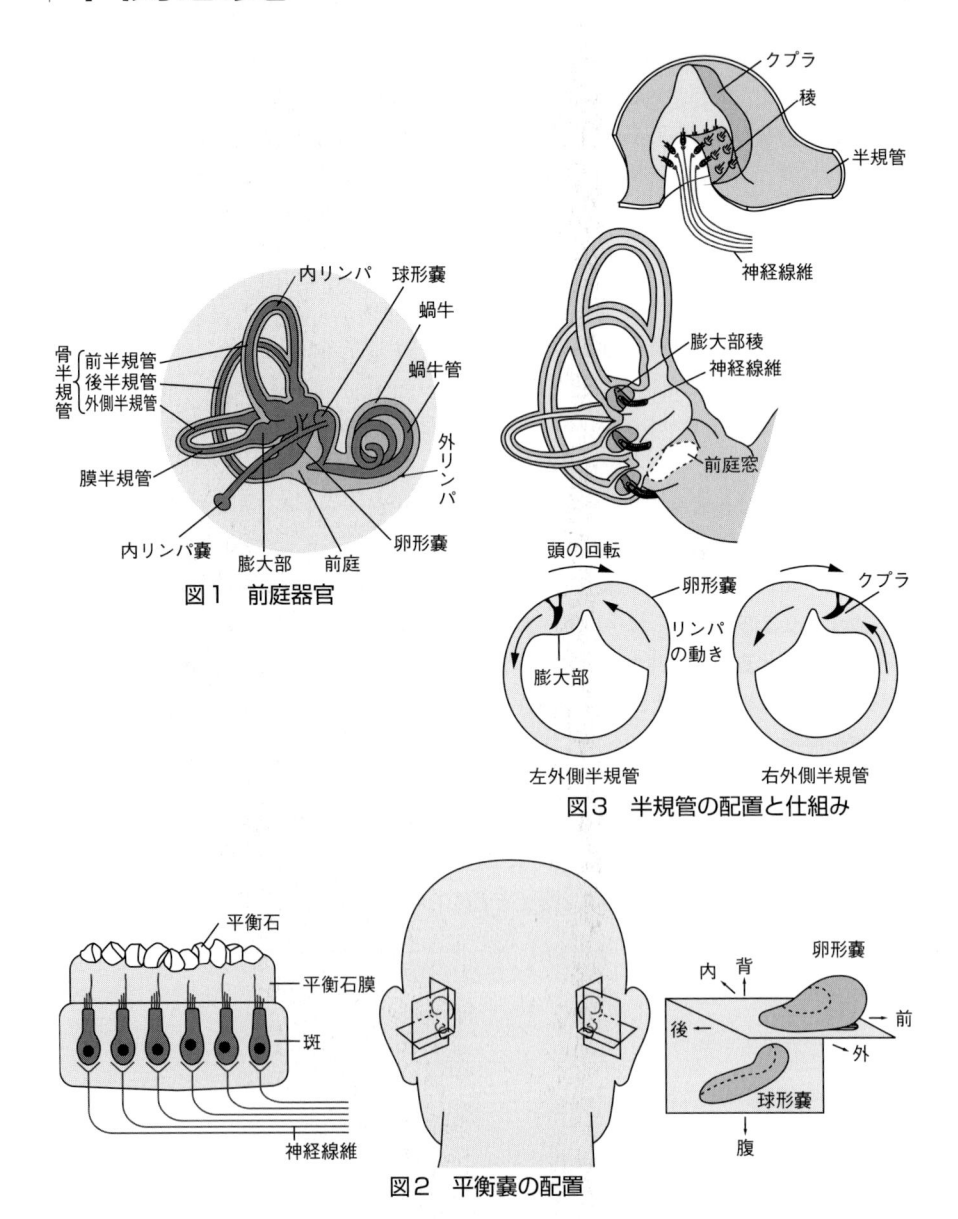

図1 前庭器官

図3 半規管の配置と仕組み

図2 平衡嚢の配置

CHAPTER 13 感覚の生理

ここが要点
This is the main point.

　平衡感覚（前庭感覚）は内耳の前庭において感知される．平衡感覚は位置感覚と加速度感覚に分けられる．位置感覚は卵形嚢と球形嚢で感知される．加速度感覚は三半規管で感知される．双方とも有毛細胞をもち，その感覚毛の動きにより刺激を受容している．

◆**前庭器官の構造**（図1）

側頭骨内の迷路の中に存在する．
- 平衡嚢：卵形嚢と球形嚢が直交する形で配置されている．
  卵形嚢が水平位置，球形嚢が垂直位置に配置されている．
- 三半規管：前半規管，後半規管，外側（水平）半規管が直交して配置される．

平衡嚢と位置感覚（図2）　平衡嚢内には平衡石（耳石）が有毛細胞の上に載っている．

重力により平衡石が感覚毛を押し，それにより重力の方向を感知する．

球形嚢（左右方向），卵形嚢（上下方向）の2つの情報を総合し，重力に対する頭部に位置を知る仕組み．直線運動による直線加速度も感知できる．

三半規管と加速度感覚（図3）　半規管内にはリンパ液が満たされている．

膨大部に有毛細胞とその感覚毛を包むクプラがおかれている．

頭部に回転加速度がかかると，慣性の法則によりクプラに対してリンパ液が置いておかれることになり，見かけ上，逆方向に水流が起こる．これがクプラを押すので，加速度感覚として感知される．

◆**平衡感覚の伝導路**

平衡感覚は前庭神経節を介して橋にある前庭神経核に入る．

前庭神経核より，小脳，眼球運動ニューロン，毛様体，脊髄，視床に入力し，身体の姿勢を保ち，運動を適切に行うようにしている．

　※前庭神経の情報により頭部の位置運動を感知し，それにより眼球を適切に動かして，視野のブレを防ぐことができる．

味覚，嗅覚

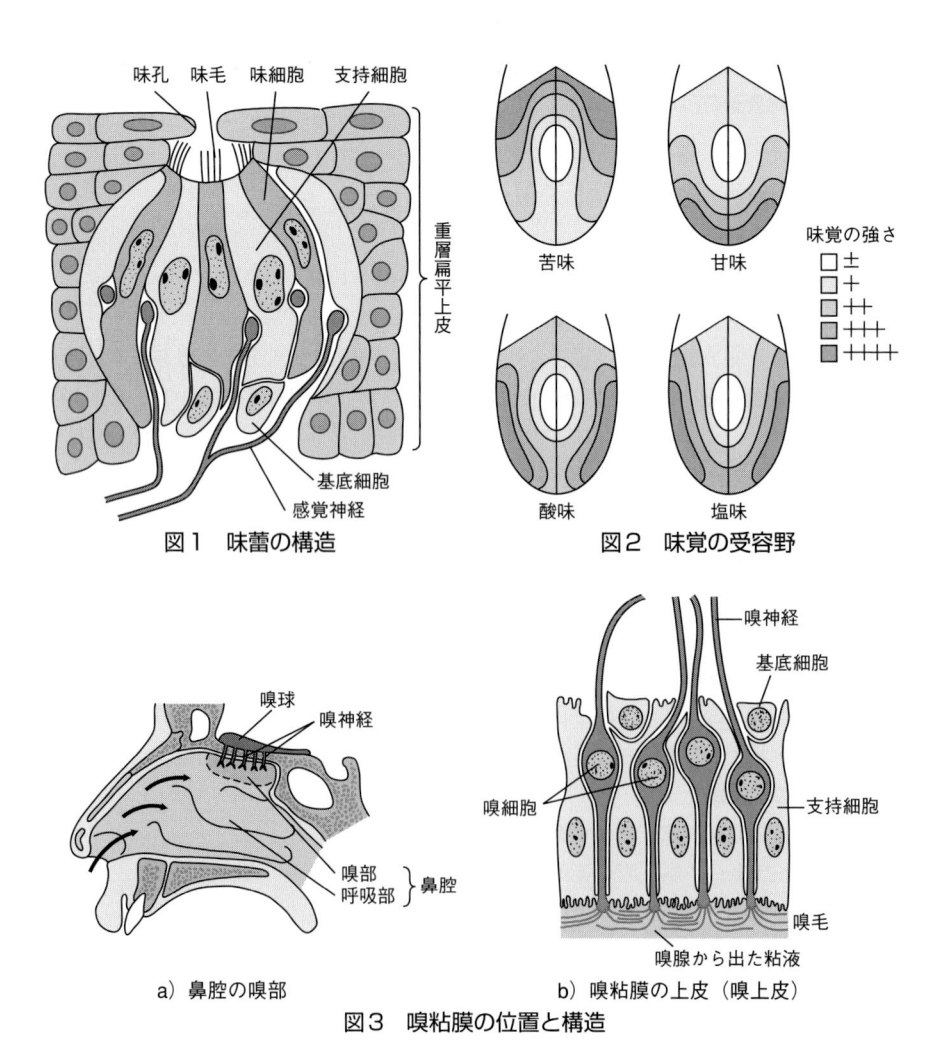

図1 味蕾の構造

図2 味覚の受容野

味覚の強さ
- □ ±
- □ ＋
- ＋＋
- ＋＋＋
- ＋＋＋＋

a）鼻腔の嗅部

b）嗅粘膜の上皮（嗅上皮）

図3 嗅粘膜の位置と構造

CHAPTER **13** 感覚の生理

✎ ここが要点
This is the main point.

味覚は舌と軟口蓋，咽頭粘膜に分布する味蕾により受容される．味は5種類に分けられるが，それぞれの味覚を担当する味蕾は分布する舌の領域が決まっている．舌の前2/3は顔面神経に情報を送り，後1/3は舌咽神経に情報を送る．嗅覚は鼻腔天井の嗅粘膜で受容される．

◆ 味　覚

味蕾の構造（図1）　味蕾は舌などの粘膜に分布し，なかに味細胞を収めている．
味細胞は味毛をもち，そこに食物などの味覚物質を捕らえて，感覚を受容する．

味覚の受容野（図2）　5種類の味を舌の分布する領域で受ける．

- 甘味：主に舌先に分布．糖分やアミノ酸の刺激により甘味を受容．
- 酸味：主に舌の両側に分布．酸（水素イオン）の刺激により酸味を受容．
- 塩味：舌の両側にかなり限定．ナトリウム，カリウムなどの刺激により塩味を受容．
- 苦味：舌の付け根付近やのどの奥に分布．薬物や有毒物質の刺激により苦味を受容．
- うま味：舌全体に分布．アミノ酸やペプチドの刺激によりうま味を受容．
- 舌の前2/3：顔面神経の鼓索神経の支配．膝神経節を介して延髄の孤束核に入る．
- 舌の後1/3：舌咽神経の支配．半月神経節を介して孤束核に入る．
- 咽頭粘膜：迷走神経の支配．孤束核へ．

味覚伝導路　孤束核からは内側毛帯を通って，反対側の頭頂葉の味覚野に入る．

◆ 嗅　覚

嗅粘膜（図3）

- 嗅覚受容器：鼻腔の鼻中隔近くの天井部分の嗅粘膜である．
嗅粘膜には嗅毛を伸ばした嗅細胞が分布する．
嗅毛に空気中の化学物質を捕らえて嗅覚を受容する．
※嗅細胞の情報は，嗅球にある嗅神経に渡されて，嗅索を通って大脳辺縁系の嗅皮質に到達する．

>>>TITLE

体性感覚

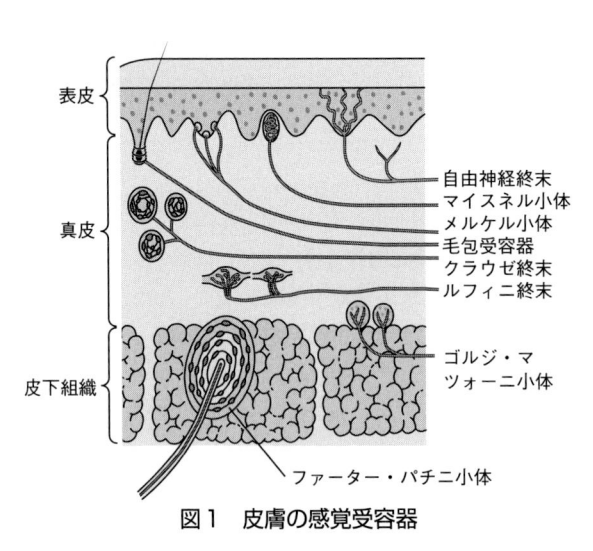

図1 皮膚の感覚受容器

- 自由神経終末
- マイスネル小体
- メルケル小体
- 毛包受容器
- クラウゼ終末
- ルフィニ終末
- ゴルジ・マツォーニ小体
- ファーター・パチニ小体

（表皮／真皮／皮下組織）

図2 皮膚痛覚の受容

カプサイシン、ATP、侵害受容線維（痛覚線維）、P物質放出、発痛、軸索反射、セロトニン、K⁺、ヒスタミン、拡張（P物質放出）、直接作用、組織細胞、血小板、肥満細胞、ブラジキニン、血管、キニノーゲン、プレカリクレインの活性化、血管拡張、血管透過性亢進、発赤・発熱・腫脹、傷害

図3 体性感覚の伝導路

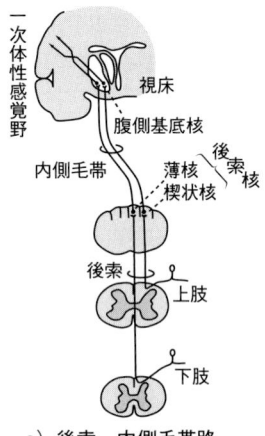

a）後索ー内側毛帯路
（触圧覚と深部の一部）

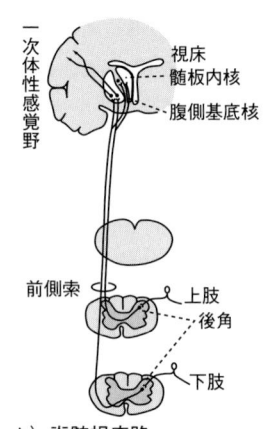

一次体性感覚野、視床、腹側基底核、内側毛帯、薄核、楔状核、後索核、後索、上肢、下肢

b）脊髄視床路
（温覚，冷覚，痛覚，触圧覚の一部）

一次体性感覚野、視床、髄板内核、腹側基底核、前側索、上肢、後角、下肢

CHAPTER 13 感覚の生理

> ## ここが要点
> This is the main point.
>
> 　皮膚感覚には触圧覚，温覚，冷覚，痛覚が含まれる．それぞれ感覚受容器をもち，痛覚を受容する痛点が最多である．圧点は敏感な部位（鼻先，指先）などに多く分布する．深部感覚には固有感覚と深部痛覚が含まれる．これらの感覚は皮膚分節で区分され，後索-内側毛帯路と脊髄視床路を通って体性感覚野に至る．

◆**皮膚感覚**

　触圧覚（図1）　皮下に分布する機械受容器（メルケル盤，パチニ小体など）で受容．密に分布するとその皮膚の2点弁別閾は小さくなり，敏感となる．

　　指先，鼻先，舌は敏感であり（2，3mm），腕や脚は鈍感（60～70mm）となる．

　温覚，冷覚

　・温受容器：皮膚温より高い温度に反応する．
　・冷受容器：皮膚温より低い温度で反応する．

　痛覚（図2）

　・痛覚受容器：自由神経終末であり，C線維によるものとAδ線維によるものがある．
　　① 速い痛み→Aδ線維　鋭くピリピリした痛み
　　② 遅い痛み→C線維　鈍くジワッとくる痛み
　　痛点は最大の分布密度である．
　　さまざまな刺激は過度になれば，すべて痛覚受容器で痛みとして受容され，侵害の警告とされる．

◆**深部感覚**

　固有感覚　身体の位置や配置，運動の具合などを知る感覚．
　　筋紡錘，腱紡錘，関節包や筋膜の機械受容器などが感知する．

　深部痛覚　筋肉や骨，関節などの障害によって生じる痛み．

◆**体性感覚の伝導路**（図3）

　皮膚感覚は担当する脊髄のレベルが決まっている．これを皮膚分節という．
　深部感覚もおおむね同じだが，筋肉支配と同じである．これを筋節という．
　脊髄からの伝導路には後索-内側毛帯路と脊髄視床路がある．

内臓感覚

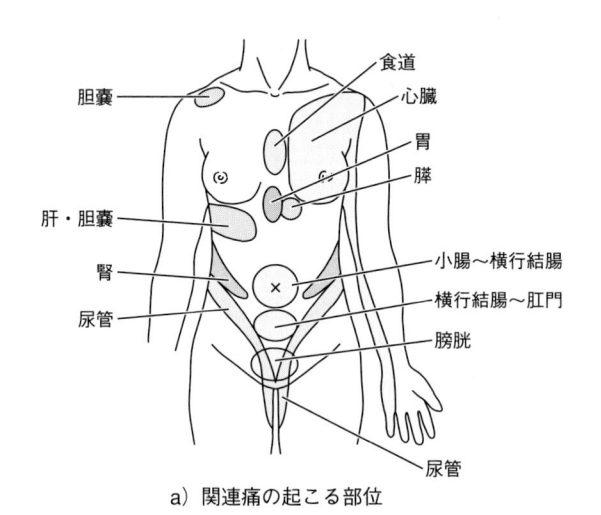

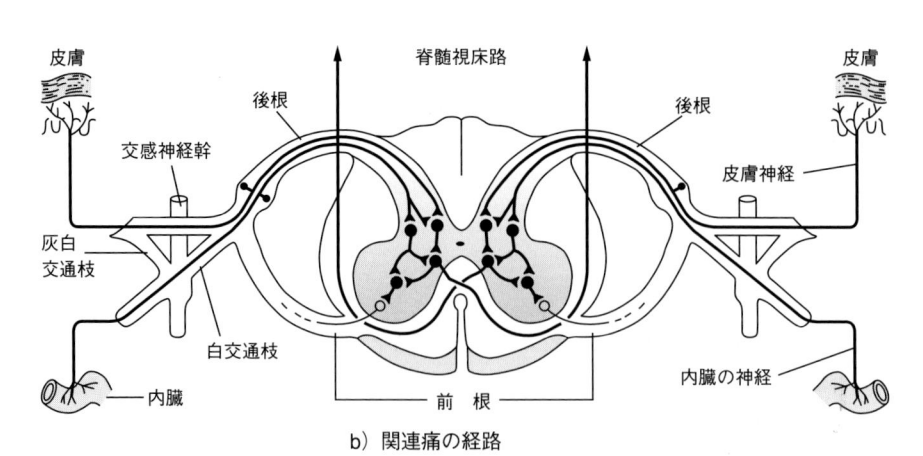

a）関連痛の起こる部位

b）関連痛の経路
左半側と右半側に示される経路が考えられている．
図1　関連痛の部位と仕組み

CHAPTER 13 感覚の生理

ここが要点
This is the main point.

　内臓の状態を感知する求心性の情報を内臓感覚といい，これにより内臓の機能を適切にする．内臓感覚には血圧や血糖の監視など意識に上らないものも含める考えもあるが，一般的には，内臓の状態に起因する，空腹感，口渇，便意，尿意などの臓器感覚と内臓痛覚が含まれる．また，内臓の変調により特定の体性痛が引き起こされる関連痛がある．

◆内臓感覚

臓器感覚　内臓の存在を意識する感覚．
　空腹感，満腹感，口渇，便意，尿意，性感覚

内臓痛　内臓に対する過度の機械的刺激や炎症反応などにより生じる痛み．
　腹痛，陣痛，血管痛などが含まれる．
　局在が不明瞭．内臓の壁に分布するC線維の自由神経終末で受容すると考えられる．

意識に上らない内臓感覚　圧受容器による血圧の監視，頸動脈小体による血液ガス分圧の監視，血糖調節中枢による血糖の監視，など．

関連痛（図1）　内臓の障害により特定の皮膚領域に痛みを感じるもの（皮膚には実際の障害は存在しない）．
　特定の皮膚領域の痛覚線維が障害を持つ内臓の知覚線維と同じレベルで脊髄に入り，後角で情報が取り違えられて起こる．
　胃潰瘍での背部痛，心筋梗塞での左腕の痛み，胆石での右肩の痛み，など．

索引
INDEX

外国語
- ABO式血液型 ……………15
- ATP ……………229
- Fowler法 ……………43
- Rh式血液型 ……………15
- TCAサイクル ……………59

あ
- アイントーベンの三角 ……23
- アイントーベンの法則 ……23
- アウエルバッハ神経叢 ……73
- アセチルコリン受容体 ……193
- 圧受容器 ……………31
- 圧反射 ……………31
- アドレナリン受容体 ……191
- アポクリン汗腺 ……………99
- アミノ酸 ……………109
- アルドステロン ……………113
- 暗順応 ……………241
- アンドロゲン ……………137

い
- 胃-回腸反射 ……………75
- 胃-大腸反射 ……………75
- 胃液 ……………77, 79
- イオンチャネル ……………169
- 閾刺激 ……………171
- 異常脳波 ……………213
- 胃相 ……………79
- 1回換気量 ……………41, 43

う
- 位置感覚 ……………249
- 一次運動野 ……………207, 211
- 一次視覚野 ……………211
- 一次聴覚野 ……………211
- 一次味覚野 ……………211
- 1秒率 ……………41
- 一方向性伝達 ……………179
- 一方向性伝導 ……………175
- 一般感覚 ……………235
- 遺伝形式 ……………15

う
- ウェルニッケの中枢 ……217
- うつ熱 ……………101
- うま味 ……………251
- 運動性言語中枢 ……………217
- 運動前野 ……………211
- 運動単位 ……………197
- 運動ニューロン ……………197
- 運動野 ……………207

え
- 腋窩温 ……………95
- エクリン汗腺 ……………99
- エストロゲン ……………137
- エネルギー代謝 ……………67
- 遠位尿細管 ……………105, 113
- 嚥下反射 ……………75
- 遠見 ……………239
- 塩酸 ……………79

- 遠心性神経 ……………31, 181
- 遠心路 ……………203
- 塩味 ……………251

お
- オーバーシュート ……………169
- 横隔膜 ……………39
- 黄体期 ……………147
- 黄体形成ホルモン ……………149
- オキシトシン ……………127
- オッディの括約筋 ……………87
- オペラント行動 ……………217
- 温覚 ……………253
- 温受容器 ……………253

か
- 外生殖器 ……………147
- 外側皮質脊髄路 ……………209
- 外転神経 ……………187
- 解糖過程 ……………229
- 灰白質 ……………185
- 回復熱 ……………229
- 化学受容器 ……………31
- 化学受容器反射 ……………31
- 蝸牛 ……………245
- 核 ……………3
- 拡散 ……………5
- 拡散現象 ……………5
- 拡張期血圧 ……………27
- 角膜 ……………237

下垂体 ……………………123	機能的残気量 …………41	血圧 ……………………27
ガス交換 ……………37, 47	嗅覚 ……………………251	血液 ……………………11
ガストリン ……………85	嗅覚受容器 ……………251	血液凝固 ………………13
ガス分圧 ………………47	球状層 …………………131	血液凝固因子 …………13
可聴範囲 ………………247	求心性神経 ……………181	血液循環 ………………17
活動電位 …………167, 169	求心路 …………………203	言語機能 ………………217
滑面小胞体 ……………3	嗅粘膜 …………………251	言語中枢 ………………217
カテコールアミン ……33	胸郭 ………………37, 39	腱反射 …………………199
カテコラミン …………135	胸腔内圧 ………………39	腱紡錘 …………………197
カハール間質細胞 ……75	胸式呼吸 ………………39	腱紡錘反射 ……………199
硝子体 …………………237	胸部単極誘導 …………23	
殻の温度 ………………95	近位尿細管 ……………105	**こ**
カルシトニン …………163	近見 ……………………239	コアの温度 ……………95
カルバミノ化合物 ……51	筋原線維 ………………221	高圧受容器 ……………31
感覚受容器 ……………235	筋収縮 …………………223	高エネルギーリン酸化合物…65
感覚神経 ………………235	筋節 ……………………221	恒温動物 ………………95
感覚性言語中枢 ………217	筋線維 …………………221	後過分極相 ……………169
杆状体 …………………241	筋層間神経叢 …………73	交換血管 ………………25
間接法 …………………27	筋電図 …………………231	交感神経 ………………31
肝臓 ……………………89	筋紡錘 …………………197	交感神経系 ………189, 191
甘味 ……………………251		口腔温 …………………95
顔面神経 ………………187	**く**	抗原抗体反応 …………15
寒冷馴化 ………………101	クエン酸回路 ……59, 229	虹彩 ……………………237
寒冷曝露 ………………129	駆出期 …………………21	交叉伸展反射 …………199
関連痛 …………………255	屈曲反射 ………………199	甲状腺ホルモン ………129
	グラーフ卵胞 …………147	合成活動電位 …………175
き	グリコーゲン …………229	高張液 …………………7
疑核 ……………………31	グルカゴン ……………139	興奮収縮連関 …………225
気管 ……………………37	グルコース ……………109	興奮性シナプス ………179
気管支 …………………37		興奮伝導 ………………173
気胸 ……………………39	**け**	興奮伝導系 ……………19
気候馴化 ………………101	頚反射 …………………201	光量調節 ………………239
基礎相 …………………79	血管 ……………………25	呼気 ……………………39
基礎体温 ………………149	血管運動中枢 …………31	呼吸商 …………………67
基礎体温変動 …………95	血漿成分 ………………11	呼吸中枢 ………………53
基礎代謝 ………………67	血小板 …………………11	孤束核 …………………31
気道 ……………………37	血小板血栓形成 ………13	骨格筋 …………………221
気道抵抗 ………………45	血小板粘着 ……………13	骨 ………………………157
機能的合胞体 …………19	血清 ……………………13	骨質 ……………………157

骨髄 …………………157	脂質 ………………57, 63	所要エネルギー量 ………67
骨軟骨 ………………157	脂質二重層 ……………5	脂溶性ビタミン …………83
固有感覚 ……………253	視床下部 …………123, 195	自律神経系 ……………189
固有心筋 ………………19	視神経 ………………237	視力 …………………239
ゴルジ腱紡錘 …………197	持続性受容器 …………235	心筋 …………………231
ゴルジ装置 ……………3	シナプス ……………177	神経化学伝達物質 ……177
コルチ器官 …………245	シナプス小頭 …………177	神経筋接合部 …………225
コレシストキニン ………85	シナプス小胞 …………177	神経細胞 ……………167
混合ミセル ……………83	シナプス遅延 …………179	腎血漿流量 …………107
	シナプス伝達 …………177	進行波 ………………247
さ	シナプスの可塑性 ……179	心周期 …………………21
サーファクタント ………45	視物質 ………………241	腎循環 ………………107
再吸収 ………………157	射乳 …………………127	腎小体 ………………105
再形成 ………………157	集合管 …………105, 115	腎髄質 ………………115
最高血圧 ………………27	収縮期血圧 ……………27	心臓 ……………………17
最低血圧 ………………27	重炭酸イオン …………111	腎臓 …………………105
再分極相 ……………169	充満期 …………………21	心臓抑制中枢 …………31
細胞 ……………………3	受精 …………………151	伸張反射 ……………199
細胞外液 ………………7	受動輸送 ………………5	心電図 …………………23
細胞成分 ………………11	授乳 …………………153	浸透 ……………………5
細胞内液 ………………7	循環中枢 ………………31	浸透圧勾配 …………115
細胞膜 ………………3, 5	消化 …………………71	芯の温度 ………………95
残気量 …………………41	消化管 …………………71	心拍出量 ………………17
酸素解離曲線 …………49	消化管運動 ……………75	心拍数 …………………17
酸素受容器 ……………53	消化腺 …………………77	新皮質 ………………211
三半規管 ……………249	条件反射 ………………77	深部感覚 ……………253
酸味 …………………251	上行性賦活系 …………213	深部痛覚 ……………253
	常染色体 ……………143	心房収縮期 ……………21
し	情動行動 ……………195	心房性ナトリウム利尿ペプチド…33
シェルの温度 …………95	小脳 …………………203	
視覚伝導路 …………243	小脳性運動失調 ………203	**す**
弛緩機構 ……………225	上皮小体 ……………161	随意運動 ……………207
子宮 …………………147	上皮小体ホルモン ……161	膵液 …………………77
糸球体 ………………107	小胞体 …………………3	水晶体 …………237, 239
糸球体ろ過量 ………107	初期熱 ………………229	錐状体 ………………241
子宮内膜 ……………149	触圧覚 ………………253	錐状体視物質 ………241
死腔の測定 ……………43	ショ糖 …………………81	錐体交叉 ……………209
死腔量 …………………43	暑熱馴化 ……………101	錐体路 ………………209
止血 ……………………13	除脳固縮 ……………201	睡眠 …………………215

水溶性ビタミン …………83	増高単極肢誘導 …………23	中枢性化学受容器 ………53
スクロース ………………81	臓側胸膜 …………………37	聴覚器 ……………………245
スターリングの仮説 ……25	相動性受容器 ……………235	聴覚伝導路 ………………247
スターリングの心臓法則 …21	相反神経支配 ……………199	腸相 ………………………79
ストレス …………………135	束状層 ……………………131	腸内反射 …………………75
スパイロメーター ………41	粗面小胞体 ………………3	腸の法則 …………………73
		跳躍伝導 …………………173
せ	**た**	直腸温 ……………………95
静止膜電位 …………19, 167	体液 ………………………7	
成熟卵胞 …………………147	体液浸透圧 ………………7	**つ**
性染色体 …………………143	体温 ………………………95	痛覚 ………………………253
精巣 ………………………145	体温調節中枢 ……………99	通光器官 …………………237
精巣分化因子 ……………143	対光反射 …………………239	強さ-時間曲線 …………171
成長ホルモン ……………125	大錐体細胞 ………………207	
正のフィードバック ……121	体性運動反射 ……………201	**て**
性ホルモン ………………133	体性感覚 ……………235, 253	低圧受容器 ………………31
脊髄 ………………………185	体性感覚野 ………………211	抵抗血管 …………………25
脊髄神経 …………………181	体性神経系 ………………189	低張液 ……………………7
脊髄節 ……………………185	体熱 ………………………97	テストステロン ……137, 143
脊髄反射 …………………199	大脳皮質 …………………211	伝音系 ……………………245
セクレチン ………………85	胎盤 ………………………151	電解質コルチコイド ……133
赤血球 ……………………11	唾液 ………………………77	
摂食中枢 …………………195	タコ足細胞 ………………107	**と**
設定温度 …………………99	立ち直り反射 ……………201	瞳孔括約筋 ………………239
セットポイント …………99	脱分極 ……………………19	瞳孔散大筋 ………………239
舌咽神経 …………………187	脱分極相 …………………169	糖質 ………………………57
絶縁性伝導 ………………175	単シナプス反射 …………183	糖質コルチコイド ………131
舌下神経 …………………187	胆汁 ………………………91	等尺性収縮 ………………227
線維素 ……………………13	胆汁酸 ……………………91	糖新生 ……………………63
全か無かの法則 …………171	胆汁色素 …………………91	等張液 ……………………7
前庭感覚 …………………249	単収縮 ……………………227	等張性収縮 ………………227
前庭眼反射 ………………201	胆汁分泌 …………………87	洞調律 ……………………19
前庭迷路反射 ……………201	弾性血管 …………………25	等容積弛緩期 ……………21
蠕動運動 …………………75	タンパク質 …………57, 61, 81	等容積収縮期 ……………21
全肺容積 …………………41		特異動的作用 ……………67
	ち	特殊感覚 …………………235
そ	腟 …………………………147	特殊心筋 …………………19
臓器感覚 …………………255	中心小体 …………………3	トロポニン ………………223
双極誘導 …………………23	中枢神経 …………………181	

INDEX 索引

な

内耳神経	187
内生殖器	147
内臓感覚	235, 255
内臓痛	255
軟骨性骨化	157

に

苦味	251
二酸化炭素受容器	53
二次視覚野	211
二次聴覚野	211
日周期リズム	95
ニューロン	167
乳糖	81
尿	117
尿意	117
尿細管	105
尿路	105
認知	217

ね

ネフロン	105
粘膜下神経叢	73

の

脳神経	181, 187
脳相	79
能動輸送	5
濃度勾配	5
脳波	213
ノンレム睡眠	215

は

肺	37
肺活量	41
排尿反射	117
排便反射	75
肺胞	37
肺胞換気量	43
排卵	147
白質	185
バゾプレッシン	33, 115, 127
発汗	99
白血球	11
発熱	101
反射	183
反射弓	183
反射中枢	183

ひ

光受容部位	241
ビタミン	57, 65
ビタミンD	159
皮膚感覚	253
非ふるえ産熱	97
標準肢誘導	23
病的反射	199
表面活性物質	45

ふ

ファーガソン反射	127, 153
フィラメント	221
不応期	19, 171
副交感神経	193
副交感神経系	189
腹式呼吸	39
副神経	187
副腎髄質	135
副腎皮質	131
不減衰伝導	175
ブドウ糖	109
負のフィードバック	121
プラトー相	19
振り子運動	75
ふるえ産熱	97
ブローカの中枢	217
プロゲステロン	137
プロテオース	81
ブロドマンの脳地図	211
プロラクチン	125
分節運動	75
分泌調節	121
分娩	153

へ

ペースメーカー電位	19
ヘーリング・ブロイエル反射	53
平滑筋	231
平衡感覚	249
平衡嚢	249
壁側胸膜	37
ベッツ細胞	207
ヘッドアップ	201
ヘッドダウン	201
ペプシン	79
ペプトン	81
ヘモグロビン	49
ベルマジャンディーの法則	185
辺縁皮質	211
ヘンレループ	105, 115

ほ

ボーア効果	49
ボーマン嚢	105
ホールデン効果	51
歩調取り電位	19
哺乳反射	127
ホメオスターシス	3
ポリペプチド	81
ホルモン	121
ポンプ機能	17

ま

マイスネル神経叢	73
マイネルト基底核	213
マグーン	213

膜性骨化 ················157
膜電位 ··················167
末梢神経 ················181
末梢性化学受容器 ········53
マリオットの盲点 ········237
マルトース ···············81
マンシェット法 ···········27
満腹中枢 ················195

み

ミオシン頭部 ············223
味覚 ····················251
味覚伝導路 ··············251
ミセル化 ·················63
ミトコンドリア ············3
味蕾 ····················251

む

無機質 ···············57, 65
無条件反射 ··············77
ムチン ···················79

め

明順応 ··················241

迷走神経 ············31, 187
迷走神経背側核 ···········31

も

網状層 ··················131
網膜 ················237, 241
毛様体 ··················239

ゆ

輸血 ·····················15
ユニット平滑筋 ··········231

よ

溶血 ·····················15
容量血管 ·················25
容量受容器 ···············31
抑制性シナプス ··········179
予備吸気量 ···············41
予備呼気量 ···············41

ら

ラクトース ················81
卵管 ····················147
ランゲルハンス島 ········139

卵巣 ····················147
卵胞期 ··················147
卵胞刺激ホルモン ········149

り

リソソーム ················3
立体視 ··················243
両眼視 ··················243
両側性伝導 ··············175
リンパ管 ·················29
リンパ節 ·················29

れ

冷覚 ····················253
冷受容器 ················253
レニン-アンギオテンシン系···33
レム睡眠 ················215
連合野 ··················211

ろ

ローマン反応 ············229
ろ過 ······················5
ろ過率 ··················107

著者紹介

當瀬規嗣

札幌医科大学教授（生理学）
柔道整復師専門学校で生理学を講義
「よくわかる生理学の基本としくみ」（秀和システム），「Clinical生体機能学」（南山堂）など，生理学の教科書，参考書を多数執筆．その他TVなどにも出演し，生理学をわかりやすく解説している．
生理学研究で鍛えた緻密な作業への集中力と探究心で，趣味の「鉄道模型」は趣味の域を超えている．

これならわかる要点生理学

© 2007

定価（本体2,800円＋税）

2007年11月9日　1版1刷
2017年3月1日　　　5刷

著　者	當瀬　規嗣（とうせ　のりつぐ）
発行者	株式会社　南山堂
	代表者　鈴木幹太

〒113-0034　東京都文京区湯島4丁目1-11
TEL 編集（03）5689-7850・営業（03）5689-7855
振替口座　00110-5-6338

ISBN 978-4-525-12101-3　　　　　Printed in Japan

本書を無断で複写複製することは，著作者および出版社の権利の侵害となります．
JCOPY　＜（社）出版者著作権管理機構　委託出版物＞
本書の無断複写は著作権法上での例外を除き禁じられています．複写される場合は，そのつど事前に，（社）出版者著作権管理機構（電話 03-3513-6969, FAX 03-3513-6979, e-mail: info@jcopy.or.jp）の許諾を得てください．

スキャン，デジタルデータ化などの複製行為を無断で行うことは，著作権法上での限られた例外（私的使用のための複製など）を除き禁じられています．業務目的での複製行為は使用範囲が内部的であっても違法となり，また私的使用のためであっても代行業者等の第三者に依頼して複製行為を行うことは違法となります．